臨床看護研究の道しるべ

操　華子
松本直子　著

日本看護協会出版会

目次 CONTENTS

第Ⅱ部
臨床で直面する疑問に答える Q&A 57

1.なぜ研究するのか？—EBPの理解

2.問いと出会う—研究テーマの設定

3.文献—図書館の利用

4.問いを深める—キーワードの設定

5.全体を見通す―研究計画書の作成

6.デザインを決める―研究手法の選択

7.姿勢を正す―研究倫理の認識

8.データを読む―統計資料の活用

9.お金はどうする？―研究費用の捻出

10.時間をやりくりする—研究スケジュールの管理

11.仕上げにかかる—文献引用のルール

12.成果を発表する—投稿・発表の手続き

13.実践に活かす—研究の最終目的

14.困った時は？—サポートシステム

●執筆：第II部3. Q8～11、4. Q13～17、11. Q44、45は松本直子氏、それ以外を操華子氏が執筆しました。
●イラスト：「臨床看護研究の道のりMAP」（p6. 10）は鈴木真実氏、カバー・表紙および本文p.16以降は山田浩子氏が描きました。

読者の皆様

「臨床看護研究」とは、臨床の場で人間を対象として行われる看護研究を指します。しかし、看護研究は臨床をそのフィールドとせずに行われるタイプのものもたくさんあります。「臨床看護研究」という言葉を使うことで、看護研究そのものの射程を制限してしまうことになるのではないか、という指摘もありました。しかし、どのような種類の看護研究であったとしても、最終的に臨床に還元されるものであってほしいという願いから、「臨床」という言葉をつけ、「臨床看護研究の道しるべ」が最終的な本書のタイトルとなりました。

日本の看護界において研究の重要性、必要性が認識され、これほどまでに盛んになってきたのは、1965年以降であると言われています[1)]。これまで看護が看護学として成長、発展していくためには、体系的な研究活動は避けて通ることはできませんでした。しかし、その当時、看護学独自の研究手法はまだ確立しておらず、周辺領域からその手法をお借りし、看護という領域に適応させていったという経緯をその発展過程からうかがい知ることができます。その先人たちの並々ならぬ努力の賜物を、私たちは受け継いでいると言えるでしょう。

現在、さまざまな看護研究に関するテキストを私たちは手にすることができます。しかし、そのテキストの多くが看護研究者育成を目的として書かれており、これまでに看護研究に関する専門的知識を十分に持たない臨床ナースたちが看護研究に取り組むにあたっての参考書としては、少々難しい内容であることは事実のようです。

本書は、臨床で研究に取り組みたいと思っておられるナースの方々を対象に、できるだけ身近な研究例を引用しつつ、研究についてのプロセスを具体的に紹介し、理解していただくことを目的としています。読者層として考えている方々には、臨床で活躍しているナースの方々はもちろん、大学や大学院で研究について学んでおられる方々も含まれます。本書の中では、看護研究に取り組む方々の本音が随所に見られます。おそらく、これから看護研究に取り組まれる、あるいはすでに取り組んでおられる読者の皆様も感じておられる本音です。看護研究は、ちょっと遠くて自分の手には届かないと思っておられたナースの方々も、本書を手にとり、看護研究についての知識を深め、その極意と楽しみを理解していただけたら幸いです。

本書は大きく2部構成になっています。第Ⅰ部は、月刊誌『看護』に21回、約2年にわたり連載をさせていただいたものです（2004年1月号から'05年12月号まで）。この第Ⅰ部はさらに、臨床看護研究のプロセス、臨床看護研究を進めていく上での組織的な問題・課題、研究論文のクリティークに関する内容に分かれています。また、以前、月刊誌『ナーシング・トゥディ』（2003年12月号）に＜院内研究の進め方：知っておきたいルールとモラル＞という特集が組まれ、その特集の総論と各論Ⅰの執筆を担当させていただきました。第Ⅱ部はこの総論と各論Ⅰをさらに発展させ、大幅に加筆修正したものです。

各部ごとに、その誕生までのいきさつがあります。

そもそも『看護』の連載のお話をいただいたのは、2002年末に私が米国留学から帰国し、聖ルカ・ライフサイエンス研究所（聖路加国際病院）臨床研究支援ユニット（後に、臨床実践研究推進センターと名称変更）に就職した後でした。聖ルカ・ライフサイエンス研究所の日野原重明理事長は日本看護協会出版会の社長でもあり、この貴重な機会を私にくださいました。その後、この企画を進めるために『看護』の雑誌編集担当の北川英子さん（当時）と編集長の古山恵里さんと打ち合わせをさせていただきました。編集部のお二人から「『看護』は看護管理者の方々がその読者層の多くを占めていますから、それを踏まえてご執筆ください」と言われていたにもかかわらず、看護研究を旅というコンセプトで、イラストを使って連載を書きたいという私の意向に、その当時お二人はずいぶんと驚かれていたようでした。しかし、この願いを聞き入れてくださり、ラフな筆者の看護研究の旅の下絵もりっぱなイラストになって連載の中に登場することになりました。

このイラストづくりの時にこだわった点は、この看護研究の旅の主人公は「クマ」でなければならないということでした。それには2つの理由があり、1つはこの看護研究の旅の下絵を書くにあたり、私の中には幼少時代に読んだ『クマのプーさん　プー横丁にたった家』（ミルンA. A.作、石井桃子訳、岩波書店、昭和37年出版）の裏表紙にかかれたプー横丁の見取り図がイメージとしてあったこと、2つ目は、米国留学をしていた先の大学のシンボルが「クマ」だったことです。

第Ⅱ部は、2001年に起こった論文の引用の際のルール違反がきっかけで企画された特集＜院内研究の進め方：知っておきたいルールとモラル＞の編集のお手伝いをさせていただいたことが始まりです。（この論文引用の際のルール違反については、川島みどり先生がその経緯について説明してくださっていますので、ご興味のある方はお読みいただければと思います[2,3)]）。その当時、この事件のことを何も知らなかった私のもとへ、『ナーシング・トゥディ』の編集担当の村上陽一朗さんが来られ、事の次第と企画案について説明をしてくださいました（実は私もその被害者の一人であったことは知りませんでした。）。村上さんの提案で、現場のナースから看護研究を院内で進めていく上で抱いている疑問、質問を挙げてもらい、その問いに答えていく形式で各論を進めていくことになりました。この時に、村上さんが集めてくださったすべての質問に雑誌の中でお答えできたわけではありませんでした。誌面の都合上、答えることができなかった質問、その後の私の実際の研究指導の経験から多く見られた質問などを本書ではすべて取り扱いました。

本書は、米国から帰国してからの3年間、臨床現場で活躍されている医療従事者の皆様の研究支援をさせていただいた結晶であると言えます。それまでの医療現場では存在しなかった研究支援を仕事とするナースの登場は、臨床の場のスタッフの方々にとっては「この人はいったい何をする人？」という抵抗は少なからずあったと思います。ナースでありながらナースではない存在、ある外来患者さんには「じゃあ、使えないナースだね」と笑いながら言われたこともありましたが、そのようなちょっとunidentified（未確認物体？）的な存在であった私を少しずつ皆様に受け入れていただいた結果、いろいろな方々の研究支援をさせていただくことができました。

本書は、本当に多くの方々の愛情を受け、誕生したものです。その愛情に心から感謝を申し上げます。まずは、本書の中に登場してくる研究例や逸話の当事者の方々です。これらはすべてご本人たちの許可を得て、掲載させていただきましたが、皆様掲載に際しては快諾してくださいました。皆様方の研究支援をさせていただく機会がなければ、本書をここまで臨床に根ざした研究に関する内容で満たすことはできなかったことでしょう。本当にありがとうございました。また、米国帰国後、本書の前身であった『看護』の連載論文のつたない私の日本語を、毎回添削してくださった井村真澄さん（聖路加国際病院）、そして随所に登場するイラストを描いてくださった山田浩子さん（同病院）にも感謝申し上げます。井村さんの研究例も、もちろん随所で登場しています。

上述しましたが、本書が誕生するまでには本当に日本看護協会出版会編集部の多くのスタッフの方々のお世話になりました。特に、本書をまとめるにあたり、最終段階の校正作業が遅々として進まず、ご迷惑をおかけしました大川和夫さん、辻尚子さん、水谷千晶さん、最後まで温かい眼差しで見守ってくださり、ありがとうございました。

2005年クリスマスを目前にして

操華子

1) 飯田澄美子：研究的な態度とは，看護研究，14（1），p.74-76, 1981.

2) 川島みどり：研究の公開　著作物出版に関する倫理上の問題，ナーシング・トゥディ，16（14），p.78-79, 2001.

3) 川島みどり：研究倫理の基本　引用・転載のルールについて，ナーシング・トゥディ，18（14），p.40-41, 2003.

第 I 部

臨床看護研究の道しるべ

第Ⅰ部の第１章では、臨床看護研究を旅に見立て、イラストマップを用いて、そのプロセスをわかりやすく説明いたします。

また第２章では研究を進めていく上での組織的な問題や課題を、第３章では研究論文を読む時に注意するべきポイントについてお話しいたします。

第1章 MAPでたどる研究の旅へ

1. 臨床研究を進めるには、どのようなプロセスが必要？（研究の道のりを概観する）

「私はこのテーマでずっと研究をしたいと思ってきました。自分たちがやっている看護活動がいかに有効であるかをきちんとした形として表したいことがその動機です。このテーマを温めてきて、はや5年が経過します。いろいろな方に相談し、どなたか教えてくださる方をずっと探してきましたが、なかなかいらっしゃらず困っていました。研究をやりたいと思っていても、どのように進めていいのか、私たちはわからないのです」

（内科外来ナース・Aさん）

「私は現在、大学院で学んでいますが、こんな私が学びを続けていいのかと思うくらい、研究や統計学について何もちゃんとした知識を持っていないように感じます。統計学については学部の授業を聴講しただけで、自分のデータをどうやって分析するのか、よくわからないのです。計画書を作成する段階でやっておかなければならない文献検索は、実のところ、極めて不十分なのです」

（大学院生ナース・Bさん）

研究のやり方がわからない

冒頭の1つ目は、聖ルカ・ライフサイエンス研究所（聖路加国際病院）臨床研究支援ユニット（現在は臨床実践研究推進センターと名称変更）に就職して間もない頃、内科外来ナースから言われた言葉です。Aさんから研究の相談を受けた時、彼女の研究への熱意は強く、その熱意に圧倒されてしまいました。彼女は、現在非常に意欲的に研究に取り組んでおり、研究対象患者を1年間追跡調査する縦断的な研究を行っています。

2つ目は、自分の研究テーマについて豊富な知識と経験を持つ指導教官に出会うことができないまま、論文を完成させるためにデータ収集を続けている、Bさんの言葉です。病院内の機関内審査委員会（Institutional Review Board:IRB）である倫理委員会から研究計画書の承認を得たのちに、実際の研究を具体的にどのように計画し、進めていけばよいのかという相談に乗ったのが、Bさんとの最初の出会いでした。

日本の看護界に研究の重要性、必要性が認められ、多くの先駆者たちが看護研究という領域を模索し始めたのが1965年以降であると記されています[1)]。これまで、研究のプロセスについては多くの著作や文献に書かれ、解説されてきています。しかし、これらの書物からの知識は、しかるべき分野において基礎的な教育を受け、その後さらに研究能力の修得という専門的な教育を受け、研究者として歩みを続けようとする方々向けのものであるとも言えるでしょう。「研究を実際に行う人」[2)]を考えると、Aさんのように、臨床現場で、自分の実務の中から疑問を感じ、その疑問、問題に研究的な態度で取り組みたいと思っている方々が大多数であると思います。

そこで、本項は臨床研究の具体的なプロセスを普段とは違った視点から見ていこうと思います。

研究プロセスをきちんと踏むことはなぜ重要か

プロセスを踏むことは研究の質に比例する

図1は、一般的な研究のプロセスを図式化したもので、研究の教科書などに見られるものです[3-7)]。

臨床研究を実施する際には、「思考、計画、そして分析を導く、科学的方法に則った一連のプロセス」を踏むことが必要であるとされています[8)]。量的研究方法であろうと質的研究方法であろうと、このプロセスをきちんと踏むことは、その研究の質に比例します。

プロセスは、「科学的方法」に則って

では、「科学的方法」とは何でしょうか？まず、新人ナースが臨床現場で新しい知識を身に付けていくことを想像してみてください。新しい病棟に配属された場合、ケアや医療のやり方は学校で習ったものとは微妙に異なり、その病棟ごとの慣習、伝統があります。その慣習や伝統を体得していくと同時に、先輩ナースやナース・マネジャーという権威ある立場の人からの教育を受けます。

ある程度その病棟に慣れてくると、いろいろなケアや診療場面からさまざまな経験を積んでいきます。その経験を通じて、何度も遭

遇する現象について論理的推論を行い、例えば「長期入院をしている患者よりも入院後すぐに手術を受けた患者のほうが術後の手術部位感染を起こす人が少ないのではないか？」という結論を導き出すことができるようになります（ここまでは、ナースが臨床経験を積むことによって得た、臨床知、実践知とも言えるでしょう）。

このような結論づけは、科学的方法、科学的アプローチの前提ともなる大切な思考過程です。この次のステップとして、この結論が本当に正しいかどうかを検証したいと思ったならば、この疑問・問題に科学的アプローチで取り組むこと、つまり臨床看護研究に取り組むことになるのです。

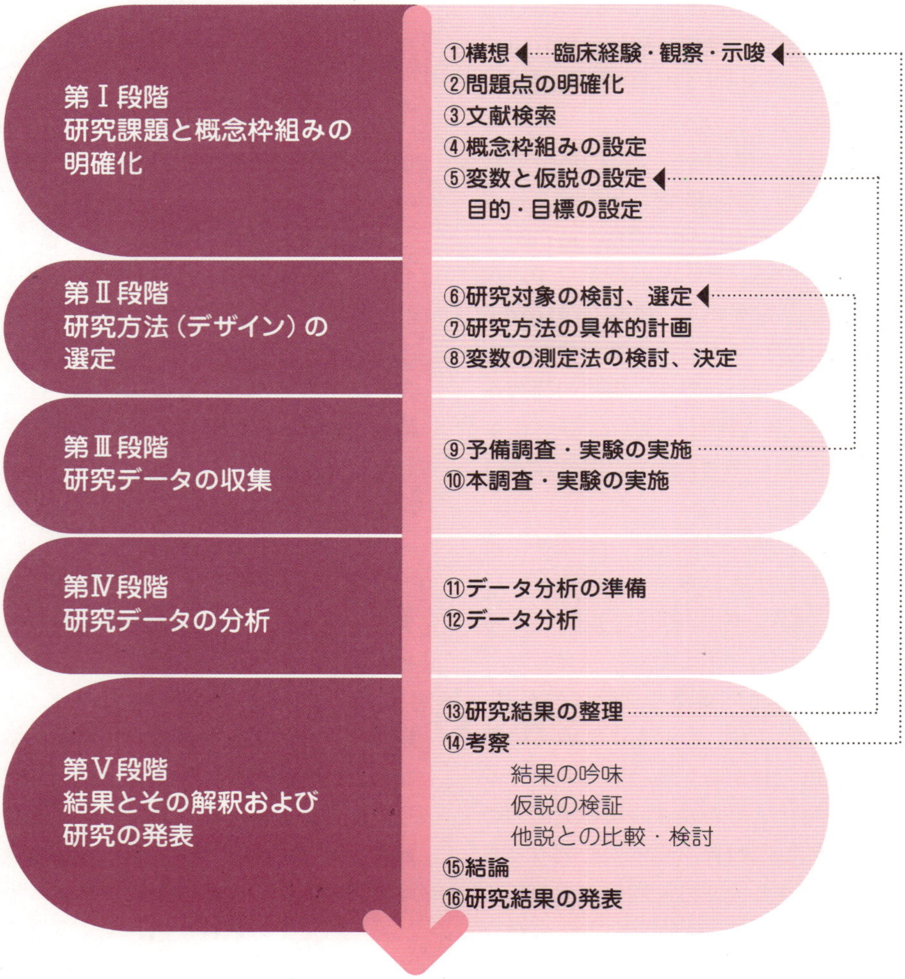

図1　研究の構成要素とプロセス[3-7]

「科学的方法」とは何か

科学的方法とは、慣習・伝統、権威、経験、論理的推論とともに、新しい知識を得るための1つの源泉であり、「新しい知見を得るための最も厳密に規定されたプロセスである。この際、演繹ならびに帰納的思考の要素を組み込み、研究対象となる現象についての体系的な、かつコントロールされた状況下での分析を伴う」と定義されています[9]。

行われた研究が科学的に優れたものであることの基準には、①重要性、②理論―観察の両立性、③一般化可能性、④整合性、⑤再現性、⑥正確さ、⑦検証可能性を満たしていることが挙げられています[10]。

医学研究に代表されるような、実証主義と還元主義にその哲学的基盤を置いている量的研究では、因果関係を確立することを最終目標とし、事象をできるだけ客観的に把握することを目指します。この場合、新しい知見を得るための方法が明確に記述されており、その方法が評価でき、他の研究者が行っても同じ結果が得られること（再現性、追試）が前提となります。

実践科学である看護学は、その哲学の基盤を自然科学だけでなく、人間科学にもおいています。つまり、患者の条件を可能な限り揃え、再現できる方法で1つの介入あるいは看護ケアの効果を検証するというタイプの研究だけでなく、患者の主観についての理解もその研究対象の射程範囲としています。人間の認識、感情、思いなどは客観的には捉えにくいものであり、研究者が対象の立場に自分の身をおくことで、主観的にその状況や感情を理解することを目的とした[11]、多くの質的研究が行われています。

質的研究が一般化可能性（普遍性）に欠け、主観的な権威主義的な結論を導く研究方法であるという指摘もありますが[12]、多くの研究者、臨床家は質的研究の必要性を認めており、上述の科学性の基準を修正しつつ質的研究へ適用する方向へと論議が進んでいます[13]。

臨床看護研究を「1つの旅」として捉えてみる

科学的な姿勢で臨床看護研究に取り組む大切さは、その研究の質という点で非常に重要であることはご理解いただけたのではないかと思います。

次頁図2は、これまで述べてきた臨床看護研究のプロセスを、ステップではなく「1つの旅」として捉えたものです。臨床現場で研究を行っていく際に、具体的にどのような作業が必要なのか、どのような交渉が必要なのか、次の段階では何をすべきなのかということを一望できるものです。空を飛ぶ鳥が地球を見下ろすような、そんな視点から、研究プロセスを見ています。

旅の始まりから終わりまで

図2の〈臨床看護研究の道のりMAP〉は左上の「**❶アイデア高原**」から出発します。時には「**❷図書館茶屋**」の主人に登山道について聞きつつ「**❸文献山**」にしっかりと登り、「**❹疑問共有キャンプサイト**」「**❺上司先輩ジャングル**」などをあなたは往来します。これらの場所から得た知識すべては「**❻テーマ湖**」へと注ぎ込まれていきます。その湖にボートを漕ぎ出し、自分の研究アイデアに適切な「**❼変数石**」や「**❽言葉の実**」はどれなのかを考えつつ、それらを拾ったり捨てたりして、

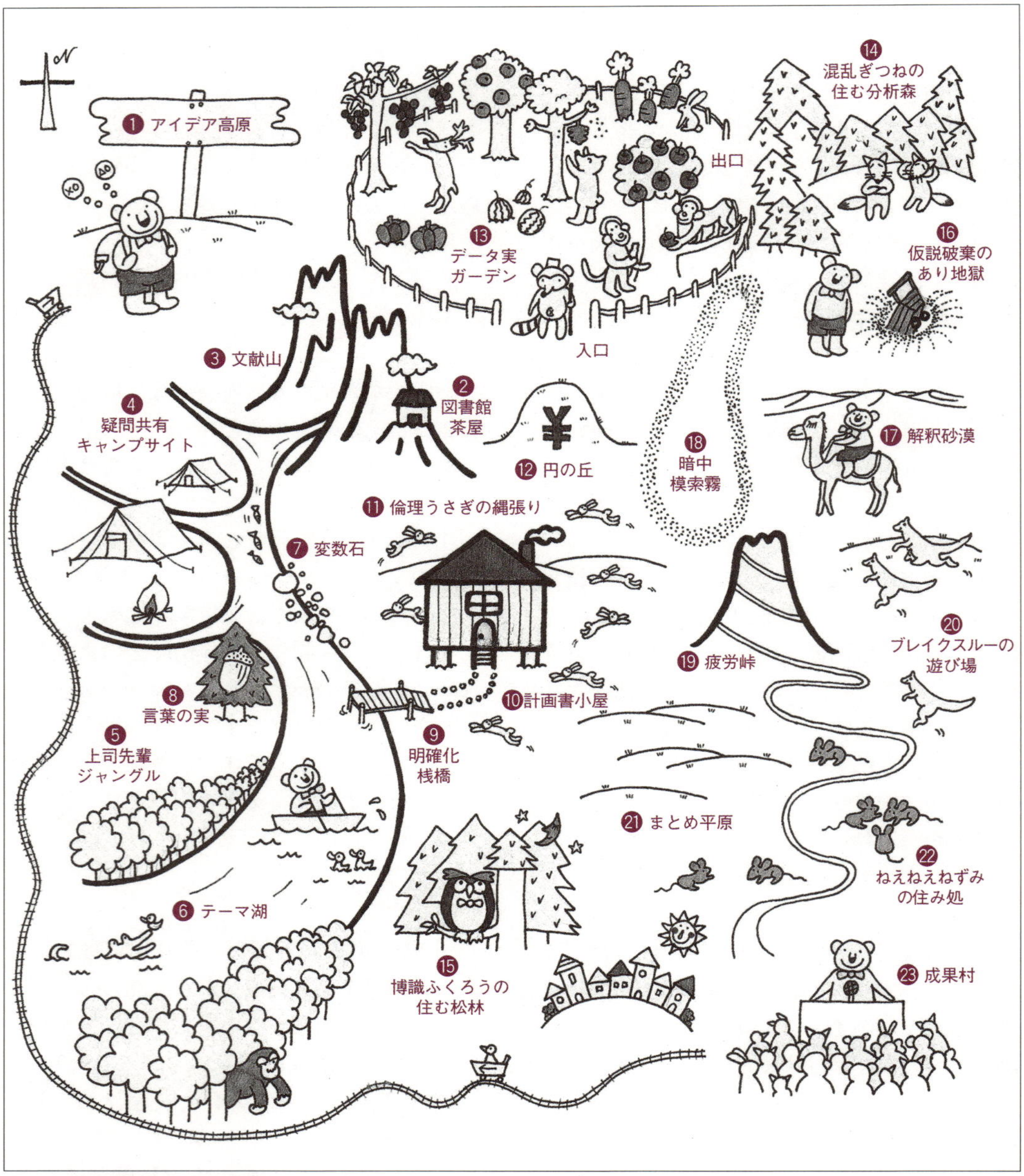

図2　臨床看護研究の道のりMAP

① アイデア高原
② 図書館茶屋
③ 文献山
④ 疑問共有キャンプサイト
⑤ 上司先輩ジャングル
⑥ テーマ湖
⑦ 変数石
⑧ 言葉の実
⑨ 明確化桟橋
⑩ 計画書小屋
⑪ 倫理うさぎの縄張り
⑫ 円の丘
⑬ データ実ガーデン
⑭ 混乱ぎつねの住む分析森
⑮ 博識ふくろうの住む松林
⑯ 仮説破棄のあり地獄
⑰ 解釈砂漠
⑱ 暗中模索霧
⑲ 疲労峠
⑳ ブレイクスルーの遊び場
㉑ まとめ平原
㉒ ねえねえねずみの住み処
㉓ 成果村

いちばんいいものを選んでいきます。その作業を進めていく中で、自分の研究課題・問題を絞り込んでいくことができるのです。「自分の問題はこれだ！」とはっきりするまでは「**❾明確化桟橋**」から岸に上がることはできず、釣りなどを楽しみながら湖の上を漂い続けることになります。

岸に上がった後は、そのまま「**❿計画書小屋**」に向かいます。その小屋の中にはさまざまな部屋（「仮説部屋」「尺度部屋」など）があり、自分の研究テーマに合ったものを見つけることができると、次の部屋へと進むことができます。すべての部屋を通り抜け、計画書を仕上げ、小屋を後にすると待ち構えているのは、「**⓫倫理うさぎの縄張り**」です。倫理うさぎたちは計画書小屋周辺を自分たちの縄張りとしており、どんな計画書も、この倫理うさぎの審査を受け、彼らの承認を得なければこの縄張りから外へ出ることはできません。時には計画書小屋に戻らなければならないこともあります。研究助成金を得るために、出来上がった計画書を持って「**⓬円の丘**」に登ることに挑戦する人もいるでしょう。

そして、いよいよたくさんのデータが実っている、「**⓭データ実ガーデン**」に到着です。いろいろ、おいしそうな実がなっていますが、それを採取する前には、ガーデンの門番や、それぞれの農作物や木の持ち主との交渉が必要となります。また、実・作物を収集するために適切な道具を選び、彼らにその道具で採取してよいか確認を得なければなりません。りんごの実をもぐのに、鍬は必要ありませんから。そして、データ実を両手いっぱい抱えきれないほどに採取した後は、「**⓮混乱ぎつねの住む分析森**」が待ち受けています。混乱ぎつねに出会わずに問題なく分析森を通りすぎる人もいるでしょう。その一方で、きつねのばかし合い（たぬきではなく……）に巻き込まれてしまい、適切に分析を進めることができなくなってしまうこともあります。そんな時には、ちょっと遠いですが、「**⓯博識ふくろうの住む松林**」に住んでいる博識ふくろうの手助けを求めるのが得策かもしれません。

計画の段階では絶対に立証することができると思った仮説の中には、期待どおりの結果にはならず、分析森の端にある「**⓰仮説破棄のあり地獄**」に捨てていかなければならないものもあります。とても残念ですが……。あり地獄にはまることなく、期待どおりの結果を手に旅を続けると、次は「**⓱解釈砂漠**」です。解釈砂漠はらくだに乗って楽に通り抜けていけるはずです。しかし、テーマ湖に船出する前の文献山の登山を避けてしまったり、あるいは拾ったデータ実の中身によって、その解釈が非常に難しくなってしまった場合、「**⓲暗中模索霧**」にはまってしまうことがあります。データ実に遊ばれてしまい、あるいはデータ実の中にあなたが埋もれてしまったりすると、終わりの見えない登山のごとく「**⓳疲労峠**」への道をつき進むことになります。

しかし、いずれの場合もいつかは必ず「**⓴ブレイクスルーの遊び場**」に到達し、「これだ！」という閃きを得ることができます。だから安心してください。ここまで来れば、旅は残りわずかです。これまでの旅の経過を自分なりに解釈し、結論づけ、最後の「**㉑まとめ平原**」へと進みます。まとめ平原の途中には「**㉒ねえねえねずみの住み処**」があり、ねずみたちから「ねえねえ」と聞かれる度に今回の旅のまとめは深みと幅を増していくことになるでしょう。終着点は右下の「**㉓成果村**」

です。成果村には、あなたが旅で得た成果を心待ちにしている人たちがたくさんいます。この成果村からは、トロッコに乗り、再びアイデア高原へと戻っていくことができます。

研究者はみな「旅人」―必ず通るべき場所がある

前述のAさんもBさんも「計画書小屋」にこもり、出来上がった計画書の審査を「倫理うさぎの縄張り」で受けました。「データ実ガーデン」の門番や所有者との交渉を終え、りんごやオレンジなどの収穫を行っている最中です。

この図によって、研究全体についての理解を深めていただけるとともに、研究への親しみを感じていただければ幸いです。

●注

図2を作成するに当たり、前カリフォルニア大学サンフランシスコ校看護学部教授ホーリー・ウィルソン氏の「研究の島」を参考にさせていただきました（Wilson, H. S.：アメリカにおける“研究”の教育，看護研究，15（3），p.15，1982.）。

●引用・参考文献

1）飯田澄美子：研究的な態度とは，看護研究，14（1），p.74-76，1981.
2）前掲書1），p.75
3）南裕子：看護における研究の役割，井上幸子・平山朝子・金子美智子編集，看護学体系10　看護における研究，日本看護協会出版会，p.17-23，1991.
4）鈴木庄亮：自然科学領域における実験研究の概要，看護研究，3（1），p.2，1970.
5）Wilson, H.S.：研究のプロセス，看護研究，15（3），p.36-45，1982.
6）Burns, N. & Grove, S. K.：The practice of nursing research-Conduct，critique，& utilization（3rd.ed.），W.B. Saunders，1997.
7）Portney, L. G. & Watkins, M. P. ：Foundations of clinical research- Applications to practice（2nd.ed.），Prentice Hall Health，2000.
8）前掲書7），p.15
9）前掲書7），p.10
10）Strauss, A. & Corbin, J.：質的研究の基礎―グラウンデッド・セオリー開発の技法と手順（第2版），操華子・森岡崇訳，医学書院，2004.
11）前掲書3），p.152
12）別府宏圀：なぜEvidence-based nursingか，イービーナーシング，1（1），p.98-104，2001.
13）前掲書10），p.323-334.

Point

- どんな臨床研究でも、科学的なプロセスを経ることが必要
- そのためには、研究という旅の途中で必ず通過しなければならない場所がある

関連Q&A
→Q3へ

2. 問題の明確化、研究課題の絞り方は？（アイデア高原からテーマ湖へ）

「来年の2月下旬にある業績発表で、今やっていることを発表したいと考えています。2年前に大きく医療体制が変わり、それに伴い、助産師もその業務内容を大きく変えている途中です。自分たちがよかれと思ってやっていることが本当によいことなのか、役に立っていることなのか、明らかにしたいのです。そして、自分たちがやっていることを病院の方々に理解してもらいたいのです」

（産婦人科外来ナース・Cさん）

Cさんの所属する産婦人科外来は、2年前に生殖医療センターが開設され、それに伴い産婦人科外来の助産師やナースの業務は大きく変化しました。患者数の増加に伴い、比較的リスクの少ない妊産婦の診療は「3分診療」になりがちです。また、出産徴候が見られても病院に適切な時期に連絡をすることができない妊産婦が見られるようになりました。外来助産師であるCさんは他の助産師や看護スタッフと相談して、同院で出産予定の妊婦すべてを対象に、個別指導を実施することを決めました。しかし、1日80余名の妊産婦が外来を訪れている現状において、その個別指導の実施は外来助産師たちに時間的にも精神的にもかなりの負担を強いる結果となり、上記のような思いを抱くことになったのです。

*

Cさんは、自分たちが行っている日々の業務について形にしたいという思いがありました。Cさんの場合は、締め切りがあったために「アイデア高原」（図3）から始まった旅は非常に駆け足で進んでいった感もありますが、すでに質問紙調査も終了し、発表のためのまとめの段階におり、今まさに「成果村」に到着しようとしているところです。

本項では、漠然としたアイデアをどのようにして問題として明確化し、さらに研究課題・問題（research problem）として絞り込んでいくかということについて考えてみようと思います。

アイデアはどこから？

質的研究の一手法である「グラウンデッド・セオリー」の著者であるStraussとCorbinは、研究を行う時の最大の難関は「実行可能な研究問題をどのように発見するか」そして「その問題を実際に研究可能なものにどうやって絞り込んでいくか」という2つであると述べています[1)]。

では、研究できそうな問題はいったいどこから出てくるのでしょうか。臨床ナースの場合、それはもちろん職業上の経験あるいは個

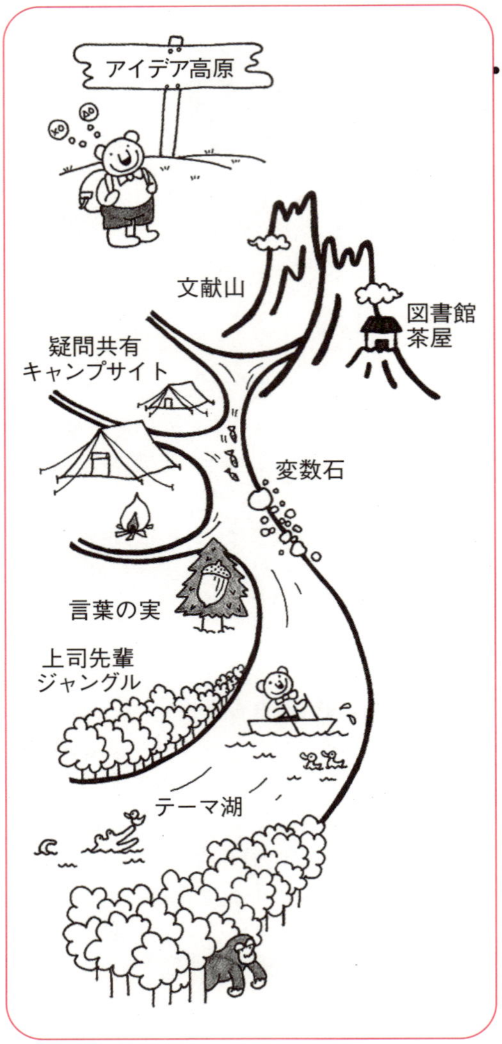

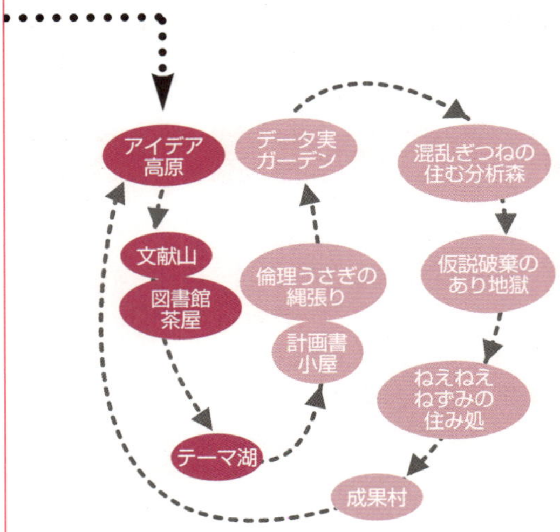

図3　臨床看護研究の道のりMAP
アイデア高原からテーマ湖へ

人的な経験がその源となることが多いでしょう。あるナースは「日頃から自分たちナースが管理したほうが、医師が管理した場合と比べ、経管栄養患者の栄養状態がより改善されるような気がする」とふともらしていました。また、「NICUに入室した母児のように長期に母児分離が起こる場合、虐待などの問題が起こることが多いのではないだろうか？」と感じているナースもいます。具体的な問題として表現されていなくても、「何か変」と思う、そういう疑問でもよいのです。

それ以外には、上司から研究テーマを与えられたり、もし学生であれば指導教官の助言で、研究したいテーマが選ばれることもあります。

そして3番目の源泉として、専門文献があります。図書館に行き、自分の関心領域の文献を手に取って読んでみる。そうすることで、
①これまでの自分の経験から同意できる内容の文献
②自分が抱いている問題への解答を示してくれている文献
③自分の経験から同意することができない文献
④いくつか読み進めるうちに、前の文献の結果との食い違いが見られる文献
に出会うことになるでしょう。

図書館に行って文献を探し、入手し、読むという作業は、臨床で忙しく働いているナースにとってはどちらかというと避けて通りたい研究のステップのようです。しかし、この

ようなさまざまな文献に出会うことで、漠然としたテーマへの刺激になるだけでなく、これまでどのような研究が自分の関心領域でなされていたのかということを知る機会にもなります。③、④のような文献に出会えたら、それはチャンスです。不一致点、矛盾点が明らかになったことであり、それは研究できそうな問題の発見につながります。

問題の定義、本質とは？

では問題とは何なのでしょうか？　問題とは「解答を要する問い、研究・議論して解決すべき事柄」[2]と定義されており、佐藤は3つのタイプがあると言っています（図4）[3]。Allenらは、次の4点を問題の本質として挙げています。①それを問題と考えるかどうかは主観的なものであり、問題の重大さの認識にも個人差がある、②問題の選択やその解決方法は人の感情的要因や態度に影響を受ける、③問題は単純にも複雑にもなる、④同時期に1つ以上の問題と直面することがある[4]。問題解決方法には、非分析的な方法と分析的な方法があり[5]、研究は、問題解決の分析的科学的なアプローチに含まれます[6]。

アイデアから研究課題へとどう絞り込むか

絞り込む際に考えるべきポイント

上述の問題の本質を頭におきながら、アイデアを研究課題・問題（research problem）へと絞り込んでいきます。

問題を問題として感じるには、個人的な偏見、先入観、感情が影響を及ぼします。自分が感じていることが本当に重大な問題なのか、研究すべき問題なのかを客観的な、公平な目で見ることが必要です。そのためには、同僚や上司と話し合いをすることが有効です。

また、頭に浮かんでいるテーマやアイデアは、1つの研究で解決することができないものかもしれません。つまり、いくつもの問題

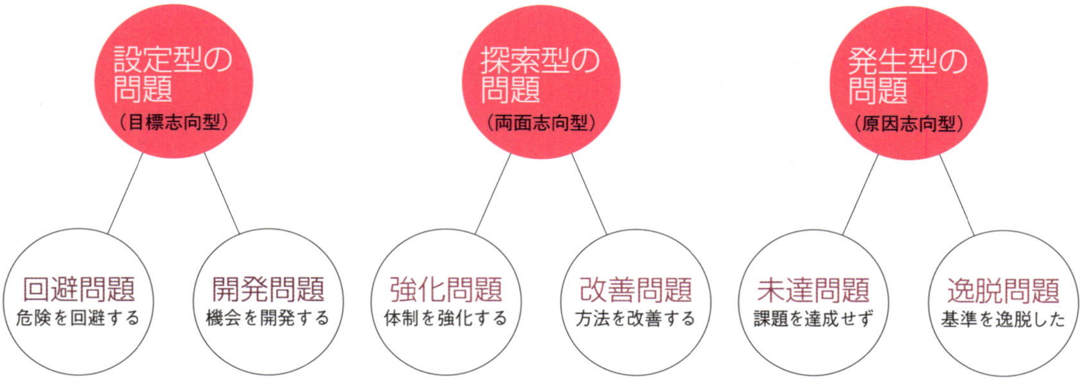

図4　問題の3つのタイプ[3]

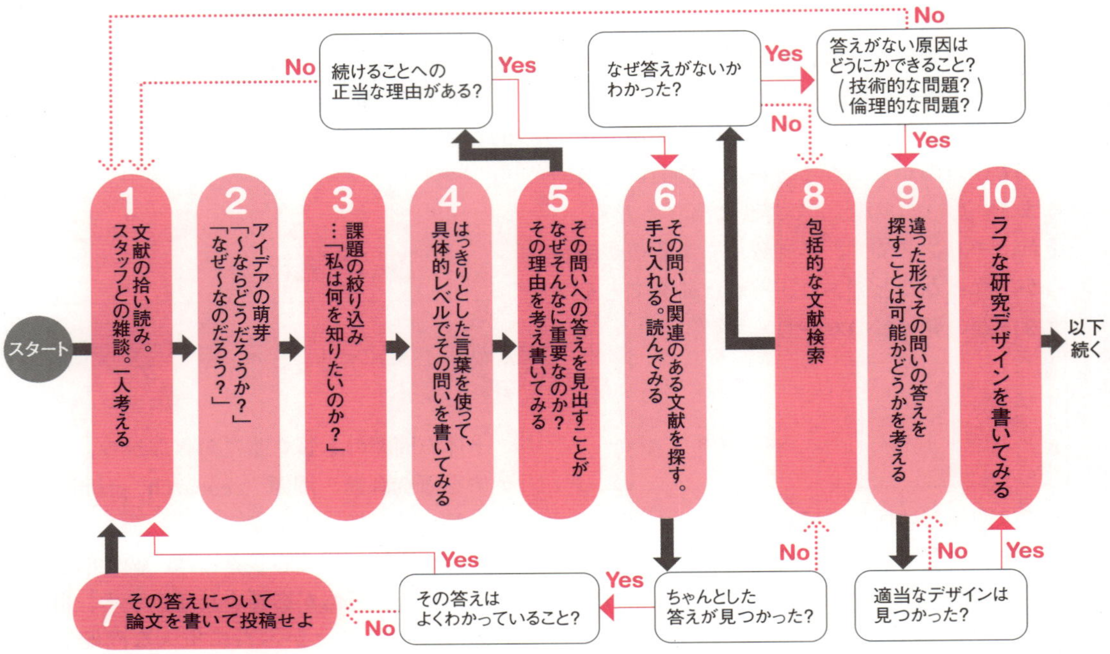
スタート
1 文献の拾い読み。スタッフとの雑談。一人考える
2 アイデアの萌芽「～ならどうだろうか？」「なぜ～なのだろう？」
3 課題の絞り込み…「私は何を知りたいのか？」
4 はっきりとした言葉を使って、具体的レベルでその問いを書いてみる
5 その問いへの答えを見出すことがなぜそんなに重要なのか？その理由を考え書いてみる
6 その問いと関連のある文献を探す。手に入れる。読んでみる
7 その答えについて論文を書いて投稿せよ
8 包括的な文献検索
9 違った形でその問いの答えを探すことは可能かどうかを考える
10 ラフな研究デザインを書いてみる
以下続く
続けることへの正当な理由がある？
なぜ答えがないかわかった？
答えがない原因はどうにかできること？（技術的な問題？倫理的な問題？）
その答えはよくわかっていること？
ちゃんとした答えが見つかった？
適当なデザインは見つかった？
Yes
No

図5　アイデアから研究課題への道すじ（文献7）を筆者が翻訳・改変）

が絡み合っていたり、研究したいと思っていることがたくさんあるような場合です。筆者が博士論文に取り組んだ時、指導教官の一人に何度も言われたことは、“Simple is the best!”（単純であることが1番大事なことだよ）でした。1つの研究でいくつもの課題に取り組むのではなく、今回取り組むべき問題を1つ選択することが必要です。そして、自分が選択した問題の研究意義について検討します。

既存の文献で答えを見つけることができる問題は、多くの時間とエネルギーを投じて研究を行う価値があるでしょうか？　看護、患者ケアに貢献できる新たな知見を得るためには、既存の文献では答えを見いだすことができない問題に取り組むことが必要です。しかしながら、既存の文献から答えを見いだすことができず研究意義があると判断しても、その問題が本当に研究的なアプローチで答えを得ることができるものかどうかも考えてみてください。そして、選んだ問題は、与えられた時間、仕事とのバランス、自分のエネルギーを考え、研究可能な内容、テーマかどうかを検討してください。

母子関係について研究をしたいと思ったDさんは、出産後から3カ月間追跡調査をしようと考えました。非常に意欲的な彼女は、6日間の入院中は標準化された質問紙と半構成的なインタビューを2日おきに実施し、さらに母の精神状態を生物化学的な指標から捉え

ようと尿検査、唾液検査も計画しました。そして母子関係が確立できたかどうか、定期的にビデオ撮影もしたいと申し出てきました。希望していた研究対象者の数は80名です。80名の母親を対象に3カ月間、1人で上記すべてのデータ収集が行えるとは到底思えませんでした。

研究者と一緒にアイデアから研究ができそうな問題へと絞り込みを行う時、筆者は必ず紙とボールペンを使います。どういう研究をしたいのかという話を研究者にしてもらい、疑問に感じたことをその都度尋ねます。研究者はいろいろな質問をされることによって、自分の考えを整理することができます。一通り、研究者の考えを聞いたところで、筆者は紙にその内容を図式化して整理し、その図を使いながら、研究者に確認していきます。図に表すことで、研究者の考えは目に見える形となり、客観的な立場で自分の問題に向かうことが可能になるのです。

その後、さらに話し合いを続け、出てきた問題に優先順位をつけ、今回はどれを選択するのか、実際に研究可能なものか、研究する意義があるのかを検討していきます。図5のフローチャートは、アイデアを見つけ、研究課題・研究問題、研究上の問い（research question）へと絞り込んでいくプロセスを示したものです。

絞り込みの一例―どのように漠然としたアイデアから研究課題・問題を導いたか

Cさんの場合、すべての妊婦への個別指導が、外来助産師にとって負担になっていると感じていました。それでもこの個別指導を行うことの意義を感じていました。このことは、他の助産師やナースも同じように思っていたのでしょうか？　また実際に個別指導を受ける妊婦たちは、前の人の指導が終わるまで小1時間待たされるという状況も時にはあったようですが、それでもこの個別指導を受けることは、彼女たちにとって必要なことだったのでしょうか？

どうやら、「外来助産師による妊婦を対象とした個別指導は、本当によいものだろうか、役に立っていることなのか？」という漠然とした研究テーマは、いくつかの問題に分解できそうです。実際の個別指導を担当している助産師が感じる問題、個別指導を受ける妊婦の問題、そして助産師と一緒に働いているナースらの問題……。この場合、どの立場の問題を取り上げるのかを選ぶことが必要です。

そして、次にその問題のいろいろな側面を考え、自分がいったい何を知りたいのかを言葉に書いてみたり、問題そのものを文章にしてみます。Cさんの場合、この段階から一人で抜け出すことができずにいました。Cさんと一緒に考え、Cさんにいろいろな質問をすることで、彼女はしだいに問題を絞り込んでいくこと、言い換えると“自分が何を知りたいと思っているのか”をはっきりさせていくことができていきました。

外来助産師による個別指導は、安全な出産をするための単なる情報提供の場としてだけでなく、器械的な診療で終わってしまって物足りなさを感じている妊産婦たちに一人の助産師が向き合い、自分の問題を話せるという安心感を保障する場としても有効であることを、Cさんは経験上、わかっていました。そこで、次の3つが今回の研究問題となりました。①個別指導を行った妊産婦たちは、出産徴候が見られた時、迷わずに病院に連絡をすることができていたか、②電話をする時に、個別指導で外来助産師から教わったことを活用していたか、③個別指導は情報提供の場として以外にどのような場として妊婦たちに認識されていたか、でした。

問題は一人で絞らず、また文献にも必ず当たろう

さて、ここまでアイデアをどうやって研究課題・研究問題へと絞り込んでいくのかについて説明してきました。図3の「アイデア高原」から続いている「テーマ湖」には、いろいろな方面からの情報が流れ込んできます。「疑問共有キャンプサイト」で行った同僚や友人との話し合い、「上司先輩ジャングル」から得た示唆や助言、そして「文献山」で得た情報です。

漠然としていた研究テーマも「テーマ湖」に漕ぎ出し、いろいろな源泉からの刺激を得ることで、より具体的な、研究を行うことができる研究課題へと絞り込まれていきます。一人で悩むのではなく、周りの同僚や上司に自分の関心事を相談し、一緒に話し合うことはとても大切なことです。話し合うことによって仲間ができ、一緒にその課題を追求するチームとなり、旅の道連れとなっていくことでしょう。

絞り込みの作業を行っていく上で、自分が選んだ問題の研究意義を問うことが重要であると述べました。専門文献はアイデアの源であると同時に、自分が選んだ問題の研究意義を検討する際にも重要な役割を持ちます。図3に「文献山」とあるように、この世には文献が“山のごとく”存在します。その中から自分が必要な文献をどうやって探し、入手したらよいのか、わからない場合があります。

次項では、研究を進めていく上で避けて通ることができない「文献の探し方、読み方」について説明します。

●引用・参考文献

1) Strauss, A. & Corbin, J.：質的研究の基礎—グラウンデッド・セオリー開発の技法と手順（第2版），操華子・森岡崇訳，医学書院，2004.
2) 新村出編：広辞苑（第5版），岩波書店，1998.
3) 佐藤允一：問題構造学入門　知恵の方法を考える，ダイヤモンド社，p.65，1984.
4) Allen, R. E. & Allen, S. D.：クマのプーさんと学ぶ問題解決，新田義則訳，p.30-58，ダイヤモンド社，1997.
5) 飯久保廣嗣：問題解決の思考技術，日本経済新聞社，1994.
6) 安西祐一郎：問題解決の心理学　人間の時代への発想，中公新書，1994.
7) Locke,L.F. et al.：Proposals that work；A guide for planning dissertations and grant proposals（3rd. ed.），SAGE,1993.

Point

- アイデアの源泉は大きく次の3つ
  ①職業上の経験と個人的な経験
  ②先輩や上司の示唆
  ③専門文献
- 研究は問題を解決するための分析的科学的アプローチ
- 問題の本質を理解した上で、絞り込みを行おう

関連Q&A
→Q3～5へ

3. 文献を探し、入手し、読む！
（文献山～図書館茶屋～データ実ガーデン）

筆者「褥瘡発生に興味があるのですね。では、今回調査対象にしようと考えておられる終末期患者における褥瘡発生について、これまでどれだけ研究がなされており、どのようなことがわかっているか、文献を調べることが必要ですね」
ナースＥさん「え？　文献を自分で探すのですか？　そのやり方からわからないんですけど……」

「内科外来のナースから、セルフケアというキーワードで検索するように頼まれました。でも、その単語だけだとたくさん出てきてしまって難しいんですよね。彼女の専門は『慢性病』と聞いていたので、『慢性期』とか『慢性疾患』と、かけ合わせて検索を試みたんですけど……」
（図書館司書・Ｆさん）

避けて通れぬ「文献検索」

あるナースと筆者との面談中の会話から

2002年から、院内で褥瘡対策が講じられていない病院では診療報酬が減算されることになり（褥瘡対策未実施減算）、現在、褥瘡ケア・対策は非常に関心が寄せられている領域です。臨床経験3年目のEさんが所属する病院では、褥瘡対策にナースたちが熱心に取り組んできている歴史があります。Eさんたちは褥瘡発生のハイリスク患者である終末期患者を対象に、褥瘡に関する調査をしたいと考えています。しかし、そのためにはこれまでにどのような調査が終末期患者を対象に行われてきているのかを調べる必要があるのですが、Eさんは図書館を久しく訪れておらず、またコンピュータでの文献検索をしたこともないために、上記の言葉がとっさに出てきてしまったようです。

Fさんは病院図書館で働いている、豊富な経験と知識を持っている司書の方です。あるナースの研究の支援をした時に、そのナースから筆者は、「文献検索は図書館の司書の方にお願いしましたから、1週間くらいで結果がもらえると思います」と言われたことがあります。それまで代理検索を図書館に依頼できることを全く知らなかった筆者は、「それは素晴らしい！　いい結果が得られるはず！」と、結果を楽しみに待っていました。その後、彼

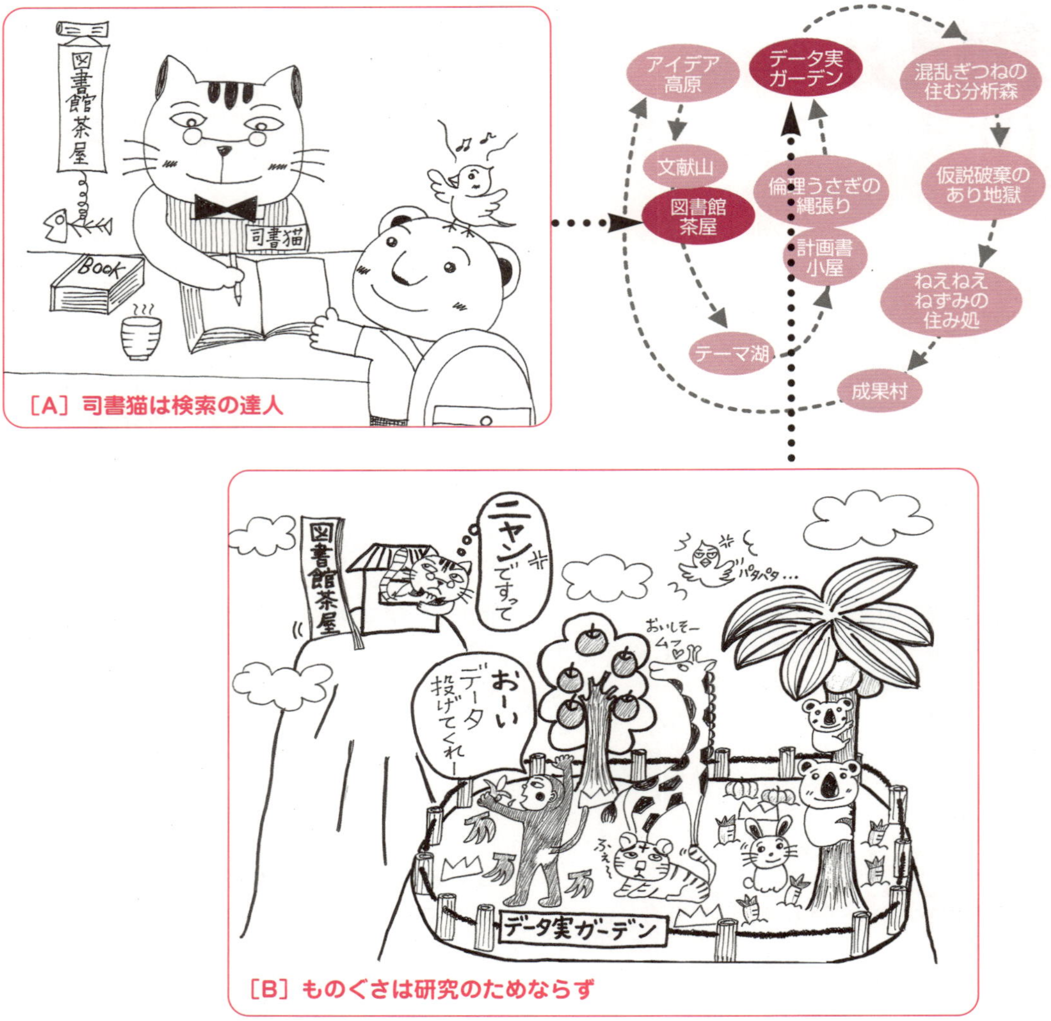

［A］司書猫は検索の達人

［B］ものぐさは研究のためならず

図6　臨床看護研究の道のりMAP

女から結果を受けとりましたが、そこには100件近い文献が並んでいました。

後日、Fさんに図書館で会い、たまたまこのナースの文献検索の話になったので、文献検索を依頼した彼女ががどのような対象に興味があり、具体的にどのような研究をしようとしているかの概略を筆者が話しました。すると、Fさんは、「そこまで言ってもらえたら、もっと文献を絞って探すことができたのに……。ちょっと広範囲にわたっていたでしょう?」と言っていました。

「文献」の役割

文献は単行本、雑誌に掲載される論文の両方を指しますが、臨床看護研究を進めていく際、その要所要所で重要な役割を持っています。研究課題を絞り込むまでの段階では問題の源泉として、さらに研究課題を絞り込み臨床看護研究に着手する時には、研究の意義ならびに必要性をサポートするために活用できます。自分が取り組もうとしている研究課題について、他の研究者たちによる結果がすでに発表されているのかどうか、発表された結果は自分の課題への答えとなっているかどうかという視点で文献を読み、自分が取り組もうとしている研究課題の意義を検討していくことが大切です。

研究の後半になってくると、自分が得た結果を検討・考察する際に、文献から得られた他の研究結果と比較をします。

本項では、自分が取り組もうとしている研究課題に関連のある、適切な文献を上手に入手するためのヒントと、文献の整理・活用の仕方について説明します。文献検索方法の詳細については第Ⅱ部を参照してください。

「文献検索」の意義

本章1.の図2（p.6）に示すように、〈臨床看護研究の道のりMAP〉の中央に「文献山」がそびえています。「アイデア高原」の隣に位置しており、「文献山」から湧き出る水が、「疑問共有キャンプサイト」「上司先輩ジャングル」からの水の流れとともに「テーマ湖」へと注がれていきます。

このイラストの中で、「文献山」が中央にそびえ立つように描かれているのには理由があります。研究に着手しようと思った時、ナースにとっての大きな障害は「図書館に行って文献を探し、入手し、読む」ということではないでしょうか。しかし、研究をスタートさせる段階でこの山登りをしっかりとしておくことは、無駄な迂回や逆戻りをしなくて済み、結果としてスムーズに臨床研究を進めていくことが可能になるのです。

山登りが初めての方や不慣れの方には、やはり案内人や手助けをしてくれる人が必要でしょう。このイラストの「図書館茶屋」には「司書猫」がおり（図6の［A]）、「文献山」に挑戦しようとするどんな登山者にも有益なアドバイスをくれます。

司書猫からのメッセージ

代理検索をスムーズにする４つの項目

司書猫が日頃から感じていることの１つが、ナースが図書館に文献を探しに来る場合、“主題がワンフレーズのことが多い”ということだそうです。例えば、上記の例にもあるように「セルフケアについて調べたいんですけど」。それ以外では「患者教育の本はありますか？」「がんのガイドラインを探しています」など。そのワンフレーズがずばりキーワードになることもありますが、そうではないことも少なくありません。その場合、司書猫は検索主題に必要な情報を聞き取り始めます。もし可能であれば、最初の段階で次の4つの項目を言ってもらえると、聞き取りの時間をセーブすることができ、スムーズに図書や文献を探すことができるそうです。

①主題：単語ではなく、具体的に文章で表してもらいたい。特に対象と具体的な介入の内容は不可欠です。例えば、外来で点滴治療を受けている乳がん患者を対象とした、コスメティック・プログラムの効果について調査している論文。

②目的：何のために論文を探しているのか。臨床研究を始めるためか、院内の症例報告のためか、あるいは総説などを書くためかということです。

③検索年代、論文の言語：例えば、1984年から2004年までの20年間で、日本語と英語で書かれた論文ということです。

④既知の文献の有無：非常に参考になりそうな論文をすでに手にしている場合、その論文のタイトル、著者名を情報として司書猫に渡すと、その論文から適切なキーワード（検索語）を調べてくれます。

索引誌や目録等での確認を怠らない

筆者の仕事には文献検索も含まれています。現在携わっている研究プロジェクトはその領域が多岐にわたっており、完全に自分の専門外というものもあります。自分の専門領域であれば、どのような雑誌や学会誌が出版されているのかだいたい見当がつき、文献検索を行った結果を見ても、その結果の妥当性を見極めることができます。しかしながら、自分の専門外においてはそうはいきません。

先日、保存期慢性腎不全患者を対象としたアンケート調査を行いたいと相談に来た腎不全・透析を専門とするナースたちの話を聞きました。話の中で使われている言葉がわからず、筆者にとっては異次元の方々の話のように思えてしまいました。しかし、研究を支援する上である程度その領域に関する知識は必要ですから、わからない言葉や内容はその都度尋ねました。その後、彼女たちに代わって文献検索を行ったのですが、“異次元の言葉”を扱っているため、なかなかうまくいきません。最後には、「図書館茶屋」に駆け込み、司書猫に「あの、保存期慢性腎不全患者を対象とした研究を探しているんですけど」とSOSを出したのです（ワンフレーズですね……）。彼女は、検索を行う時のキーワードの選び方を助言してくれただけでなく、筆者が検索をしている間に、次から次へと専門学会誌に掲載されている論文を持ってきてくれました。

多くの場合、雑誌に掲載されている論文であれば、まずは索引誌（図書になっているもの、データベース化されているもの）を、単行本の場合は図書館の蔵書検索や目録を使って、自分の研究テーマに関する図書や論文があるかどうかを探します。そして、論文の場合は自分が欲しい論文が掲載されている雑誌が図書館にあるかどうかを所蔵雑誌目録で確認してから、その雑誌を探しに行きます。筆者はこの目録をめくるのが時々億劫になってしまいます。そんな時、司書猫に「この雑誌は、この図書館にありますか?」とひと言尋ねると、その場で答えが返ってくるのは本当に驚きです。

入手した文献を読み、整理する

文献の整理方法

文献を入手したら、読み、そして整理しなければなりません。文献をどのように読むかということは、読み手の目的によって多様です。最低限、表1に示した内容を押さえつつ読むとよいでしょう（文献の読み方、クリティークの仕方は第3章で述べていますのでそちらを参考にしてください）。

筆者は文献を読む際、まず文献カードをつ

表1　文献を読む時にチェックすべき項目

- 研究課題は何か？
- 研究目的は何か？
- 仮説は何か？　それは適切か？
- 研究対象者は？　仮説を証明するのに適切か？
- 研究対象者の数は適切か？
- 仮説を証明する方法は適切か？
- 使用している統計学的手法は適切か？
- アウトカム（従属変数）は何か？　適切か？
- アウトカムの測定方法、判定方法は適切か？
- 研究結果は適切か？
- 考察は適切か？
- 結論に矛盾はないか？

くり、論文であれば著者名、文献タイトル、掲載雑誌名、号数、掲載ページ、発行年を、単行本であれば著者名、文献タイトル、出版社、発行年をカードの1行目にボールペンで記入します。そして、文献を読み進めながら表1の項目を参考にしつつ、メモを取っていきます。表1の項目以外に、自分が感じたこと、考えたこと、著者の意見と食い違うことなども一緒に書いておきます。

文献を読み終えたら、文献カードの欄外に、文献の種類や研究デザイン、キーワードを書き、将来分類に使う時に役立つようにしておきます。そしてテーマごとにファイルをつくり、筆頭著者名でアルファベット順にそのカードを入れて保管しています。

文献そのものの保管は、番号をつけて行う方法もあるでしょうが、私はアルファベットごとの26のファイルをつくり、文献カードと同様に筆頭著者名のアルファベットで各ファイルに分類していく場合と、数が多くない場合は１つのテーマ専用のファイルをつくり、そこにすべての文献を入れてしまうという方法をとっています。

文献カードをコンピュータでつくることも今の時代、可能です。しかし筆者はおそらくまだまだアナログ派人間なのでしょう。紙ベースの文献カードのほうが活用しやすく、それを続けています。

他人任せでなく、自分で。そして図書館の有効活用を！

臨床看護研究を進めていく上で避けて通ることができないステップである“文献を探し、読み、整理する”ということについて述べました。「図書館茶屋」の司書猫のような文献検索の達人に上手に助けを求めつつ、自分のテーマに関連のある文献を効率よく見つけ、熟読し、研究課題を絞り込んでいくことは決して回り道ではありません。臨床におられる読者の方々は、言い換えると、常に「データ実ガーデン」に身を置いているわけです。自分が抱いている問いへの答えを見つけ出すために必要なデータは手の届くところにあるのです。

「データをすべて取り終えた後に、『文献山から文献をデータ実ガーデンに投げてくれ!』と叫ぶ方々もいます（図6の［B］）。ですが、やはりご自分できちんと文献を探し、読んでから臨床研究を進めてほしいと思います」という言葉を、司書猫からもらいました。臨床研究は一人では進めることができません。いろいろな方からの支援、助言を得て進めていけるものです。本項では、その中でも特に重要な図書館を有効に活用し、もっと近い存在にするためのヒントについて触れました。文献検索の達人である司書猫はどんな要望にも応えてくれるはずです。疑問、問いを抱いたらまずは文献を調べるという習慣をつけ、わからないことは臆せず司書猫に相談することが、結果的には質の高い臨床看護研究の実施につながります。

さて、次項では「テーマ湖」からいよいよ「明確化桟橋」より岸に上がり、「計画書小屋」へと足を踏み入れます。問題をどのように明確化し、計画書を作成していくべきか、そのプロセスについて説明します。

Point

- アイデアや問題が浮かんだら、まずは文献に答えを探そう
- 困った時は早めに司書猫に助言を求めよう
- 初期の段階での十分な文献検索は研究の質を高める鍵

関連Q&A

→Q8～18へ

4. 臨床研究の最終設計図「研究計画書」の作成（テーマ湖から計画書小屋へ）

「この計画書を次回の倫理委員会に提出したいんですけど……」と、筆者の部屋に研究計画書を持参したG医師。「それではお話を伺いましょう」と計画書を読みながらG医師の研究計画の概要について聞いた後の二人の会話。

筆者「G先生。先生がやりたいと話されたことと計画書に書かれていることが違っているのですが」

G医師「ええ。その計画書は業者の人が書いてくれたんです。今回の研究では○○製薬の△△△の効果も見ることになっているので」

「8月の学会で発表することを考えています。後ろ向き調査であっても、患者さんのデータを使うので、計画書を倫理委員会に提出することが必要ですよね。計画書を一応は書いてみたのですが、これでいいものかどうか……」

（外科病棟ナース・Hさん）

「研究計画書」に対する現場の認識

吸入ステロイド服用患者は経口ステロイド服用患者よりも副作用が少ないことが報告されていますが、G医師は、吸入ステロイドを服用している患者への副作用の1つである骨粗鬆症の検索への関心が医療者側で低いことが問題であると感じていました。そこで、日常診療における吸入ステロイド服用患者の骨粗鬆症の検索の有効性を明らかにしたいと考えていました。G医師は、2週間後に予定されている院内の機関内審査委員会（倫理委員会）で、この研究計画書を審査してもらう予定でいました。この研究は、骨粗鬆症と診断された場合、その治療の有効性を検討することも目的に含まれていましたので、医師主導型の臨床試験の範疇のものでした。

平成9（1997）年度に厚生省（当時）から「医薬品の臨床試験の実施の基準（新GCP）」が発表され、2001年度の薬事法改正により、医師主導型の臨床試験が拡大されました。医薬品に関する臨床試験のため、業者や製薬会社が関わることは理解できますが、業者が書いた研究計画書をそのまま持ってきたG医師には少々驚きました。彼のデータ収集の予定を聞くと、2週間後の審査委員会で承認を受けなければ間に合わないことが判明し、その後、その計画書は筆者とG医師によって大幅に修正されることになったのです。

Hさんのように、すでに臨床経験から多くのテーマ・研究課題を持っており、そのことをきちんと調査しなければという思いを抱いている方々はたくさんいらっしゃいます。Hさんは学会発表のための抄録締切をゴールに設定し、研究計画書作成に着手しました。これ以外に、研究助成金申請の締切なども計画書作成への原動力となるものです。研究課題・研究問題の絞り込みを終えた次のステップは、研究計画書作成への準備・着手です。

前項の2. 3.ではアイデアをどのようにして研究課題・研究問題へと絞り込むのか、絞り込みの作業における文献検討の必要性について説明をしました。本項では、その研究課題・研究問題を、研究計画書全体のナビゲーターあるいはエッセンスとなるような形につくり上げること、そして実際の研究計画書を作成する際のポイントについてお話しします。

おさらい ―課題・問題の絞り込み作業

2. ですでにご紹介した産婦人科外来ナースのCさんは「外来助産師による妊産婦を対象とした個別指導は、本当によいものだろうか、役に立っていることなのか？」という疑問を抱いていました。

筆者との話し合いの結果、今回の調査で明らかにしたい研究課題を3つに整理しました。

①個別指導を行った妊産婦たちは、出産兆候が見られた時、迷わずに病院に連絡をすることができていたか、②電話をする時に、個別指導で外来助産師から教わったことを活用していたか、③個別指導は情報提供の場として以外にどのような場として妊産婦たちに認識されていたか、でした。

研究課題の3つのレベル

BrinkとWoodは、絞り込んだ研究課題には3つのレベルがあり、そのどのレベルに自分の課題が該当するのかを見極めることが大切であると述べています（表2）[1]。

では、Cさんの3つの課題は各々どれに該当するのでしょうか？　上記の3つの課題をレベルがわかるよう書き直してみましょう―①出産に際し迷わず病院に連絡できた、個別指導を受けた妊産婦の特徴は何か？　②電話連絡時に、妊産婦が活用した情報は何か？③妊産婦たちは個別指導をどのような場として認識していたか？

いずれもレベルⅠの課題であることがわかります。つまりCさんは、自分たちが行った個別指導の受け手であった妊産婦たちからその指導の効果や反応を記述することを目的としていたことになります。

上記の例はさらにレベルⅡ、Ⅲに書き換えることも可能です。

「出産徴候が出現した時の初産婦の不安と、個別指導で妊産婦が得た情報量との関係はどのようなものか？」

（妊産婦の不安と情報量という2つの変数の関係について探求しようとしているので、レベルⅡ）

「出産徴候が現れた時の初産婦の不安を、外来助産師による個別指導が減少させることができたのはなぜか？」

（個別指導の内容や方法を操作することがで

表2　BrinkとWoodによる研究課題の3つのレベル（文献1）より筆者が作成、一部改変）

課題のレベル	課題	背景	例	デザイン上の特徴
レベルⅠ	何か?	そのトピックスについて、ほとんどあるいは全く文献がない	看護師が低出生体重児に挿管時とらせる体位にはどのようなものがあるか?	探索的記述的
レベルⅡ	2つの変数間あるいはそれ以上の変数間の関係は何か?	そのトピックスや研究対象集団についての知識はあるが、変数間の関係を統計的に記述したい	低出生体重児の挿管時の体位と心拍数との関係はどのようなものか?	変数間の関係
レベルⅢ	なぜか?	そのトピックスについての知識や理論は豊富に存在しており、諸変数を直接的に操作することによって理論を検証したい	挿管時低出生体重児に仰臥位をとらせることで心拍数が減少するのはなぜか?	実験的

き、通常の指導群と外来助産師による個別指導群の2群間で妊産婦の不安の程度を比較するという、準実験あるいは実験的デザインがこの問いに答えを出すためには選ばれるので、レベルⅢ）。

自分の研究課題のレベルが明らかになると、研究上の問い（research question）や研究デザインが自然と導かれます。ただし、どの研究課題のレベルでもきちんとした文献検討は必要です。なぜならば、レベルⅠの課題であっても、自分が研究をしたいと思っているトピック、テーマが既存の文献では明らかになっていない、あるいはまだまだ矛盾が多いという根拠が必要だからです。

自分の研究課題を文章に表し、それがどのレベルのものに該当するのかが明らかになってくると、どのような変数を自分が扱うのか、その変数をどのように定義すればいいのかという言葉選びもそろそろ終わりに近づきます。自分の研究で使う「変数石」、「言葉の実」をかかえて「テーマ湖」から上陸し、「明確化桟橋」を渡って、「計画書小屋」へと向かうことになります（図7の［A］）。

「研究課題」から「研究上の問い」へ

筆者の博士論文のテーマは、周術期の低体温（正確には偶発性中等度の低体温）と術後の手術部位感染（Surgical site infections；以下SSIs）との関係を明らかにすることでした。つまりはレベルⅡの疑問に答えるもので、低体温とSSIsが重要な変数でした。既存の文献で低体温と術後のSSIsの関係がどのように書かれているのかを明らかにするために、疫学的手法を使った研究、動物実験や、生化学的視点から実施された基礎研究などの論文を読みました。これらの文献から、低体温やSSIsはどのように定義され、測定されているのかということを読み取っていきました。また文献検討の結果から、なぜ周術期の低体温と術後のSSIsとの関係を明らかにする必要があるのかを説明しました。

このように研究課題を明確にした後は、研究目的、研究上の問い、仮説を明らかにしていきます。研究上の問い（research question）

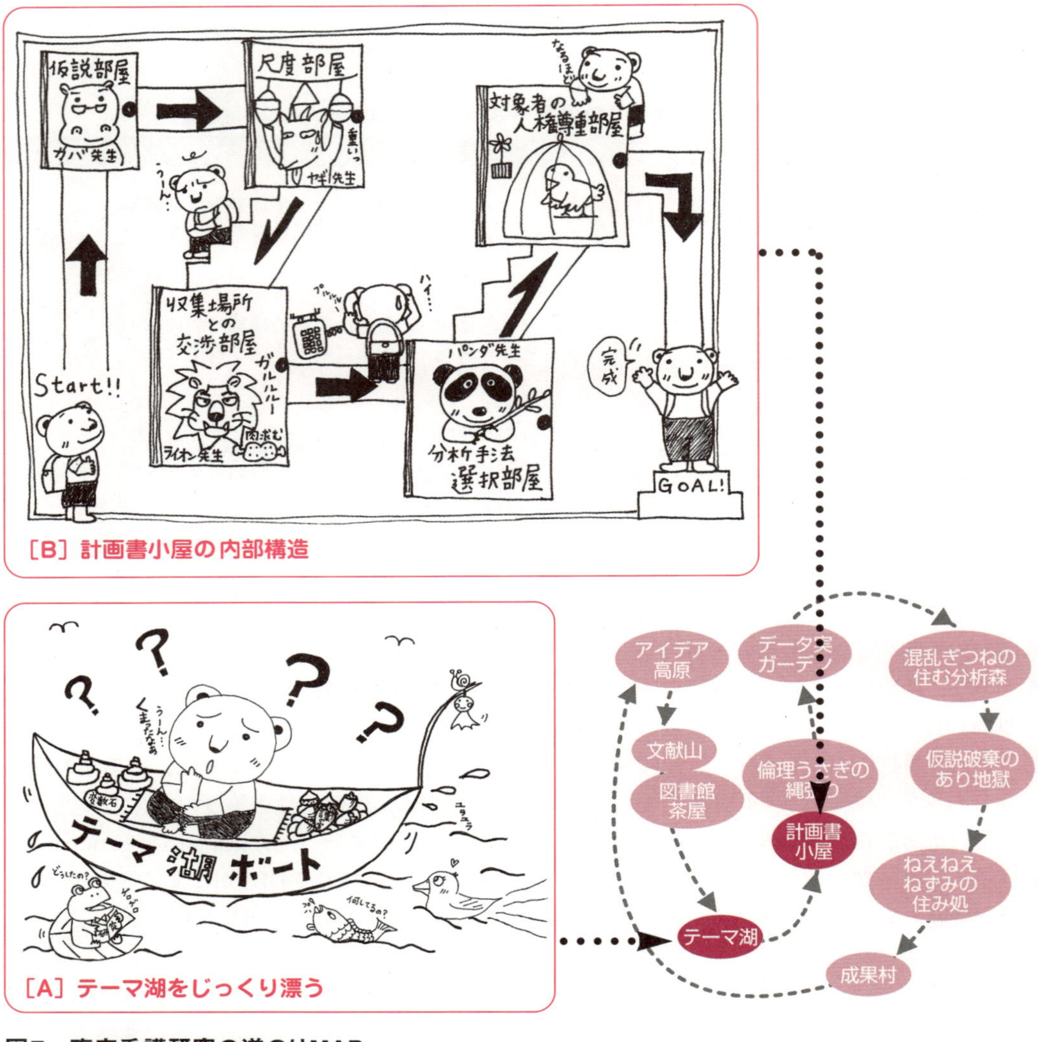

図7　臨床看護研究の道のりMAP

とは、「研究で回答を得たいと思っている課題・問題（research problem）への答えを得るために、研究者が作成した特定の探求のための言明」と定義されています[2)]。研究課題と研究上の問いの違いは、次のように説明できます[3)]。

研究課題・研究問題（research problem）

・どうすれば褥瘡を効果的に治癒させることができるか？

研究上の問い（research question）

・褥瘡治癒を促進するために超音波を使用すると効果があるか？
・褥瘡治癒を促進するために電気的刺激を使用すると効果があるか？
・創傷治癒を促すための被覆剤を変更した場合、効果があるか？

表3　研究計画書の項目案[4,5]

はじめに 序論	1. 課題・問題の記述 2. 背景と意義 3. 研究目的
文献レビュー	1. 研究の理論的枠組みに関する文献検討（必要時） 2. 関連研究に関する文献検討 3. 要約
概念枠組み （必要時）	1. 当該研究の概念枠組み（概念の定義、概念間の関係の明確化、概念モデルの作成） 2. 仮説 3. 変数ならびに用語の定義 4. 研究の前提の明確化
方法と手順	1. 研究デザイン（デザインの長所・短所、治療介入がある場合にはその説明） 2. 研究対象と標本数の推定 3. データ収集場所ならびに標本の選定方法 4. 測定用具、データ収集項目 5. 信頼性と妥当性（必要時） 6. 具体的なデータ収集計画 7. データ分析方法 8. 限界（必要時） 9. 倫理的配慮（研究対象者の権利の保護） 10. 予算と進行スケジュール（必要時）
引用文献	
添付資料	1. 同意説明文、同意書 2. データ収集用紙、測定用具類 3. その他

「計画書小屋」に到着

研究計画書作成の5つのステップ—5つの部屋

さて、いよいよ「計画書小屋」にこもり、研究計画書を完成させるためのステップを踏み出します。

研究計画書は、建築に例えると、いわば最終設計図といったところでしょう。実際の研究はその計画どおりに実施されますので、その作成にいかに時間をかけ、念入りに吟味・検討した上で仕上げたものかどうかで、研究全体の質が左右されると言っても過言ではありません。研究計画書の基本要素にどのようなものが含まれるのかについては、表3[4, 5]に示します。

この「計画書小屋」の内部は、いくつかの小部屋に分かれています。「仮説部屋」→「尺度部屋」→「収集場所との交渉部屋」→「分析手法選択部屋」→「対象者の人権尊重部屋」です（図7の［B］）。

「仮説部屋」では、実行可能な、測定可能な、そして検証可能な仮説を作成するべく、研究者は知恵を絞ります。仮説とは、「変数間の関係についての予測に関する言明」であり、研究上の問いを元につくられていきます。前述の低体温と術後のSSIsを例に取ってみると、「術中の偶発性低体温は、術後のSSIsの発生を引き起こし、在院入院日数を延長する」というのも、1つの仮説例です[6]。

よい仮説には次の3つの特徴があると

Diersは述べています－①仮説の文章の中で使用される用語は誰にでも理解されやすいものである、②仮説の中の変数が測定可能であり、観察可能な現象と関係している、そして③仮説が理論あるいは既存の研究を土台に導かれている、ということです[7]。

仮説が作成できたら、仮説の中で用いた用語、変数を研究者自身で定義します。先の例の場合は、偶発性低体温、SSIsを定義しなければなりません。

「尺度部屋」には、仮説部屋で定義した変数を測定するためのさまざまな測定用具や尺度などが並べてあります。生物生理学的測定法、心理社会的特性を測定するための質問紙や尺度など、さまざまです。その中から自分が探究したいと思っている現象を測定するのにいちばん適切で、入手可能な指標、尺度は何か？　ということと、どのような測定方法を選べばよいか？　ということを考えます。

前述の仮説例は、Kurzらの研究で検証されているものですが、手術中の「偶発性低体温」は、挿管された患者の食道温で測定されました。また術後の「SSIs」については、米国疾病予防管理センター（Centers for Disease Control and Prevention : CDC）の院内感染サーベイランスのための定義を用いて判定されました。また、既存の評価尺度を用いて、創傷の治癒過程について術直後から退院まで観察が続けられました。これ以外にもSSIsの発生あるいは在院日数延長に関係のありそうな要因や、患者の基礎情報などについても、どのように測定するかが決定されました。

患者満足度やQOLに関する心理社会的特性尺度を選んだ場合、さまざまな質問紙、尺度がこれまでに開発されており、そのどれが自分の研究に適切か、またその質問紙自体の尺度としての信用度（信頼性・妥当性）についても言及しなければなりません。

「収集場所との交渉部屋」では、研究課題を明らかにするために、研究者は研究対象者を誰にするかということを考え、決定します。例えば、心臓血管カテーテル術後の患者を対象にデータを収集したいと考えた場合、研究者がCCUに勤務しているならば、上司に許可を得るだけで、問題なく収集場所との交渉は終わります。しかし、同様の患者を対象にデータを収集したいと思った大学院生の場合どうでしょうか？　あるいは、自分の病院だけでなく、他の病院に入院している同様の患者も対象にしたいと思った場合はどうでしょう？　このような場合、相手先の病院長あるいはCCUの責任者の方々にデータ収集をさせてもらうための依頼をしなければなりません。この交渉がスムーズにいく場合と、なかなか思うようにいかず研究者の頭を悩ませる場合とがあります。データ収集場所との交渉はやはり人脈を使い、自分の研究が当該病院においてもいかに意義あるものかをアピールすることが大切です。

「分析手法選択部屋」とは、「尺度部屋」で選んだ測定方法を使って収集したデータをどのように将来的に分析するかという予定を立てる場所です。つまり、「データ実ガーデン」で採取したたくさんの果物や野菜を将来どのように料理して、立派なご馳走に仕上げるかということを考えるのです。言い換えれば、研究者はどのような結果（例：れんこんの辛味炒め）を欲しており、それにはどのようなデータ（例：れんこん）が必要であり、どのような統計手法（例：①一口大に切ったれんこんを酢水につける、②れんこんを炒め調味料と合わせる）から何を得られるのか（例：

①れんこんの灰汁をとり変色を予防するための下準備、②れんこんの辛味炒めの出来上がり）を考えることが大切です。

収集したデータさえあれば適切な統計処理を行うことができると思っておられる方は少なくないようです。収集し終わったデータだけでは、統計学的な解析を進めることはできないのです。適切な統計学的手法を選択するためには、以下に関する情報が必要です。①仮説、②変数とその測定方法（特にアウトカム変数について。上述の低体温とSSIsの発生との関連の場合は、SSIsをどのように判定するかということが重要です）、③データ収集方法、④比較対照群の有無（例えば、低体温になった群と正常体温だった群を比較するなど）、⑤サンプルサイズ（研究者が設定した仮説を統計学的手法で検証する場合、どれだけの研究対象者が必要かを統計的手法によってあらかじめ計算することができます）[8]。研究を計画する段階から、どのような統計学的手法を用いるかを熟考しておくことが重要となります。

最後の「対象者の人権尊重部屋」とは、研究者が研究対象者の人権をどのように尊重しながら具体的な実施計画を立てていくかということを考える場所です。この部屋については、次項で説明したいと思います。

すべての部屋の「GO」サインは不要！

それぞれの部屋にはその部屋専属の先生がおり、彼らから「GO」サインをもらってから次の部屋に進むことが基本です。しかしどの部屋の先生から最低限「GO」サインをもらわなければならないのかは、前述した研究課題のレベル（Ⅰ～Ⅲ）によります。

産婦人科外来ナースのCさんの場合、研究課題はすべてレベルⅠ、すなわち「何か？」を明らかにすることを目的としており、探求的あるいは記述的な研究デザインとなります。この場合、「仮説部屋」は通過していきます。

Cさんは「尺度部屋」で、自作の患者自記式のアンケート用紙を用いることにしました。研究課題が明らかになるような質問を設定し、半分は自由記載の回答方式にしました。このアンケートを作成する過程では、共同研究者の外来ナース、助産師だけでなく、病棟助産師にも助言をもらい、修正を加えていきました。「収集場所との交渉部屋」はほとんど通過しただけです。自分の勤務場所である外来でアンケートを配布し、記入依頼をし、回収方法は設置した回収箱へ投函してもらうという留め置き法にしました。「分析手法選択部屋」では、パンダ先生の指導を受けつつ、選択肢を設定した問いへの回答は割合を算出し、それ以外の自由記載の回答は内容分析を行うこととしました。

一方、G医師の研究では、最初の骨量測定で骨粗鬆症かどうかのスクリーニングを行い、日本骨代謝学会の定義に基づいて、正常範囲の患者群、骨粗鬆症と診断される患者群（骨粗鬆症群）、その中間にいる患者群（骨減少群）の3群に分け、骨減少群の患者は、①治療を行う群、②治療を行わず従来どおり様子を見る群、に無作為に割り付けていくという計画でした。この最後の部分は、治療を実施した群の患者のほうが治療を実施せずに様子を見た群の患者よりも骨量の変動が少ないのはなぜか？　というレベルⅢの研究課題に答えを出すことを目的としたランダム化比較試験、あるいは実験研究です。このレベルⅢの研究課題の場合は、「計画書小屋」のすべての部屋の先生たちと面接をし「GO」サインをもらわないと研究計画書は完成しません。

研究計画書で点検すべき 3つのポイント

このように、変数の定義、尺度の選択、分析方法の選定においては、既存の文献検討を基盤に、またその分野のエキスパートたちと相談をし、助言を得ながら決定していくことが大事です。特に研究に初めて取り組む場合は、研究課題への答えをきちんと出してくれるような研究方法論が選択されているかどうかを先輩に見てもらうことが重要です。そのためにも草案第1弾でも構いませんから、自分の研究計画書を先輩研究者に見てもらいましょう。

先輩研究者は、後輩の研究計画書を手にしたならば、

①その研究課題・問題への答えを出すことは看護や患者ケアに役立つことか？

②研究計画は実施可能な内容となっているか？

③研究課題から分析方法までの一連の流れに矛盾がないか？（つまりは団子に串がきちんと刺さっているか？　ということです）

の3点を少なくとも点検し、必要な場合は建設的なフィードバックをすることが次のステップにつながります。

＊

「テーマ湖」に漕ぎ出したボートの上で、たくさんの「言葉の実」や「変数石」の中からどれを選択しようか悩んでいた研究者が、自分の研究課題を絞り、その課題のレベルを明らかにし、「明確化桟橋」から上陸しました。そして、「計画書小屋」に入り、自分の研究課題レベルに応じて必要な部屋に寄り、その部屋の先生から「GO」サインをもらうまで、ねばらなければなりません。

「研究計画書小屋」の最後の部屋である「対象者の人権尊重部屋」については、次項で説明します。どのような臨床看護研究も「科学的である」とともに「倫理的である」ことが求められます。この「倫理的である」ということはどういうことであるかを考えたいと思っています。

●引用・参考文献

1） Brink, P. J. & Wood, M. J.：看護研究計画書　作成の基本ステップ，小玉香津子・輪湖史子訳，日本看護協会出版会，1999.

2） Polit & Beck Nursing reseach : Plinciples and methods (7th ed).Philadelphia : Lippincott, Williams & Wilkins, 2004.

3） Portney,L.G.&Watkins, M.P.：Foundations of clinical research；Applications to Practice（2nd-ed）, New Jersey：Presentice -Hall, 2000.

4） 前掲書1），p.223-234

5） Burns, N. & Grove, S. K.：The practice of nursing research；Conduct, critique & utilization，Philadelphia：W. B. Saunders，1997.

6） Kurz, A., Sessler, D. I., & Lenhardt, R.：Perioperative normothermia to reduce the incidence or surgical-wound infection and shorten hospitalization，The New England Journal of Medicine，No. 334，Vol. 19，p. 1209-1215，1996.

7） Diers, D.：看護研究　ケアの場で行うための方法論，小島通代・岡部聡子・金井和子訳，日本看護協会出版会，1986.

8） 林邦彦：統計学の考え方，看護のための最新医学講座　第36巻，EBNと臨床研究，日野原重明・井村裕夫監修，p. 202-209，中山書店，2002.

Point

- 絞り込んだ研究課題にはレベルがある
- 研究課題のレベルがわかれば、その後の道筋が見えてくる
- 計画書小屋の中の部屋には、研究課題のレベルによって留まる必要がある部屋、通過してよい部屋がある

関連Q&A
→Q19、Q20、Q22～27へ

5.「研究が倫理的である」とは？
（倫理うさぎの縄張りへ）

「8月の学会で、この事例を発表したいと考えていますが、倫理委員会に研究計画書を出すことが必要ですか?」と問い合わせをしてきた看護師Ｉさん。1年に及ぶ医療従事者の難治性褥瘡との格闘を事例報告として発表したいと思っていた彼女とともに、筆者は、倫理委員会に提出するための書類を準備しました。以下は、その倫理委員会での審査中の会話の一部です。

A医師「この患者さんは今入院中で、人工呼吸器をつけられているけど、意思疎通はできるということですね?」
筆者「はい。今回の承諾はご本人だけでなく、奥様、そしてお嬢様からもいただく予定になっています」
A医師「患者さんの同意には、首を縦に振っていただくことだけでなく、代理人として奥様あるいはお嬢さんからも同意を得るわけですね?」
筆者「はい」
A医師「僕としては、同意説明文も問題ないし、同意書もついているし、それを使ってきちんと説明し、本人だけでなく、ご家族からも承諾を得ようとしていて問題はないと思いますが、皆さんいかがでしょうか?」
C医師「うーん。でも現在、人工呼吸器をつけて、入院中なんでしょ?　意思疎通ができたとしても首を振るだけなんでしょ?　そういう方に、事例発表の協力依頼をしても、ご本人は首を縦に振る以外できない状況じゃない?　何か、お気の毒のような気がするわ」

Ｉさんは外科病棟の3年目のナースであり、院内の褥瘡検討会のメンバーでもあります。彼女とその同僚たちは、ナースのケアだけでは治癒させることができなかった重症化した難治性褥瘡をチーム医療の取り組みで行った事例として発表したいと考えていました。

今回は対象者が1例のみであり、身体的な情報だけでなく、心理社会的な情報をも含めた事例検討となるために、その家族背景や社会的背景から個人の特定化が容易にできてしまう可能性がある―つまり、個人の匿名性を保護できなくなるのではないかという恐れがありました。そこで、倫理委員会から承認を得た後に、きちんと研究対象となる患者から同意を得ようということになりました。

筆者は、別件のランダム化比較試験の研究計画書の審査を受けるために、上述の倫理委員会に同席していました。Ｉさんの研究計画

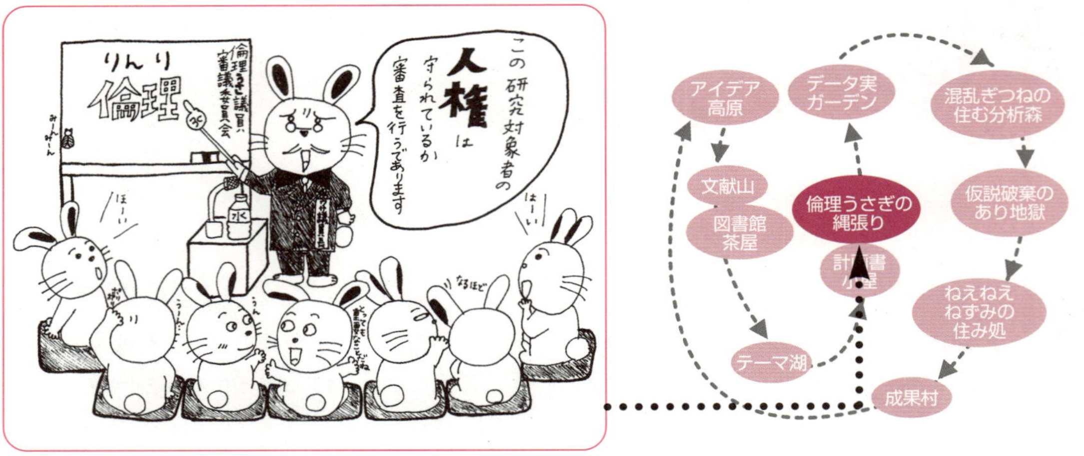

図8　臨床看護研究の道のりMAP　倫理うさ議員たちの慎重な審議

書に、共同研究者として名前を連ねていたために、委員からの質問を受けることになったのです。最終的に、Iさんたちと筆者が考えた同意・承諾の得かたで問題ないであろうという結論になり、倫理委員会からの承認を受けることができました。

＊

前項では、「テーマ湖」から岸に上がり、「計画書小屋」にこもり、いくつもの部屋を通り抜けて、研究計画書を作成していくプロセスについて説明しました。

本項では、この「計画書小屋」の最後の小部屋である「対象者の人権尊重部屋」と、小屋の外にある「倫理うさぎの縄張り」についてご紹介したいと思います。

「対象者の人権尊重部屋」とは、すでに説明したように、研究者が研究対象者の人権をどのように尊重しながら具体的な実施計画を立てていくかを考える場所です。「計画書小屋」から一歩外に出ると、そこは「倫理うさぎの縄張り」となっています。そこを通過するためには、「倫理うさ議員　審議委員会」で、研究対象となる人々の人権がきちんと尊重された研究計画書となっているかという点を審査してもらい（図8）、「GO」サインをもらわなければなりません。その対策を講じるために準備されているのが、「対象者の人権尊重部屋」なのです。

そして、この「倫理うさ議員　審議委員会」での「GO」サインが、次の「データ実ガーデン」や「円の丘」に行くためには必要となります。「GO」サインをもらわないと、この縄張りから脱出することができません。「円の丘」とは、研究を行っていくために必要な経費を獲得するために登っていく丘です。日本では研究助成金の申請をする場合、その研究計画が当該病院あるいは大学の機関内審査委員会（Institutional Review Board：IRB）での審査を終え、承認を受けたという書類の提出はほとんど求められませんが、米国の研究助成金申請を行う場合は、必ず求められる書類の1つです。

本項では、臨床看護研究が「倫理的である」とはどういうことなのか、そのためには研究者は何を注意し、研究を進めていけばよいのか、ということを説明します。

臨床看護研究における研究対象者の人権尊重とは?

ヒトを対象とした医学研究は、古くから行われてきています。しかし、研究対象となるヒトへの実験や介入の影響、重大さ、さらには人権尊重という点に関心が向けられてきたのはそんなに古いことではありません。

第2次世界大戦中に行われたナチス・ドイツの医師らによる強制収容所における反倫理的な「生物医学実験」の裁判（ニュールンベルグ裁判）時に、裁判官らによって定められた10の原則が、ニュールンベルグ綱領（1947年）です[1)]。この綱領が、ヒトを対象とした医学実験（研究）に関する初めての国際的倫理規定となりました。しかし、この綱領は法律の世界でつくられたものであり、医療界独自のものを作成する必要性が強まり、1964年に第52回世界医師会総会においてヘルシンキ宣言（ヒトを対象とする医学研究の倫理的原則）が採択されました。ヘルシンキ宣言では、ニュールンベルグ綱領と同じく、研究対象者からの同意を「倫理的な」研究のための必要条件とし、インフォームド・コンセントについても明言しています[2)]。これら2つは、後続する倫理規定のモデルとなっていきました。

1996年、国際看護師協会（ICN）は、「看護研究のための倫理のガイドライン」を発表し[3, 4)]その後、改訂版「看護研究のための倫理指針」を2003年に出しています[5, 6)]。その中で臨床看護研究のための6つの倫理原則を挙げています（表4）。それを踏まえ、研究対象者には次の4つの権利があると明記されています。

①危害を加えられない権利
②全面的な情報開示を受ける権利
③自己決定の権利
④プライバシー、匿名性、機密性の保護の権利

これらの権利はすべて、研究対象者の人権、ならびに自律性を尊重することを目指し、定められました。自律性の尊重とは、「ヒトは他人からの支配的束縛なしに自由に選択をし、行動すべきである」という原則を意味します[7)]。（第Ⅱ部 7. Q28参照）

インフォームド・コンセントとは?

インフォームド・コンセントの2つの側面

インフォームド・コンセントとは、「同意と説明」「説明・理解と同意」「（医療従事者の）十分な説明と（患者の）理解に基づく同意」などさまざまな訳語が用いられてきましたが[8)]、現在ではカタカナ表記でそのまま使われることが多くなっています。

そもそもこの用語は、1914年に米国で行われた医療裁判（シェローエンドルフ裁判）で初めて使われ、その用語の意味が明確になったのは1957年のスタンフォード裁判、1960年のネイタンソン・クライン裁判です[9)]。このようにインフォームド・コンセントは、裁判の判例の中で初めて使われたため、法理の申し子とも言われます。その後の医学倫理、臨床倫理への人々の関心によって拍車がかかり、1950年代から70年代にかけて米国の医療分野において注目されるようになっていきました[10)]。

日本においては、1965年にドイツにおいて定められた説明原則が紹介されたのがきっか

表4　臨床研究における倫理原則[5, 6]

1 善行（beneficence）	研究参加者および社会に対して「よいことを行う」倫理原則。実施中の臨床試験において、定期的に医療ケアを受けられる、実験的な治療を受けられるなど研究参加による利益も善行に含まれる。当該研究の参加者がどのような利益を受けられることになるのか、研究者は自問しなければならない。
2 無害（non-maleficence）	研究参加者に対して「害を与えない」倫理原則。当該研究への参加同意者に対してどのような害が起こりうるのか、研究者は自問しなければならない。リスクが予想される場合はそれらを明記し、書面にした上で研究参加者と話し合わなければならない。
3 忠誠（fidelity）	研究者と研究参加者または被験者の間に「信頼」を築く倫理原則。研究者と被験者との間で時間をかけて、いかに信頼関係を築くのかについて、研究者は自問すべきである。
4 正義（justice）	研究参加者を公正に扱い、グループによって提供するサポートに差をつけないという倫理原則。忠誠、真実と密接に関連している。
5 真実（veracity）	研究参加者に対して「真実を述べる」という倫理原則。研究参加者に対して正直であり、予想しうるリスクと利益をすべて知らせることは、研究者の倫理的義務である。ただし患者が診断と治療に関してどの程度の情報を受けとるかについては、文化によって異なる。そのため、各研究者は真実性の倫理原則を各文化的状況の枠に当てはめ、遂行する責任を持つ。
6 守秘（confidentiality）	研究期間中に収集される可能性がある個人情報を「漏らさない」、研究参加者に関する機密を守るという倫理原則。匿名性の保護と守秘を保証することとは異なる。

けであると言われており[11]、その後、1980年代からインフォームド・コンセントに関心が向けられるようになりました。1992年の医療法の改正に当たっては、付則としてインフォームド・コンセントの必要性が明記されました[12]。翌年7月には「インフォームド・コンセントの在り方に関する検討会」（座長：柳田邦男氏）が発足し、日本におけるインフォームド・コンセントのあり方について精力的に討論がなされました[13]。

この検討会の報告書の中でインフォームド・コンセントには、2つの側面があると説明されています。1つは医療従事者からの十分な説明、もう1つは患者側の理解、納得、同意、選択です[14]。つまり、十分な説明を受けた上で、患者はその内容を十分に理解し、納得し、そして同意をして、治療・検査あるいは研究対象者となることを選択するというプロセスを意味します。最近指摘されていることですが、このインフォームド・コンセントという用語では、本来意味する内容を十分には表現しきれていないとして、欧米では“informed choice”あるいは“reasonable consent”という言葉が使われることがあります。

前述の国際看護師協会（ICN）の「看護研究のための倫理指針」では、インフォームド・コンセントとは「研究対象者が研究に参加するリスクと利益を理解していること、参加しない権利について知らされていること、その情報が全く強要されることなく提供されていることを研究者が保障する過程である」と定義されています[15)]。そして、インフォームド・コンセントとは単に研究対象者から研究参加への同意を得るというプロセスではなく、次の2つの段階から成るものであると述べられています。最初の段階は同意説明文、同意書を添付した研究計画書をIRBに提出し承認を得ること。第2段階は、承認を受けた同意説明文を用いて研究対象者に研究内容について説明し、内容を理解してもらい、その上で参加意思の判断を求めることです[16)]。

Ｉさんの場合

難治性褥瘡へのチーム医療の展開を事例報告として発表しようとしたＩさんは、倫理委員会に提出するために研究計画書を作成しました。人工呼吸器を装着中の患者、その家族にどのように説明するかという同意説明文、同意書も添付しました。そして、患者に意思をどのように表明してもらい、同意を得たことにするのかについて検討しました。一部削除、修正しましたが、Ｉさんたちが作成した同意説明文は次頁資料1のとおりです。前述した研究対象者が持つ4つの権利がどのような形で書かれているのかをご覧ください。

全面的な情報開示を受ける権利としては、研究目的、発表予定場所、発表予定内容、そして情報として何が必要であるかを伝えています。さらに、患者が被るであろうリスクや不利益として個人情報の漏えいについて、さらにそれを予防する対策についても述べています。今回の事例検討の結果から直接、研究対象となった患者、家族は利益を得ることになりませんが、将来的に難治性褥瘡患者への看護ケアに貢献するものであるということを明記しています。同様に、危害を加えられない権利、自己決定の権利、そしてプライバシー、匿名性、機密性の保護の権利についても述べていることがわかります。

先の調査報告から、「研究対象者から同意を得るということ＝インフォームド・コンセントを得ること」と捉えられている傾向にあるようです[17)]。しかし、インフォームド・コンセントとは、ただ説明をして同意を得るというプロセスではなく、いかに研究者が研究対象者に対して、計画書作成の段階から倫理的配慮を行い、研究対象者の人間としての尊厳を守った上で研究を展開させていくのかということを表明したものなのです。

インフォームド・コンセントを得る場合の注意点

研究対象者からインフォームド・コンセントを得る時に考慮しなければならないことの1つが、立場の弱い人々の人権をどのように尊重するかということです。外来受診をしている患者から外来担当医師が同意を得る場合、入院中の患者に当該病棟のナースが同意

資料1　同意説明文の例

同意説明文（口頭による説明）

私たち△○病棟の看護師3名（名前）は、床ずれについて関心を持っています。今回、私たちは○○様が昨年4月から約1年の間、床ずれの治療を受けられてきたことについて、まとめさせていただきたいと考えています。

床ずれはいったんできてしまうとなかなか治りにくいものです。私たち医療従事者は床ずれを起こさない、発生させない努力をし、またできてしまった場合には1日も早く床ずれを治す努力をこれまでしてきました。しかし、床ずれの治療方法については、人によってさまざまであり、決まった手順というのはありません。○○様の1年にわたる床ずれ発生から治癒までの看護ケアや治療をまとめ、その経過を検討し、来る9月に行われる★△○学会で発表させていただきたいと思っています。

そこで、2003年3月のご入院から2004年4月までの間に、○○様に私たち、病棟看護師、医師、栄養士がどのような関わりをしてきたのか振り返らせていただきたいので、○○様の診療記録、看護記録を拝見させていただきたく、○○様から同意をいただきたいと思っています。拝見させていただく内容は、病名・性別・年齢・行われた治療・処置、看護ケア、検査データです。❶

学会発表時には、○○様のお名前、あるいは発表する情報が○○様のものであると断定されるような内容は一切公表いたしません。入院中撮影した床ずれの写真も発表に含ませていただきますが、病棟看護師ならびに医師全員は○○様の情報を今回の発表に使用させていただいているということは、口外いたしません。これは、看護師あるいは医師という職業上の倫理として、厳守しなければならないことです。○○様の個人情報が漏れることは一切ないことをお約束いたします。❷

私たちが診療記録を拝見させていただくことに対して○○様が同意をする、しないということは、○○様の自由意思を尊重させていただきます。❸もし、○○様あるいは奥様、お嬢様からの同意を得ることができない場合には、今回の発表は控えさせていただきます。同意をされなかったことによって、現在の入院中の診療やケアは何の差別もされず、不利益も受けないことをお約束いたします。❹

○○様の床ずれへの私たち看護師や医師が取り組んできた経過を今回発表することは、今後より多くの患者様に質の高い看護ケア、医療を提供できることにつながっていくと確信しています。もし、ご協力いただける場合には、うなずいていただければと思っております。そして、○○様に代わり、奥様あるいはお嬢様から同意書にご署名をいただきたいと考えております。

❶ 全面的な情報開示を受ける権利
❷ プライバシー、匿名性、機密性の保護の権利
❸ 自己決定の権利
❹ 危害を加えられない権利

を得る場合、学生を研究対象に調査をしようとする大学教員の場合、そして、自ら研究への参加の自己決定を行うことができない状況にいる患者（ターミナル期にいる患者、意識不明の患者、小児患者等）から同意を得る場合などが該当します。

冒頭に挙げた、Ｉさんの計画書を審査した時のC医師の発言は、このことに触れていたのです。C医師は、人工呼吸器を装着し、1年以上もの間入院している病棟のナースから協力を頼まれたら、「これまでお世話になった恩義を忘れた冷たい人間と思われて、今後よくしてもらえないかもしれない」という思いから、嫌であっても首を縦に振るしかないのではないかと考えたのです。このような状況のことを「暗黙の強制」という言葉で表現することもできるでしょう。しかしながら、Ｉさんがなぜ患者本人だけでなく、その家族にまで説明をし、同意を得ようと考えたのかというと、特に患者の娘は医療従事者との接点も少なく、おそらく患者の「本当の」気持ちを代弁するのに最適な立場にいると考えたからです。結果的には、何の問題もなく、患者本人と家族から同意を得ることができました。

研究者としての倫理的、道徳的自覚の問題 ―「対象者の人権尊重」以外のポイント

“研究計画書どおり”に実施すること

これまで、研究対象者の人権尊重のことを中心に述べてきました。しかし「対象者の人権尊重部屋」の「GO」サインだけでは、「倫理うさぎの縄張り」を通過することはできません。「倫理的である」ということは、研究対象者の人権尊重だけでなく、研究者が研究者としての倫理観、道徳上の自覚を持って、研究のすべてのプロセスに対して責任を持つことも意味します。

例を挙げるならば、Ｉさんのように倫理委員会から承認を得た後、実際に患者や家族から同意を得る場合、計画書に添付した同意説明文を使って、患者の意思表示をきちんと確認していると誰が判断するのでしょうか？ IRBのメンバーはその場に立ち会うことはしません。IRBで承認された研究計画書は、その計画書どおりに研究者が研究を遂行するであろうという前提の下に承認します。ですから、計画書と違った方法でデータを収集したり、研究対象を変更したりすることは、各研究者の倫理的あるいは道徳的な自覚に関わってきてしまう問題なのです。

研究結果の重複投稿はしない

研究者としての自覚の問題例として、同一の研究結果の重複投稿があります。先日も出版社に、ある研究者による重複投稿の件で問い合わせをし、その後、主任研究者がなぜそのような行為に至ったのかという理由を聞きました。彼女の場合は運悪く発覚してしまったのかもしれませんが、研究者としての倫理的な自覚が問われる行為です。日本の場合は、まだまだ重複投稿が発覚した場合の対処は緩やかなものですが、米国においては投稿先の学会から除名されることもあります。

引用表記をきちんと明記

さらに、ここ数年看護界でも問題となっているのが、著作権の問題、つまり引用表記の

問題です。研究計画書作成の段階であっても、文献からの引用は引用としてきちんと表記することが大切です。確かに、たくさんの文献を読んでいると、自分の意見と他人の意見が混同してきてしまうことがあります。そういう問題を避けるためにも、文献を読む場合には文献カードなどを利用し、文献整理をすることが必要なのです。

倫理的配慮は研究の質を高める1つの要素

日本においては、インフォームド・コンセントは欧米の「患者の人権尊重」という目的

研究用語をモノにする❶

t検定とは?

t検定は、Gosset, W. G.がスチューデントというペンネームで発表したため、student t-test（スチューデントのt検定）とも呼ばれます[1)]。このt検定は、臨床看護研究でもよく用いられる統計手法で、2つのグループ（群）間の連続変数の値の比較を行いたい場合に用いられるパラメトリック手法です。

実はt検定には3種類あり、この使い分けが重要です。一般にt検定と呼ばれるものは、2群の母平均値の差の検定、あるいは対応のないt検定と呼ばれるものです。この場合、①標本は母集団から無作為に抽出されているか、少なくとも母集団を代表とするものである、②標本はいずれも独立している、③それぞれの標本から得たデータは独立している、④母集団における値の分布は正規分布（ガウス分布）をとる、⑤2つの母集団の標準偏差は同一である、という5つの条件を満たしていなければならないのです[2)]。

これらの条件の中には「絶対に」気をつけなければならないものと「大目に」見てしまおうというものがあります。絶対に気をつけなければならない条件の1つは、条件②です。比較を行う標本は2つですが、そのグループが実は同一の研究対象者であったり、類似性を持たせるためにマッチングしているような場合、あるいは時間の経過の中で2回観察した時に得たデータである場合、対応のあるt検定（matched t-test、paired t-test）を用いなければなりません。条件⑤も非常に重要な条件です。t検定を実施する前に、2つのグループの分散が等しいかどうかの検定（Levene's test）を行い、等分散である場合は対応のないt検定、等分散ではない場合は修正t検定（Welchの検定）を用いなければなりません。条件③は、実は標本抽出方法に関連してきます。例えば、1日の摂取カロリーについての栄養調査を行う場合、その標本に兄弟や姉妹が含まれていると彼らたちの摂取カロリーは同じ家庭環境の中で生育しているため、類似していきます。このような場合、それぞれのデータは独立していないと言います。臨床看護研究の現場では、条件①と④については実際のところ「大目に」見てしまうことが少なくないように思います。

●参考文献

1）Browner, W. S. , Newman, T. B. , Cummings, S. R. , & Hulley, S. B.：Chapter 5 Estimating sample size and power；The nitty-gritty, S. B. Hulley. , S. R. Cummings, W. S. Browner, D. Grady, N. Hearst. , & T. B. Newman（Eds.）, Designing clinical research（second ed.）, Philadelphia：Lippincott Williams & Wilkins, 2001.
2）Motulsky, H.：数学いらずの医科統計学，津崎晃一監訳，メディカル・サイエンス・インターナショナル，1997.

よりは、医師と患者間の信頼関係構築のための基礎あるいは鎹(かすがい)として位置づけられているようです[18,19]。臨床看護研究においても、同様のことが言えるのではないでしょうか。臨床看護研究は、臨床の看護の質を向上させるために重要なものです。その研究の質を高める1つの要素が研究における倫理的配慮であり、その倫理的配慮の実際の展開の1つがインフォームド・コンセントなのではないでしょうか。

説明することによってかえって研究対象者から断られてしまうことがあると考える人もいるようです。しかし、我が身を研究対象者に置き換えて考えてみれば、何も説明されずに自分の情報を勝手に使われて、学会発表をされたことがわかった時、どのような思いを感じるでしょうか。研究における倫理的配慮は、難しいことではなく、研究者として当たり前の配慮であり、研究者と研究対象者のコミュニケーションの手段であると筆者は思います。

本項では、「対象者の人権尊重部屋」を通り抜け、「計画書小屋」を後にし、「倫理うさぎの縄張り」に入っていきました。「倫理うさ議員たち」がどのようなことを研究者に配慮してもらいたいのか、ということを簡単に述べました。次項ではいよいよ「データ実ガーデン」でのデータ採取についてお話をします。研究計画書に書いてあるとおりにデータ採取をしていきますが、研究者が欲しいと思っているデータを得るためには、具体的にどのような方法があるのかということを概説します。

●引用・参考文献

1) The Nuremberg Code (1947), British Medical Journal, 7070 (313), p.1448, 1996.
2) 世界医師会：ヘルシンキ宣言—ヒトを対象とする医学研究の倫理的原則，日本医師会訳，http://www.med.or.jp/wma/helsinki02_j.html.（Apr 19, 2004）.
3) International Council of Nurses：Ethical guidelines for nursing research，Geneva：Author，1996.
4) 国際看護師協会：看護研究のための倫理のガイドライン，インターナショナル ナーシング レビュー，20（1），p.60-66，1997.
5) International Council of Nurses：Ethical guidelines for nursing research，(2nd-ed)，Geneva；Author，2004.
6) 国際看護師協会：看護研究のための倫理指針，インターナショナル ナーシング レビュー，28（5），p.71-89，2005.
7) Faden, R. R. & Beauchamp, T. L.：インフォームド・コンセント　患者の選択，酒井忠昭・秦洋一訳，みすず書房，p. 8，1994.
8) 厚生省健康政策局総務課監修：元気がでるインフォームド・コンセント，中央法規，1996.
9) カール・ベッカー：インフォームド・コンセント，http://www.tg.rim.or.jp/kanai/philosophy/rec9703.htm（Apr 20, 2004）
10) 前掲書 7)，p.78
11) 森岡恭彦：インフォームド・コンセント，日本放送出版協会，1994.
12) 前掲書 11)，p.34
13) 岡谷恵子：看護倫理学を理解するためのインフォームド・コンセントの捉え方，INR日本版編集委員会編，臨床で直面する倫理的諸問題 — キーワードと事例から学ぶ対処法，日本看護協会出版会，p.93-96，2001.
14) 前掲書 8)，p.5
15) 前掲書 6)，p.62
16) 前掲書 6)，p.63
17) 望月吉勝・一条明美・大西奈美子・竹明美・苫米地真弓：看護研究における倫理的配慮に関する表記，日本看護研究学会雑誌，26（3），p.449，2003.
18) 前掲書 11)，p.37
19) 前掲書 8)，p.2

Point

- 臨床看護研究は「科学的である」とともに「倫理的である」ことが必要
- 研究対象者の人権、自律性を尊重した研究計画の立案と実施が必要
- インフォームド・コンセント、それは研究者と研究対象者のコミュニケーションの手段

関連Q&A

→Q21、Q28～31へ

6. 欲しいデータを、欲しい形で得るためには?（データ実ガーデン）

ある年の12月の初旬に院内の医師から連絡があり、打ち合わせに行きました。

K医師「来年の6月に学会が神戸であって、それに演題を出そうと思っているんです。うちの病院の場合、慢性期腎不全患者さんは、医師だけが診療を担当する場合と、医師とナースが協働して担当する場合とがあります。腎不全・透析を専門とするナースたちが主体となってやってくれている診療体制を受診している患者さんのほうが、日頃の生活管理の面できちんとしているような気がしています。そこで、そのことをナースに調査してもらって、学会で発表できたらなって思っているんだけど、どうかな?」

筆者「わかりました。先生方だけの診療体制を受診されている患者さんと、ナースと先生方が協働して担当されている診療体制を受診されている患者さんの比較を行いたいのですね? 具体的に何をどのように調査しようと考えておられますか?」

K医師「そこのところがまだ決まっていないんだ。どうしようかね……（ナースたちを見る……）」

筆者「ところで、その学会の演題の申込締切はいつですか?」

K医師「来年の1月20日だったかな?」

筆者「え? あと1カ月ちょっとしかないじゃないですか!」

半年にわたる、ナース3名との共同研究が始まった瞬間でした。彼女たちは、腎不全・透析全般にわたる知識・技術を身に付け、院内限定ではありますが腎不全・透析を専門とするナースとしての役割を担っています。彼女たちは、自分たちが日頃から行ってきている生活全般にわたる教育・指導の効果を明らかにしたいと考え、日常生活における自己管理への取り組み、意欲、認識、あるいは自己管理に積極的に取り組むために必要となる疾患や病状に関する理解について、慢性期腎不全の外来患者を対象として調査したいと思っていました。数回の面談を重ねていくうちに、彼女たちの中に、「きちんとした病状や疾病、治療に関する理解があれば、患者は積極的に自己管理に取り組むことができる」という前提があることがわかってきました。

ちょっと批判的な物の見方をすると、病状や治療に関する知識がなくても、日常の自己管理が結果的にはうまくいき、コントロールが良好な人もいるはずという意見もあるでしょう。この意見に対して彼女たちは、「自分たちは、こうしろ、ああしろという具体的な生活管理方法のことだけを指導してきているわけではないのです。患者さんお一人おひとりの検査データを見ながら、今どのような段階であるのか、だからどのような治療、日常生活上の注意が必要なのかを毎回お話しさせていただいているのです」という返事でした。3名のナースたちは、医師のみの診療体制（医師単独診療）と医師とナースが協働して行っている診療体制（集学的診療）それぞれを受診している慢性腎不全患者の認識・理解レベルを比較することを研究目的としました。

本章2. で、研究課題・問題の見つけ方、絞り方について説明し、4. で研究課題には3つのレベルがあることを紹介しました。本項では、そのレベルごとに、どのようなデータ収集方法が可能であるのか（本来ならば、計画書小屋の中で考え、悩むことですが）、また実際のデータ収集時の留意点について説明していきます。

研究課題の3つのレベルの復習

ナース3名の研究課題をBrinkとWoodによる3つのレベルで書き表してみましょう[1)]。右上のようになります。

レベルⅠ
集学的診療（あるいは医師単独診療）を受診している慢性腎不全患者の疾患・病状に関する認識はどのようなものか？

レベルⅡ
通院している診療体制の違いと慢性腎不全患者の疾病・病状ならびに自己管理に関する認識にはどのような関係があるか？

レベルⅢ
医師単独診療を受診した場合に比べ、集学的診療を受診した場合、慢性腎不全患者は疾病・病状に関する認識と自己管理への取り組みが高くなるか？

レベルⅠに適切な研究方法とは？

1つの変数について1グループを対象に調査

レベルⅠの研究課題では、1つの重要な変数について、1つのグループを対象に調査を行います。変数（variable）とは、その研究において研究者が明らかにしたい、測定したい、介入を行いたいと思っている、ある程度抽象度の高い概念を意味します。例えば、疾病・病状の理解度、ストレス・コーピング、自己管理、自己効力感、満足度などです。

仮説（hypothesis）とは、2つあるいはそれ以上の変数の予測される関係についての説明文を指し、レベルⅠではこの仮説をつくることはできません。そして、このレベルⅠでは、記述的あるいは探索的と呼ばれる研究デザインが選択されます。

主なデータ収集方法は観察やインタビュー

具体的にはどのようなデザインなのでしょうか？

まず、研究者としてではなく、一人のナースとして眼前の慢性腎不全患者の疾患・病状理解がどの程度なのかを知りたい場合、どのような質問をするでしょうか？「○○さん、あなたはご自分の病気や治療について、どのようにご理解されていらっしゃいますか？」「○○さん、あなたはこれまでご自分の病気や治療について、どのような説明を受けてこられましたか？」などのように、相手が自由に答えることができるような導入の質問をするのではないでしょうか。このような質問をオープンエンド・クエスチョン（open-ended question）と呼ぶことがあります。そして、相手の反応や答えから、ナースであるあなたは次の質問を考え、問いかけることでしょう。そのやりとりの中で、患者が自分の病気や現在の治療について、どの程度理解しているのかを明らかにしていきます。

診療場面では、理解が足りない部分・間違って理解している部分に対し、必要な情報を提供し、間違いを訂正することはよく見られることです。しかしながら、研究のためのデータ収集を行っている場面では、研究者が指導をしたり、介入をしたり、指示的な態度をとることは、望ましいことではありません。診療場面を一例にとりましたが、記述的研究デザインとは、まさに上記のような質問を投げかけ､研究者が知りたいと思っている概念、事柄、事件の詳細について明らかにしていくものです。そのため、インタビューや観察などが、具体的なデータ収集方法として選ばれることが多いのです。

臨床看護研究でよく行われる事例研究、事例報告は、このレベルⅠの研究課題を明らかにするのに適している研究デザインです。事例研究という用語は、法学、医学、心理学研究の伝統から生まれたものであり[2)]、「ある一定の時間の流れの中で個々の少数の事例についての詳細な記述を基に、深く、じっくりとその特徴、要因（あるいは疾病、犯罪、障害の動態および病理）などを検討・説明するための研究方法」[3,4)]です。少ない症例から、実験などの操作をせずに、新たな知見を得ることを目的とした研究手法です。

本章5.で「重症化した難治性褥瘡へのチーム医療の取り組み」と題した、1人の患者を対象とした事例報告を紹介しました。ナースの力だけでは治癒させることができなかった難治性褥瘡の治癒を導いた要因は何だったのかを明らかにするために、一人の患者の1年に及ぶ診療・看護記録の振り返りを行いました。こうした自分たちのケアや診療の振り返りや、日々の事例検討の積み重ねからも、事例研究への取っかかりを見いだすことができるのです。

レベルⅡに適切な具体的な研究方法とは?

2つ以上の変数の関係を明らかにする研究

変数が2つ以上あるレベルⅡの研究課題では、それらの変数間の関係を明らかにしていくことが目的となります。

前述の例では、慢性腎不全患者の疾病・病状・自己管理に関する認識や理解（変数①）と、集学的診療と医師単独診療の2つの異なる診療体制（変数②）との関係です。つまり、「慢性腎不全患者の受診する診療体制の違いと患者の疾患・治療に関する理解には、どのような関係があるか？」というのが、研究目的になります。ここでは、1つの変数をじっくり深く調べていくというタイプの前述した研究デザインではなく、それぞれの変数をどのように測定し、その測定した結果から変数間の関係をどのように検討するかということが重要なポイントになります。

既存研究の調査
調査方法の検討

3名のナースたちは、慢性腎不全患者の疾病・治療の理解、認識をどのように測定すればよいのか、考えあぐねていました。そこで、「困った時には、図書館茶屋に行き、司書猫の助言を仰ぐのがいちばん！」という言葉どおり、これまでこれらの変数がどのように測定され、調査されているのか、また同様の既存の研究結果はどのようなものであったのかを調べることにしました。

その結果、透析患者を対象とした質問紙調査や実態調査の報告は多く行われていましたが、透析導入前の保存期慢性腎不全患者を対象とした、疾病に関する理解や認識に関する調査はほとんど発表されていないことがわかり、本研究に取り組む重要な意義がまた明らかになりました（研究開始時点では、集学的診療と医師単独診療を受診している患者を比較している研究発表はほとんどなかったので、K医師はこの調査研究に取り組むことをナースたちに勧めたのです。つまり、このことが研究開始時点での重要な本研究の研究意義となっていたのです）。既存の質問紙票の中から今回の調査に適切なものを見つけることはできず、彼女たちは、オリジナルの質問紙作成に着手しました。

アンケート調査を用いる際に
留意すべきこと

質問紙法、アンケート調査は非常によく用いられるデータ収集方法です。時々見られることなのですが、研究目的の内容には関係なく、データ収集方法として簡単だからという理由で、アンケート調査が選ばれていることがあります。研究者が自分で質問紙、アンケート用紙をつくるということは、その変数を調べるための測定用具、調査用紙を自分で開発することであり、実は非常に多くの作業が求められています。しかし、そのことがあまり理解されていないがために、安易に質問紙法が選択されているのではないかと推察しています。

では、質問紙作成にはどのような作業が必要となるのでしょうか？　測定用具、調査用紙作成のためには、表5[5-7]に載せたステップが必要となります。この時に重要になるのが、どのような回答形式にするか（名義尺度、順序尺度、間隔尺度、比率尺度）です。これは次のステップである、「収集したデータをどのように分析するか」に関係してきます。具体的には次項で説明します。

アンケート項目の事前検討は
十分に！

臨床現場では、実態調査という名の下に質問紙票やアンケート用紙を用いた調査が実施されることも少なくありません。この場合の質問紙やアンケートの内容についても、自分が調査したい「実態」がきちんと把握できるものなのかという事前の検討が必要です。そうでないと、研究者側の偏見や思い込みだけで、質問項目がつくられてしまうという事態を招いてしまいます。

慢性腎不全患者を対象にした調査を計画している3名のナースたちは、疾病・治療（自己管理）の理解、認識に焦点を当てることとし、自己管理がどのように達成されているのかについては今回の調査項目からは外しました。そして質問紙に含めるべき構成要素を自

表5　質問紙作成に必要なステップ（文献5-7）を基に筆者が作成）

ステップ	実際の作業
研究対象の概念の定義づけ	質問紙の内容の検討 文献レビュー
研究対象者の決定	
研究対象概念と類似した概念の検討	
研究対象概念に影響を与える因子の検討	
測定用具作成の際の理論的基盤、概念枠組み※	
測定用具の概念的構成要素、あるいは質問紙の調査項目の決定	
構成要素を定義し、質問項目を作成	質問紙の作成
研究対象者の背景に関する質問項目を作成	
質問への回答形式の決定	
内容妥当性の検討（専門家などへの依頼）	質問紙の検討
実行可能性、項目の一貫性などの検討 （通常、パイロットスタディ　15～30名程度）	
質問紙ならびに質問項目の精製	
質問紙の妥当性、信頼性の検討：項目分析、併存妥当性、構成概念妥当性（フィールドテストで）	
削除する項目の検討	

※必要時のみ

分たちの指導内容やパンフレット、既存の文献などから明らかにしていきました。その後、1つひとつの要素ごとに質問項目を作成し、質問紙の草案を完成させました。その草案を腎不全看護学会の理事の一人でもある大学教授に見てもらい、助言をもらいました。さらに、腎不全患者の看護に携わっているナースたち、自分たちの近親者などにその草案に答えてもらい、コメントをもらいました。

ここで指摘されたことが、“この質問紙で調査したいことは、「認識」なのか、「理解」なのかを明らかにすべき”という重要な点でした。この点について、彼女たちは最後までその違いに悩んでいましたが、最終的には「自分たちが知りたいことは理解、知識である」とし、①病気・病態、②検査データ、③治療の目的、④実際に受けている治療、に関する質問項目を設定しました。さらに質問項目の見直し、文章表現の訂正などをし、最終版の質問紙をつくり上げ、1月上旬から2つの診療体制に通院する慢性腎不全患者を対象に調査協力を依頼していきました。

実際に患者に依頼をする時は、主治医やナースから直接行うことはしませんでした。受付の事務スタッフから協力依頼書と3名のナースが作成した質問紙が入った封筒を患者に手渡してもらい、協力する意思のある患者には待ち時間を使って回答してもらい、回収箱へ投函してもらう方法をとりました。

質問紙に回答し、投函したという行為から、本調査への協力の同意を得られたと見なしました。協力したくない患者は、白紙のまま封筒に入れて、回収箱へ投函すればよいとし、“調査協力をした、しない”ということが周りの人々には判断しにくい状況をつくりました。

レベルⅢに適切な具体的な研究方法とは?

無作為割付による研究：「無作為」に割り付ける意味

3名のナースたちの研究は、レベルⅢの研究課題のようにも思えます。なぜならば、医師単独診療を受診している患者群と集学的診療を受診している患者群とを比較しているからです。

レベルⅡとレベルⅢの違いは、慢性腎不全患者がどちらの診療体制を受診するかを研究者が決める、決めない（言葉を変えると「操作する、しない」となります）ということです。レベルⅡでは、すでにどちらかの診療体制を受診している患者を対象とし、その診療体制と疾病・治療に関する理解との関係を明らかにしようとしています。レベルⅢの場合では、慢性腎不全患者を医師単独診療と集学的診療とに、研究者の恣意的な操作がないように割り振ります（無作為割付と呼ばれます）。これは実験研究、ランダム化比較試験と呼ばれる研究デザインに求められる条件の1つです。この場合、「医師単独診療に比べ、集学的診療を受診している慢性腎不全患者では、疾病・治療に関する理解、認識が有意によく、自己管理の達成度も高い」というのが研究課題例になります。

この実験研究、ランダム化比較試験は、その治療あるいはケアの効果を判定する場合、いちばん強いエビデンスを提供する研究デザインに求められる条件の1つです。それは、無作為に患者を2つの群に割り付けることによって、2つの群の均質が保てるからです。例えば、話好きでナースの言うことを忠実に守るタイプの患者は集学的診療へ、権威的な医師の話にしか耳を傾けない患者の場合は医師単独診療へと研究者が事前に割り振ったならば、集学的診療群はナースの教育・指導を忠実に守る患者が多く、その結果疾病・治療の理解も医師単独診療群よりも高くなることが予想されます。このような事態を避け、両群に割り振られた患者の特徴が等しくなるように、無作為に患者を2群に割り振ることが大切になります。

外部変数、交絡因子はできる限り取り除く

3名のナースの研究では、患者が医師単独診療と集学的診療のどちらを受診するかを医師が決定している点が、研究の限界の1つでした。前述したとおり、2群の患者の特徴が均質ではないので、診療体制の違いだけがその疾病・治療に関する理解に影響を及ぼしているとは言えないからです。このように、診療体制以外の要因で疾病・治療に関する理解に影響を及ぼす要因を外部変数、交絡因子と呼びます。この外部変数、交絡因子はできるだけ取り除くよう努力する必要があります。しかし、研究デザインによっては取り除くことが不可能であり、データ収集後に統計学的手法を用いてその影響を取り除き、検討することがあります。

「横断的調査」ではなく、「縦断的調査」

レベルⅢの実際のデータ収集は、各診療体制に患者を割り振る前の段階で、まず疾病・

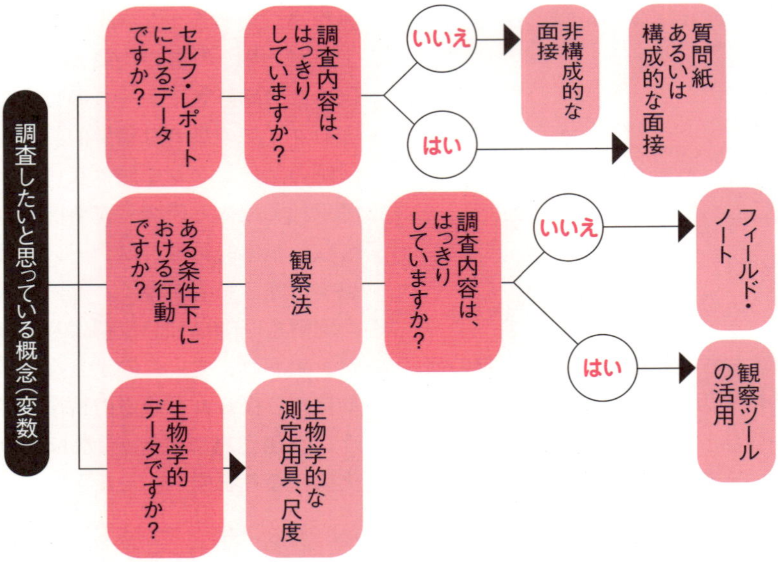

図9　データ収集方法の選び方[8)]

治療に関する理解について調査し、各診療体制を一定期間受診した後に、同じ質問紙を用いて再度理解に関する調査を行うことになるでしょう。また、疾患のコントロール状態を知るために、身体的指標として検査データを収集することも必要です。時間の経過とともに患者の理解度、検査データがそれぞれの群の中でどのように変化したか、両群間でどのように違っているのかということを明らかにしていきます。

レベルⅡの時のようにある時点における1回きりの調査（横断的調査）ではなく、時間の経過とともに患者を追跡していく調査（縦断的調査）となり、調査協力を依頼した時は「OK」だった患者が時間の経過とともに調査から脱落していく場合もあります。研究者は脱落者がいることを考慮して、調査協力を依頼する患者数を事前に決定することが大切です。

研究目的に合った方法論を選ぼう

最後に、図9[8)]に具体的なデータ収集方法を決めていくプロセスを載せておきます。

本項では、研究目的に合った方法論の選択について述べました。「計画書小屋」で「ぶどう」を収集し、分析しようと決めたならば、実際に「データ実ガーデン」でその「ぶどう」をどのように収穫するかを考え、適切な「道具」を選ぶことが必要です（図10）。先に、「鍬」しかないからと言って、「ぶどう」の実を「鍬」で取ろうとしても、その収穫には困難が伴うでしょう。

そして、もう1つ忘れてはならない大切なことが、どれだけの「ぶどう」をどこから収穫すればいいのかを研究計画書を作成する段

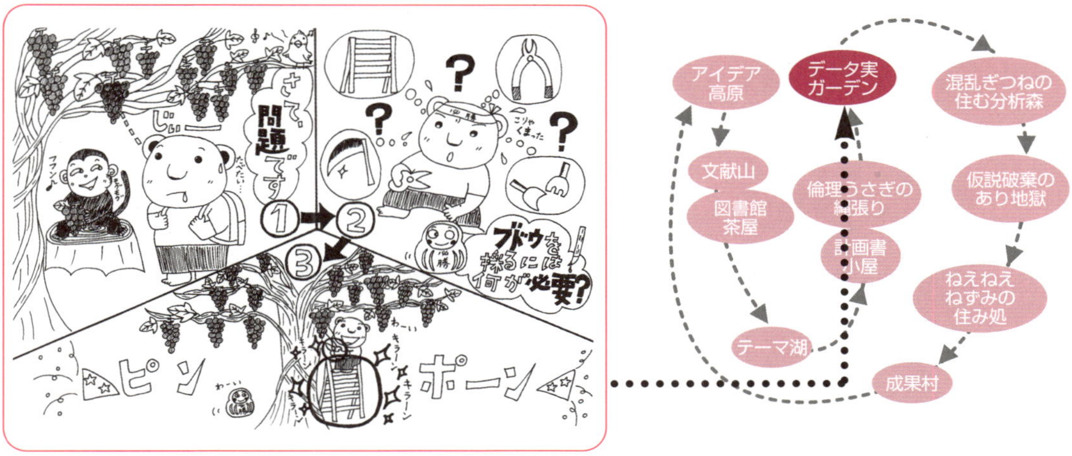

図10　臨床看護研究の道のりMAP　収穫は適切な道具で

階で決め、「データ実ガーデン」の所有者から収穫の許可を得ておくことです。そのために、「計画書小屋」の中には「収集場所との交渉部屋」がありました。「ぶどう」と言っても、ピオーネや巨峰、マスカットなどいろいろな種類があります。どの種類の「ぶどう」を収穫することが、自分の研究目的を達成する上で適切なのかも十分検討することが必要です。

次項では、収集したデータをどのように処理し、分析していくかについて説明し、「混乱ぎつねの住む分析森」「暗中模索霧」「解釈砂漠」「ブレイクスルーの遊び場」へとご案内したいと思います。

●引用・参考文献

1) Brink, P. J. & Wood, M. J.：看護研究計画書　作成の基本ステップ，小玉香津子・輪湖史子訳，日本看護協会出版会，p.9-22，1999.
2) Jenicek, M.：EBM時代の症例報告，西信雄・川村孝訳，医学書院，p.47，2002.
3) Newman, W. L.：Social research methods：Qualitative and quantitative approaches（Fifth. ed.），Allyn and Bacon，p.33-34，2003.
4) 前掲書2)，p.47.
5) Burns, N. & Grove, K.：The practice of nursing research：Conduct, critique, & utilization（Fourth edition），W. B. Saunders，p.426-437，2001.
6) Waltz, C. F., Strickland, O. L., & Lenz, E. R.：Measurement in nursing research（Second edition），F. A. Davis，p.25-35，1991.
7) 高木廣文・三宅由子：看護研究にいかす質問紙調査，JJNスペシャル，No. 48，p.38-65，1995.
8) LoBiondo-Wood, G. & Haber, J.：Nursing research：Methods, critical appraisal，and utilization，Mosby，p.295，2002.
9) Nunnally, J. C. & Bernstein, I. H.：Psychometric theory（Third edition.），McGraw-Hill，1994.

Point

- 自分の研究課題の重要な変数を明らかにし、定義しよう
- 研究課題のレベルに合った研究デザインを選択しよう
- 質問紙をつくるプロセスには、多くのステップを踏む必要がある

関連Q&A

→Q22～27へ

7. 手にしたデータの特徴を、どうやって知るか？
（混乱ぎつねの住む分析森へ）

7月上旬に、救急救命センターのナースYさんが筆者の部屋を訪ねてきました。

ナースYさん「突然ですみません。来週、北海道で行われる学会で発表する予定なのですが、分析がこれでいいのか、わからなくて……。あと、周りの人たちからスライドが全然いけてないって言われてしまいました。見ていただけますか?」
筆者「いいですよ。では、どのような研究なのか説明していただけますか?」
ナースYさん「入院後、人工呼吸器の管を自己抜管した患者さんとしなかった患者さんを年齢、疾患、APACHE得点をマッチングさせて選び、どのような要因が自己抜管に影響しているのかを見ました。本当は、北海道に行きたくて、急遽やった研究なのです。分析については、前にこちらの臨床研究支援ユニットのもう一人の担当者にやってもらったのですが……。その時、対象数が少ないからということで、マン・ウィットニーという分析手法を説明してもらいました。その分析手法は、3群間の比較の時に使うとか言われて、それで計算してもらったんです」
筆者「わかりました。でも、マン・ウィットニーは3群間の比較に使う手法ではないのですよ。それにYさんの場合、自己抜管した患者さんとしなかった患者さんをマッチングさせているので、それ用の分析手法を選択する必要があります。データ・セットはお持ちですか?　実際にやってみましょう」（その後3時間に及ぶ面談となった。続きは省略）

まさに、「データ実ガーデン」で果物や野菜を収穫したけれども、それらをどう処理し、料理したらよいのか……ということにYさんは悩み、いろいろな人に助けを求めてきたようです。自分の結果が「統計学上有意なものではない」ことは、それまでに助けを求めた方々からの情報でわかっていたようです。Yさんが分析結果について何も控えていなかったこと、そして、発表用のスライドが「全然いけてない」と周りから言われたことが、筆者の部屋の戸をたたく強い動機となっていたようです。

結果から言えば、3時間ほどの面談の末、Yさんは「これで、発表しに北海道に行けます。みんなにいけてるスライドだ！って言われると思います」と、笑顔で部屋を去っていきました。そして1週間後、Yさんは学会から戻り、北海道のお土産を手に筆者の部屋を再度訪ねてくれました。「ありがとうございました。なんと、私の発表は学会長賞を受賞してしまいました。本当に皆さんに助けてもらったからだと思います」と嬉しそうに話をしてくれました。Yさんも、データを集め、それを分析し、発表の準備をするという過程では、いろいろと悩みや困ったことも多かったと思います。でも、最後にあのような充実感に満ちた笑顔を見せてくれたことで、筆者もYさんの研究に少しはお役に立つことができたと、嬉しく思った瞬間でした。

前項では、自分の研究課題に必要なデータを「データ実ガーデン」でどのように採取するか、ということを説明しました。臨床看護研究の旅に出ている主人公のくまお君は「ぶどう」というデータを手に「混乱ぎつねの住む分析森」へと進んでいきます。収集したデータの加工・分析にある程度の知識がある旅人は、旅人を化かそうと出てくる混乱ぎつねの言葉にひっかかることなく森を通り過ぎることができます。しかし、多くの旅人がこの森できつねの言葉を信じたがために迷子になり、助けを求める声が「博識ふくろうの住む松林」にまで届くことがあります。

本項では、収穫したデータを分析するための下準備と、収集したデータの特徴をまとめるための記述統計学の手法について説明します。

統計学的手法を用いることとは?

統計学は科学的分析方法の1つであり1)、いろいろな学問領域の分野でデータをまとめる際に用いられてきています。また、各種の統計ソフトは複雑な数式を用いた手計算をせずに、統計学的検定の結果を簡単に出してくれる点で、分析作業をより身近なものにしてくれています。しかしその一方で、そのような統計学的検定の氾濫に対し警告を発している人々もいます。

『統計でウソをつく法』という本を書いたダレル・ハフは、「統計学という秘密の言葉は、事実がものをいう社会では、人に訴える力が非常に大きいので、物事を評判にしたり、誇張したり、混乱させたり、また極度に単純化してしまうのに利用されている。(中略)しかし、そういった言葉を正しく理解して使う人と、その言葉の意味がわかる人とがそろっていなければ、結果はナンセンスな言葉の遊びにすぎないのである」と書いています[2)]。

この言葉を逆にとれば、その言葉の意味がわからない人には、「統計」という言葉でいくらでもナンセンスな結果を提示することができ、事実を研究者にとって有利なようにごまかすことができる、とも言えるのです。

「計画書小屋」の中には「分析手法選択部屋」があったことを思い出してください(本章4. 参照)。「計画性がなく、過去の病歴ファイルの中から抽出した素性の知れぬデータにいろいろ検定を適用してようやく見つけた有意差を大事にして論文を書きあげる」ことの無意味さを、丹後は指摘しています3)。眼前のデータを目的もなく、「下手な鉄砲も数うちゃ当たる」的な検定の仕方をして(マウスをクリックすれば統計ソフトは何でも計算してくれますから)、たとえ統計学的に有意となった結果を手にしたとしても、何の意味も持たないと言っているのです。

ぶどうジャムをつくりたいと思ったならば、ジャムに適したぶどうを収穫することを決め、収集後はぶどうジャムをつくるのに必要な手順で調理することが必要です。そのぶどうジャムづくりと同様に、分析手法について計画書にきちんと事前に書いておくことは、自分の研究課題への答えを出すためにとても大切なことなのです。

記述統計学と推測統計学

統計学の学習範囲は、統計学史、記述統計学、推測統計学、これらの応用にまで及んでいますが[4]、実際の手法としては「記述統計学（descriptive statistics)」と「推測統計学(inferential statistics)」とに分けられます。

記述統計学は、研究者が収集したデータを整理し、集団の特徴ー「大きさ」と「広がり」ーを記述するために用いられます[5]。記述的データ解析とも呼ばれ、データの背後にあるなんらかの法則を探索するという目的もあり、仮説探索的な面を持っています。

一方、推測統計学とは、研究者が手にしている標本から得たデータの結果から、母集団に関する結論を導きだす（推測する）ために用いられます[6]。母集団（population）とは、ある特性を持つすべての人間の集合を意味し、標本（sample）とは母集団から取られた一部の人間、言い換えると研究者がアクセス可能な人々を指します[7]。

推測統計学はさらに統計的推定と統計的検定に大きく分類することができます[8]。研究者が興味ある母集団の記述的統計量のことをパラメーター（母数）と言いますが（例：母集団の平均値)、統計的推定とは、手にしている標本のデータ結果から母集団のパラメーターを推定することです。この推定には、点推定と区間推定があり、区間推定は信頼区間とも呼ばれ、パラメーターを推測する際の不確実さを点推定よりも考慮したものです。信頼区間には90％、95％、99％がよく用いられ、例えば95％信頼区間とは、上限と下限の2つの値を計算し、その設定した2つの値の間に母集団の真の値、つまりはパラメーターが存在することが95％信頼できるということを示しています。

推測統計学のもう1つの機能である統計的検定については次項で説明します。

統計解析を順調に進めるために―まずは下準備を

料理と同じで、収集したデータは実際の分析（調理）に入る前に下準備をきちんとしておくことが大切です。下準備のために特に必要となるのは、次の5つのステップです9)。

①各変数に名前をつける
②研究のためのデータベースとコード表を準備する
③データを入力する：間違いを見つけ、訂正する
④分析用のデータセットをつくる
⑤データセットのバックアップを定期的にとる

データ収集前には、どのような変数に関する情報を集めるかということは決定しています。収集するデータの変数に名前をつけ、各変数ごとに回答形式、取り得るデータの値の範囲などを一覧表にしたコード表をつくっておきます。これは、一定のルールに測ってデータを入力するための準備です。例を表6に示します。

次に、収集したデータを分析するためには、そのすべてのデータをコンピュータに入力し、データベースをつくることが必要です。マイクロソフト社のエクセルのスプレッドシート機能を用いてデータベースをつくる研究者が多いです。エクセルのスプレッドシートでつくったデータベースは、その後の変換操作や手続きなしで、いろいろな種類の統計ソ

表6　コード表（code dictionary）例

変数名	ラベル	フォーマット	取り得る値	タイプ
gender	性別	男性 女性 欠損値	＝1 ＝2 ＝.	名義
smoke	喫煙	すわない 5本／1日以下 10本／1日以下 15本／1日以下 20本／1日以下 20本／1日以上 欠損値	＝0 ＝1 ＝2 ＝3 ＝4 ＝5 ＝.	順序
age	年齢	18－95 欠損値	＝18－95 ＝.	連続

フトで開くことができることが利点です。

臨床看護研究の場合、データ入力はキーボードを用いての手作業で行われることが多いと思います。入力ミスを最小限にするために、同じデータを二人の人が別々に入力し、終了後付き合わせをしてミスを探すという方法（double data entry）がとられることもあります。データ入力後は、入力ミスがないかどうかの確認をすることは最低限必要なことです。

エクセルでオリジナルのデータベースが出来上がったら保存をします。そしてエクセルから分析用のデータセットをつくります。エクセルでつくったデータセットを統計ソフトで開き、変数名、ラベル名、尺度の型、カテゴリーの指定などの設定を確認し、必要時入力します。その後、計画されている分析方法に応じて、変数をつくり変えたり、まとめたりという操作を行い、新しい変数をつくっていきます。

分析用のデータセットが出来上がったらデータベースとともに必ず3カ所には保存し、トラブル発生時にも困らないようにしておきます。注意深い人は、データベースと分析用のデータセットを保存しているコンピュータには、インターネットを接続しません。インターネット経由でウイルス感染を起こし、ハードを破壊されてしまうと、大切なデータベース、データセットをなくしてしまうことになるからです。

適切な統計手法を選択するために　―自分のデータの尺度が何かわかること

入院中の患者の体重を、毎週土曜日の朝測定することは、測定機器を用いて患者の重さを数値で表す（体重60kg）ことであり、この行為を「測定（measurement）」と呼びます。Waltzらは測定を、研究対象となっているものの属性や特性の種類や量を表すために、数値を与えていく過程であると定義しています[10)]。この測定には、体重計やものさしのような測

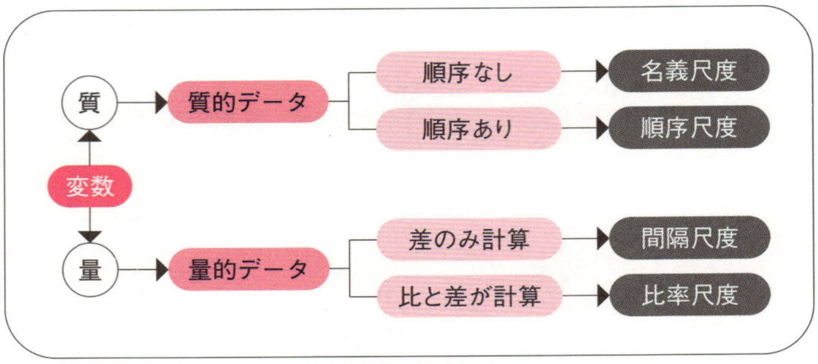

図11　データの分類と測定尺度[12,13]

表7　4つの種類の尺度の説明と例

尺度	説明	例
名義尺度	分類を目的としており、与えられた数値は量や順序性の意味を持たない。そのため加算したり、平均値を求めることはできない	性別　1：男性　2：女性 職業　1：会社員 2：自営業 3：学生 4：主婦 5：その他
順序尺度	順序づけのカテゴリーから成る尺度	食事に対する満足度 1：非常に満足 2：やや満足 3：どちらとも言えない 4：やや不満足 5：非常に不満足
間隔尺度	測定単位を持ち、数値間の間隔は一定であり、ゼロが任意の点に設定されている尺度	温度、知能偏差
比率尺度	測定単位を持ち、数値間の間隔が一定で、絶対零点を持つ尺度	身長、体重、赤血球数、アルブミン値

定機器を用いることによって量的に得られるものと、「よい」「わるい」「ちょうどよい」のようなランクをつけて質的に得られるものがあります。測定可能な特性は、変数と呼ばれます[11]。この変数の測定結果を表示するための体系、基準を尺度（scale）と言います。尺度には、名義尺度、順序尺度、間隔尺度、比率尺度の4つがあり（図11）[12, 13]、後者の2つをまとめて連続尺度と呼びます。それぞれの尺度の説明と例を表7に示します。

体重の例に戻ると、体重はいろいろな表記をすることができます。

・体重計が示した値そのものを使う場合（比率尺度）
・50kgという値を基準にしてそれよりも重いか軽いかで表わす場合（名義尺度）
・40kg台、50kg台……のどれに該当するかで表わす場合（順序尺度）

などです。適切な統計学的手法を選択する際に、まず大切になることは、自分が収集したデータがどの種類の尺度であるのか、ということを理解することです。表6のコード表例の右端の欄「タイプ」が尺度の種類に該当します。

表8　度数分布表例（名義尺度）：性別

		度　数	パーセント	有効パーセント	累積パーセント
有効	male	39	54.2	54.2	54.2
	female	33	45.8	45.8	100.0
	合計	72	100.0	100.0	

表9　度数分布表例（順序尺度）：主観的包括的アセスメントスケール

		度　数	パーセント	有効パーセント	累積パーセント
有効	栄養状態良好	38	52.8	53.5	53.5
	軽度の栄養不良	24	33.3	33.8	87.3
	中等度の栄養不良	8	11.1	11.3	98.6
	重度の栄養不良	1	1.4	1.4	100.0
	合計	71	98.6	100.0	
欠損値	システム欠損値	1	1.4		
合計		72	100.0		

収集したデータの特徴を知るために（記述するために）—データの大きさと広がり

では、筆者が共同研究者として参加した研究例を用いて、記述統計学について説明をしていきます。データ収集期間として定めた半年間に、A病院において消化器系の外科手術を受けた患者72名を対象に、手術前の栄養状態について調査をしました。

表8に示す度数分布表は、72名の性別の内訳を示しています。性別は名義尺度で、男性と女性の各カテゴリーごとの人数（度数）と百分率（%）を示しています。72名中、男性が39名、女性が33名であったことがわかります。

表9は、研究対象とした72名の患者の主観的包括的アセスメントスケール（SGA）の結果を示しています。SGAとは、医療従事者が患者・クライエントの栄養状態を体重減少、体格、ADL、既往歴などについてアセスメントをし、「栄養状態良好」から「重度の栄養不良」のいずれかの状態であると判断するために開発されたものです。手術前に実施したSGAでは、38名が栄養状態良好、24名が軽度の栄養不良、8名が中等度の栄養不良、1名が重度の栄養不良と判定されていたことになります。欠損値1名は、最終的な判定が記録用紙に記載されていないためにデータとして入力ができなかったことを示しています。

次に、年齢のような連続尺度の場合について見てみましょう。表8、9のように年齢についても度数分布表で提示することは可能です。この場合、5歳あるいは10歳と階級幅を決定し、その各階級幅の度数、百分率を提示していきます。しかし、多くの場合は、データの大きさ、広がりを視覚的に見るために、ヒストグラム、幹葉表示、ボックスプロット（箱ひげ図）を利用します。

図12は、5歳の階級幅で作成した年齢のヒストグラムです。この場合、1）データのとりうる範囲、2）中心性、3）分布のゆがみ、

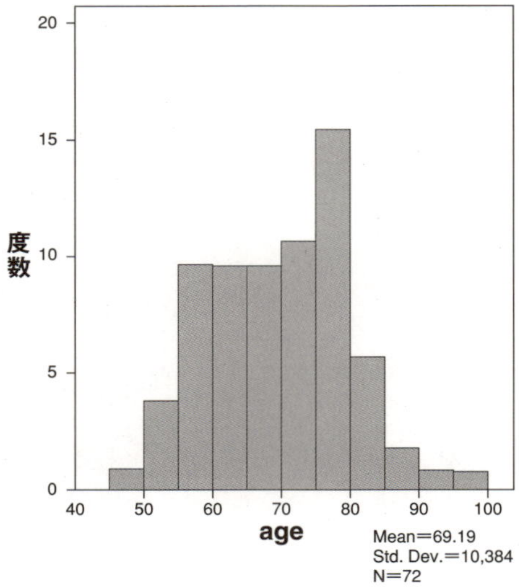

図12　ヒストグラム例（連続尺度）：年齢

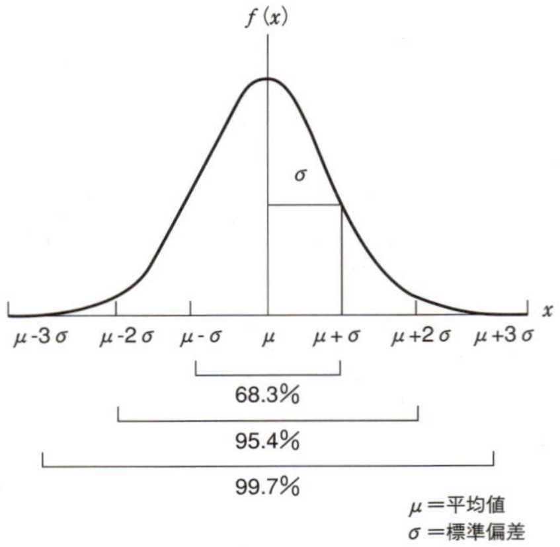

図13　正規分布

を注意して見ていきます。中心性とは、一番高い山はどこになるのか、ということです。正規母集団から得た標本の場合、年齢のような連続変数は、図13のようなきれいな正規分布（normal distribution）にできるだけ近い分布をとることが望まれます。この正規分布を目に焼きつけ、図12の例のような自分の標本のヒストグラムについても分布のゆがみがあるかどうか見ていきます。

度数分布表とヒストグラムなどを用いて、「あり得ない値」と「ありそうもない値」を確認することも大切です。「あり得ない値」とは入力ミスによるものです。「ありそうもない値」ははずれ値とも呼ばれますが、これらが見つかったら元のデータに戻り、確認をします。そして修正などを加えた場合は、その記録を残し、他の共同研究者にも修正を行ったことがわかるようにしておきます。保管してある他のデータセットやオリジナルのデータベースの修正も行います。

データの大きさを数値で見る

各変数の分布を確認したら、次はデータの大きさを見ます。大きさを見るための指標には、平均値、中央値、最頻値の3つがあり、それぞれの特徴を表10にまとめました。先に述べた左右対称の正規分布（図13参照）では、平均値＝中央値＝最頻値となります。上述した尺度の種類によってデータの大きさを示すのに適切な指標が決まっています（表11）。

データの広がりを数値で見る

大きさと一緒にデータのばらつき、広がりを見ていきます。範囲（最小値、最大値）、分散、標準偏差がその指標となります。標準偏差は分散の値の平方根であり、平均値との単位が一緒になるために、データのばらつきを示す際には分散よりも標準偏差が使用されます。

表10　平均値、中央値、最頻値の説明と特徴

平均値	1. 平均値からのすべての値の差の集計が0となる、最も均衡のとれた点 2. 中央値や最頻値とは違い、極端な値に影響を受けやすい 3. ゆがんだ分布で指標として使うのは適切ではない 4. 検定などにもよく使用されるように数学的操作がしやすい
中央値	1. 分布の特定の値からの影響を受けないため、安定性の高い指標である 2. ゆがんだ分布にも使用できる 3. 数学的に操作することが可能であるが、手続きが面倒である
最頻値	1. 最も頻繁に発生した値である 2. 計算方法も簡単で、理解しやすい 3. 数学的操作には向かない

表11　データの大きさを見る指標

	適切なもの	不適切なもの
名義尺度	最頻値	平均値、中央値
順序尺度	中央値、最頻値	平均値
間隔尺度、比率尺度	平均値、中央値、最頻値	

上記の年齢の変数例では、平均値が69.19、標準偏差が10.38という結果で、69.19±10.38（mean±SD、平均値±標準偏差）と表記します。

「平均値±標準偏差」は、データの大きさと広がりを示すのに、非常によく用いられる代表値です。正規母集団から抽出された標本であると考えられる場合、つまり上記の年齢の分布が正規分布に近い形状を示すような場合、この平均値と標準偏差を用いるのが適しています。では、平均値±標準偏差は、何を意味しているのでしょうか？　図13の正規分布でもわかるように、平均値±1標準偏差には標本の全体の68.3%、平均値±2標準偏差には95.4%、さらに平均値±3標準偏差には99.7%が含まれると、推測することができるのです。今回の年齢データでは、平均値±標準偏差の結果は69.19±10.38歳でした。58.81～79.57、四捨五入して59～80歳の年齢範囲に標本の約68%にあたる49名の研究対象者が含まれているということが推定できます。

しかしながら、平均値と標準偏差による表記がいつでも適切なわけではありません。上述したとおり、名義尺度、順序尺度では平均値は使えません。また、平均値が標準偏差の2倍以上の大きさの時のみ平均値±標準偏差で表すことが望ましく、それ以外は中央値（50%パーセンタイル値）を25%、75%パーセンタイル値とともに提示するほうが適しています[14)]。

統計ソフトは「使い手」次第

さて、データ分析を行うための準備の方法と、自分が手にしたデータがどのような特徴を持っているのかを知る方法について説明し

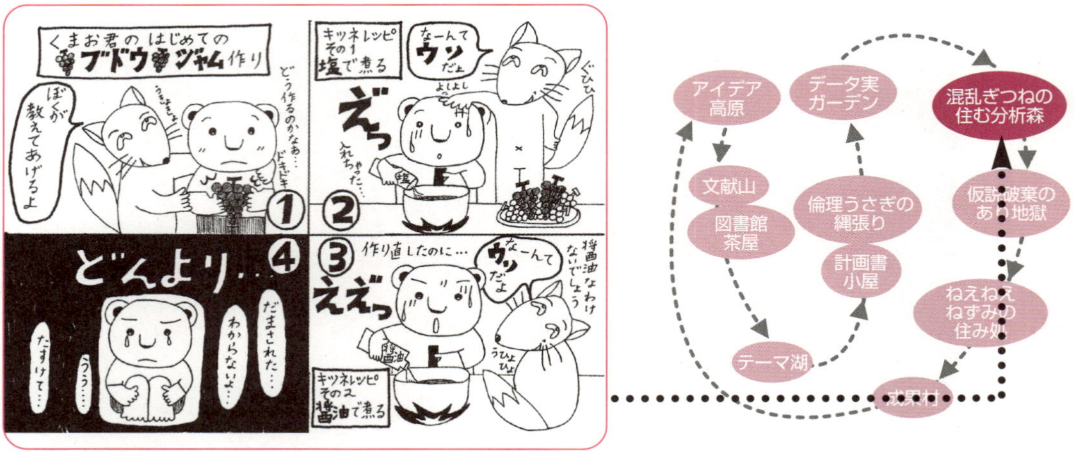

図14　臨床看護研究の道のりMAP　混乱ぎつねに耳を貸すと……

ました。

例で用いた度数分布表、ヒストグラムはいずれもSPSS ver.12を用いて作成しました。

SPSS（Statistical Package for the Social Sciences）は、日本でも使用頻度が高い代表的な統計解析ソフトの1つです。統計解析ソフトは、高いものになるとその値段が百万円近くするために、臨床看護研究を実施するナースたちが簡単に手に入れることはなかなかできません。しかし、統計的検定の信頼性という点から考えると入手し、使用することが望ましいです。ある病院の治験コーディネータである友人によると、現在では企業主導型臨床試験である医薬品の治験データの解析には、統計解析ソフトはSAS（Statistical Analysis System）を使用することが当然となっているそうです。臨床では、まだまだSPSSを研究者が手にいれて使用するのもやっとの状態であることを伝えると、SPSSではお話しにもならないと一笑に付されてしまいました。

SPSS、SAS以外にもいろいろな統計ソフトが開発されたことによって、統計学的手法を用いた分析は、より手軽なものとなってきています。

マウスをクリックすることによっていかなる計算もしてくれ、その結果を出してくれますが、それが正しいのか、適切な答えなのかの判断はそのソフトの使い手に任されていることを忘れないでください。「混乱ぎつねの住む分析森」で、きつねにいろいろと言われても、自分が収穫したぶどうの特徴をよく考えれば、ぶどうジャムをつくる時に必要なのは「塩」や「醤油」ではなく「砂糖」であることを判断することができるはずです（図14）。

次項では、推測統計学に話を移します。自分のデータの特徴を踏まえ、いかに仮説検定を行い、その結果を解釈するかについて説明します。

●引用・参考文献

1）鳥居泰彦：はじめての統計学，日本経済新聞社，1994.
2）Huff, D.：統計でウソをつく法　数式を使わない統計学入門，高木秀玄訳，講談社，1968.
3）丹後俊郎：統計学のセンス　デザインする視点・データを見る目，朝倉書店，1998.
4）前掲書 1）
5）Polit, D. F. & Beck, C. T.：Chapter 19 Analyzing quantitative data：Descriptive statistics, Nursing Research：Principles

and methods （Seventh edition.）. Philadelphia： Lippincott Williams & Wilkins, 2004.
6） Polit, D. F. & Beck, C. T. ： Chapter 20 Analyzing quantitative data： Inferential statistics, Nursing Research： Principles and methods （Seventh edition.）. Philadelphia： Lippincott Williams & Wilkins, 2004.
7） Hulley, S. B., Newman, T. B., & Cummings, S. R.：Chapter 3 Sampling, S. B. Hulley., S.R. Cummings, W. S. Browner, D. Grady, N. Hearst., & T. B. Newman (Eds) , Designing clinical reseach (second ed.) , Philadelphia : Lippncott Williams & Wilkins, 2001.
8） Albert, P. Sp. & Borkowf, C. B. 高橋史朗訳：第12章　生物統計学入門：ランダム化, 仮説検定とサンプルサイズ, Gallin, J. I. 井村裕夫監修, NIH臨床研究の基本と実際, 丸善株式会社, 2002.
9） Grady, D., Newman, T. B., & Vittinghoff, E.： Data management, S. B. Hulley., S. R. Cummings, W. S. Browner, D. Grady, N. Hearst., & T. B. Newman（Eds.）, Designing clinical research （second ed.）, Philadelphia, Lippincott Williams & Wilkins, 2001.
10） Walz, C. F., Strickland, O. L., & Lenz, E. R.：Measurement in nursing research （Second edition）, p. 2, Philadelphia, F. A. Davis, 1991.
11） 前掲書 9）, p.61.
12） Wright, S. R.：Chapter 3 Measurement, Methods and statistics, Beverly Hills, SAGE, 1979.
13） 前掲書 5）
14） 丹後俊郎：統計手法の選び方, 日野原重明・井村裕夫監修, 看護のための最新医学講座 第36巻 EBNと臨床研究, 中山書店, 2003.

Point

- データ分析を実施する前の下準備を忘れずに
- つくったデータ分析用のデータセットの保管は少なくとも3カ所に！
- データの特徴をまとめる際には、まずその尺度について理解すること
- データの特徴は数字と目で確認しよう

関連Q&A
→Q32へ

研究用語をモノにする❷

RCTとは?

最近、看護界や雑誌で「RCT」という文字を見かけたり、講演会などでは「この研究デザインはアール・シー・ティです」というような言葉を耳にするようになりました。RCTとは“Randomized Controlled Trial”の略で、邦語ではランダム化比較試験と呼ばれている、疫学的研究でよく用いられる研究デザインの1つです。この研究デザインは「比較試験」ですので、2つ以上のグループを設定し、そのグループ間の結果を比較検討することを目的としています。

では、「ランダム化」とは何を意味するのでしょうか? 「ランダム」とは、「手当たり次第の、任意の」という意味を持ち、特に統計学の領域では「無作為の」という意味を持ち、特に統計学の領域では「無作為の」という意味を持つ言葉です。無作為であるということは、「意図的に手を加えることなく、偶然にまかせることである」と広辞苑には書かれています。つまり、すでに設定したグループ（多くの場合は、介入群あるいは治療群と、対照群と呼ばれます）に、研究対象となる人々を研究者側の作為や意図なく割り振っていくことを「ランダム化」と言います。具体的にはくじ引きや乱数表などを使って行います。

このように、研究者側の恣意や研究対象となる方々の希望を排除して、研究者がその効果を見たいと思った介入（外科手術、薬物投与だけでなく、看護ケアや患者教育なども介入となります）が最も適正に評価される臨床研究デザインとして、ランダム化比較試験は位置づけられています。EBM／EBNの世界では、このデザインを使った研究から得られた結果は、高いエビデンスのあるものと見なされています。

8. データに合った統計手法を選択し、分析を進めるには?

(混乱ぎつねの住む分析森 ～仮説破棄のあり地獄　前編)

当院退職後にResearch Fellow（研究員）として渡米が決まっているS医師の壮行会に出席した折、次のような質問を受けました。

S医師「臨床研究支援ユニット（当時）とは、院内のスタッフ専用なのでしょうか?」
筆者「どういうことですか?」
S医師「実は、統計についてちょっとは勉強したのですが、相談に乗ってもらえると助かるのですが……。渡米後、E-mailで連絡できますか?」
筆者「わかりました。具体的にはどのような研究に参加されるのでしょう?」
S医師「まだわからないんですよ」
筆者「では、どの統計解析ソフトを使われる予定ですか?　SPSSですか?　SASですか?　Stataというのもあったと思いますが。米国でいちばんよく使われているのは、SASかSPSSだと思います。私が留学したUCSF（カリフォルニア大学サンフランシスコ校）では圧倒的にSPSS使用者が多かったですよ」
S医師「それは何ですか?」

壮行会に出席するまで、筆者はS医師の渡米目的について、全く知りませんでした。根っからの臨床医であったS医師は大学以来、統計学や疫学を系統的に学ぶ機会はなかったようでした。S医師からの希望もあり、渡米前の多忙な時期ではありましたが、3日間の演習形式の生物統計基礎講座を行いました。S医師にはデータ管理と分析に必要な最低限の知識と技術を、文字どおり体得してもらいました。

S医師に限らず、臨床看護研究に着手したいけれども、分析の方法がよくわからないというナースからの問い合わせは少なくありません。そこで、前項の「収集したデータの管理、データの特徴の見方（記述統計学）」に引き続いて、本項では仮説検定方法（推測統計学）について説明をします。

前項でも触れたSAS（Statistical Analysis System）、SPSS（Statistical Package for the Social Sciences）、Stataは、いずれも既存の統計解析ソフトの名前です。これ以外にもさまざまな統計解析ソフトが開発され、統計学にそれほど精通していない研究者にとっても、統計学的検定を使ったデータ解析が身近になってきています。その操作が簡単になればなるほど、“How to”だけを頼りに分析しがちです。しかし“How to”だけでなく、なぜ自分がその分析手法を選択したのかという“Why”も常に考えつつ、統計解析ソフトを利用することが大切です。そうしないと、「混乱ぎつねの住む分析森」で簡単にきつねに騙されてしまいます。

推測統計学 の前提

母集団と標本

多くの臨床研究の場合、研究者が扱っているデータは、母集団から選択された標本についてのものです。母集団（population）とは、ある特性を持つすべての人間の集合を意味し、標本（sample）とは母集団から取られた一部の人間、言い換えると研究者がアクセス可能な人々を指します[1]。

臨床看護研究の旅を続けているくまお君が収穫した「ぶどう」で、母集団と標本の関係について説明します。くまお君は「データ実ガーデン」で、サイおじさんの広大な農園に生えている数本のぶどうの木から、きれいなぶどうをたくさん収穫しました。その後、「混乱ぎつねの住む分析森」できつねに騙されながらも試行錯誤して、おいしいぶどうジャムを仕上げることができたとしたら、サイおじさんの農園のぶどうでつくったぶどうジャムはいつでもおいしいと結論づけることができるのでしょうか。

例えば、サイおじさんが有機農法を使って丹念に育てているぶどうの木や、特上の肥料を使っているぶどうの木から収穫したぶどうではどうでしょうか。あるいは農園が広すぎて目が行き届かない、日の当たらない場所で育っているぶどうではどうでしょうか。サイおじさんの農園に存在するすべてのぶどう（母集団）を収穫して、くまお君はぶどうジャムづくりをしなければならなくなるでしょう。それではサイおじさんも許してはくれませんから、くまお君は、サイおじさんから許可をもらった数本のぶどうの木から収穫できたぶどう（標本）だけを使って、出来上がったぶどうジャムがおいしいかどうかを決めているのです。

ここで注意しなければならないことは、サイおじさんのぶどう園のどのぶどうの木を選んだかが、くまお君のぶどうジャムの味を左右するということです。どのぶどうの木を選んだのかで、ぶどうジャムの味が変わってしまうのです。日の当たらない場所で育ったぶどうでつくったジャムも、有機農法で丹念につくられたぶどうだけを使ったジャムも、サイおじさんのぶどう園で栽培されているすべてのぶどうを代表してつくったジャムであるとは言えないのです。

ここで大事になってくるのが、サイおじさんのぶどう園のすべてのぶどう（母集団）からどのようにジャムづくりに使うぶどう（標本）を選ぶかということなのです。

人工呼吸器装着中の自己抜管症例について研究したYさんを例に

では、前項で登場したYさんの研究テーマを、ここで例として取り上げてみましょう。Yさんは、過去2年間に自身が勤めるハイケアユニットに入院した119名の人工呼吸器装着患者のうち、自己抜管した9症例を取り上げ、自己抜管をしなかった9症例と比較分析しました。この18症例は、Yさんにとっての標本となります。しかし、Yさんの研究結果が隣町の急性期病院に入院中の人工呼吸器装

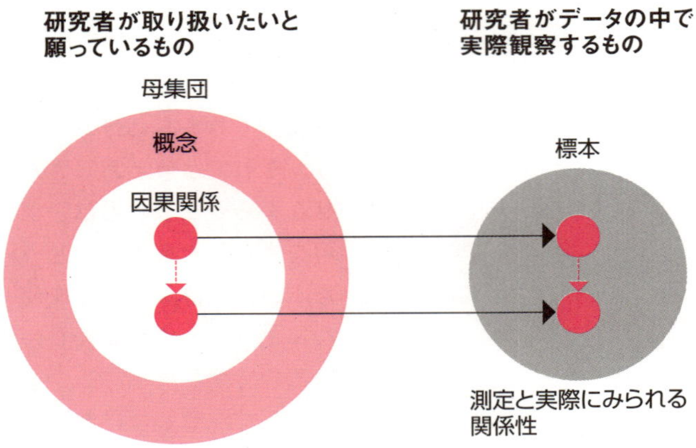

図15 標本抽出の論理と測定に関するモデル[3)]

着患者にも同様に言えることなのかを考えた場合（一般化可能性）、18症例だけではなくその背後にあるもっと大きな集団、言い換えると過去2年間の日本中の第三次医療施設での人工呼吸器装着患者（母集団）について検討することが必要となります。

しかし実際問題として、日本中の第三次医療施設に入院中の全ての人工呼吸器装着患者を対象に調査を行うことはほとんど不可能なことです。それではどうすればよいのでしょうか？　結果の一般化可能性を高めるためには、母集団から研究者の恣意を除いた公平かつ無作為な方法で、母集団を代表するような標本を抽出する必要があるのです。

このように無作為に母集団から標本を抽出する方法を「無作為標本抽出法（random sampling）」あるいは「確率的標本抽出法（probability sampling）」と呼びます。一例として、日本在住のすべての国民（1億2, 765万5千人、2005年7月現在）の医療受診行動について調査しようと思った場合、全国民に調査票を送付することはとても大変な作業になりお金も時間もかかります。そこで、日本在住の全世帯の中から、乱数表などを用いて無作為に、質問紙を送付する1, 200万世帯を選択します（日本在住の国民全体の約25％に相当、一世帯の平均人数2.67名として計算）。このように無作為標本抽出法を実施する場合、研究者側に母集団に関するすべての情報があることが必要です。

一方、無作為ではなく、研究者が設定した取り込み基準を満たし、簡単にアクセスでき、協力依頼を行うことができるような研究対象者を選んでいく方法を「便宜的抽出法（convenience sampling）」と呼びます。Yさんの場合は、後者の便宜的抽出法であったと言えます。Yさんの例以外にも、臨床看護研究で研究対象の患者を順次リクルートしていくような場合はすべて、この便宜的抽出法で得た標本となります[2)]。

いずれの標本抽出法にせよ、背後にある母集団を意識しながら、研究者は手にした標本を対象に測定し、データを得て、関係性を検討していきます（図15）[3)]。

つまり推測統計学とは……

推測統計学とは、手にしている標本から得たデータの特徴を記述するためではなく、その情報から母集団に関する結論を導き出すために用いられるものです。つまり、Yさんが手にしている18症例の情報を基に、日本中の第三次医療施設で人工呼吸器装着患者の場合ではどうか、という結論を推測するために推測統計学は利用されます。

推測統計学は、確率論をその基本に置いています。確率とは、ある事象が起こる可能性を定量的に示したものを言い、その事象が発生する確率は、長期的な観察から得られます。

適切な統計手法を選択するために

データの種類を理解する

自分が手にしているデータの種類を理解し、適切な統計手法を選択するためには、

①尺度の種類

②標本のグループ数

③対応のある、あるいはないデータかどうか を検討することが必要です。

尺度の種類については前項でも説明しましたが、名義尺度、順序尺度、間隔尺度、比率尺度の4種類があり、後者2つを連続尺度、連続変数と呼びます。

標本のグループ数とは、1つのグループから得たデータなのか、2つ以上のグループから得たデータなのかということです。

対応のあるデータとは、同じ研究対象者から同時にまたは時間の経過とともに複数回データを得たような場合を言います。これに対し、対応のないデータとは、同じ対象者から複数回とった情報が全くない場合を言います。

データの種類に合った統計手法の選び方

「尺度の種類」「標本のグループ数」「対応のありなし」に応じた適切な統計手法を、表12にまとめました[4,5)]。

表にも出てくるt検定は、平均値を統計量として用いる、「パラメトリック手法（parametric procedure）」と呼ばれるものの1つです。パラメトリック手法は、母集団のデータの値の分布が正規分布していることを前提にしています。それに対し、母集団のデータの分布に関する前提を必要とせず、平均値ではなく中央値などのようなデータの分布に影響を受けない統計量を用いる統計手法を「ノンパラメトリック手法（nonparametric procedure）」と言います[6)]。

映画やレストランを5つの星のスケールで評価するような順序尺度のデータは平均値があまり意味を持たないことは前に述べましたが、これらの検定にはノンパラメトリック手法を用いるのが適しています 。しかしながら、連続尺度の場合は、ノンパラメトリック手法とパラメトリック手法のどちらを用いるのか、その都度考え、選択していくことが求められます。

通常の場合、第一選択はパラメトリック手法ですが、選択の基準は研究者それぞれの考え方によるものであると言わざるを得ません。標本数が大きい場合はさほど悩まずにパラメトリック手法を用いればよいのですが、標本数が少なく、連続変数であっても母集団のデータの値が正規分布をとるかどうかを予測できない場合、パラメトリック手法のt検定ではなく、ノンパラメトリック手法のWilcoxon順位和検定が適切であるとする見

表12　データの種類と適切な統計手法[4, 5]

尺度の種類	グループ数				
	1群	2群		3群以上	
		対応なし	対応あり	対応なし	対応あり
名義尺度	二項検定 カイ2乗検定	Fisherの直接法 カイ2乗検定	McNemarの検定	カイ2乗検定	CochranのQ検定 多変量解析 時系列解析
順序尺度	Wilcoxon1標本検定	Wilcoxon順位和検定 （Mann-Whitney U検定）	Wilcoxon符号付順位検定 Spearman順位相関係数	Kruskal-Wallisの検定 +多重比較	Friedmanの検定 +多重比較
間隔尺度 比率尺度	1標本t検定	2標本の対応のないt検定	2標本の対応のあるt検定 相関分析、回帰分析	一元配置分散分析 +多重比較	繰り返し測定分散分析+多重比較 多変量解析 時系列解析

解は多く見られます。

統計学的手法としての精度はパラメトリック手法のほうが高いことは事実です。一方、ノンパラメトリック手法は精度が低いがゆえに、どのような分布であっても結果がその影響を受けないタフな手法と言われています。しかしながら、両者の違いはあくまでも取り扱う統計量の違いにあり、医学的見地から見て、平均値ではなく中央値を代表値として使用することが適切な場合のみノンパラメトリック手法を適用することが適切であるという見解の研究者もいます。

前編―おわりに

本項では、推測統計学を使用する場合に理解しておくべき母集団と標本の関係、変数の尺度と適切な統計手法について説明しました。次項では統計的検定の概念について、実際例を紹介しつつ説明します。統計学の専門用語が登場し、理解しづらい箇所もあったと思います。くまお君に頑張ってもらいましたが、詳細は成書を参考にしてください。

統計的検定を行う場合、生物統計学者ではないのですから、その統計学的検定に用いられる数式を覚える必要はありません。しかし、その手法を選んだ理由をきちんとわかっていることが必要です。なぜなら自分が検証したいと思っている仮説を捨てるべきか採択すべきかを決定することに関係してくるからです。

誤った統計手法を選択することは、くまお君のように「仮説破棄のあり地獄」に捨てなくてもいい仮説を捨ててしまうという事態を招きます（図16）。一方、正しい選択に基づいて実施された分析で仮説を棄却することになったとしても、それが真実なのですから、自信を持って「仮説破棄のあり地獄」に仮説を捨てることができるのです。

●引用・参考文献

1）Hulley, S. B. , Newman, T. B. , & Cummings, S. R.：Chapter 3 Sampling, S. B. Hulley. , S. R. Cummings, W. S. Browner, D. Grady, N. Hearst. , & T. B. Newman（Eds.）, Designing clinical research（second ed.）, Philadelphia：Lippincott

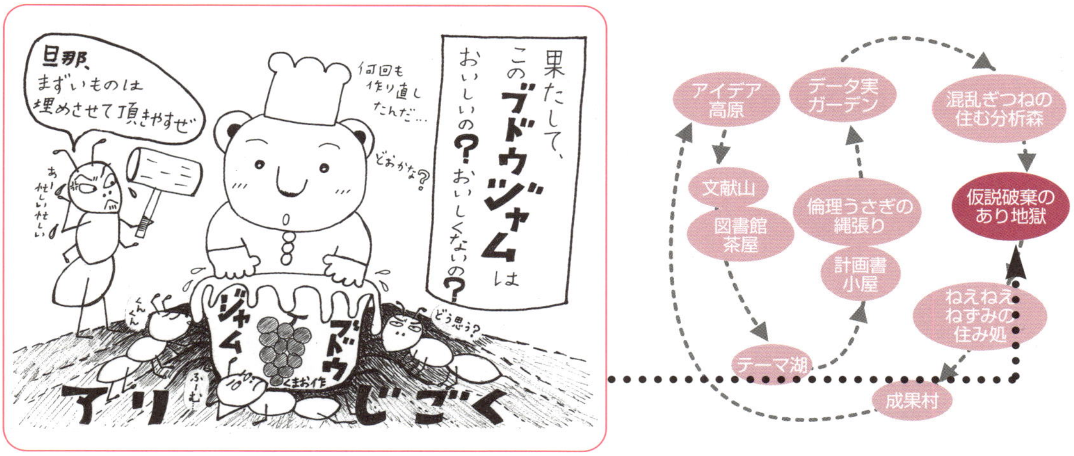

図16　臨床看護研究の道のりMAP　それは本当にあり地獄行き？

Williams & Wilkins, 2001.

2) 前掲書 1), p.30.

3) Neuman, W. L：Chapter 8 Qualitative and quantitative sampling, Social research methods：Qualitative and quantitative approaches (Fifth edition), Boston：Pearson Education, 2003.

4) Paul, S. M.：Analytical strategies for assessing the outcome of care, UCSF看護研究セミナー［患者ケアの改善をもたらす臨床看護研究をめざして］東京（1995年9月30日、10月1日）資料

5) Motulsky：数学いらずの医科統計学, 津崎晃一監訳, メディカル・サイエンス・インターナショナル, 1997.

6) 前掲書 5), p.300.

Point

- 統計学には記述統計学と推測統計学がある
- 標本がどのように母集団から抽出されたのかに注意する
- 尺度の種類、標本数、対応ありなしという特徴に応じて、推測統計のための統計手法を選択する

関連Q&A

→Q32～36へ

9. データに合った統計手法を選択し、分析を進めるには?

(混乱ぎつねの住む分析森 ～仮説破棄のあり地獄　後編)

8月下旬、Research Fellow（研究員）として渡米が決まっているS医師に生物統計学の基礎について3回にわたる短期集中講義をした時の会話です。

S医師「(宿題だったデータ処理の作業に対して）もう、作業はいいです」
筆者「大変でしたか?」
S医師「家の掃除もあったし、当直もあったし……。結構、大変でした」
筆者「では、そのデータセットを使って実際の検定を行ってみましょう。今回はSPSSを使います。先生が作業した分析用のデータセットをSPSSで開きます。このデータセットには、大腿骨骨頭の人工関節置換術をされた方々の情報が入っています。年齢の分布を見てみましょう」
S医師「(予定している作業の詳細に関して筆者がつくった資料を見つつ）今はこの2頁目の3番をやっているのですよね?」
筆者「そうです。年齢は名義、順序、連続尺度のうちどれですか?」
S医師「連続だと思います」
筆者「そうですね。連続尺度の場合、平均値や標準偏差の数値と、ヒストグラムのような図の両方で分布を見るとよいのです」
S医師「(出てきたヒストグラムの図を見て）すご――い！（近くにいた同僚の医師に向かって）すごいぞ。絵が出てきたぞ」
筆者「次の作業に行きますよ。次は、手術をした人たちの中で、感染を起こした人と起こさなかった人たちの間では、平均年齢に違いがあったかどうかを検討します。この場合は、対応のないt検定を選択します」
S医師「t検定、それは聞いたことありますよ」
筆者「検定を行う場合、仮説は2種類あることはご存知ですか?」
S医師「今は、知りません。これから勉強します」
(この後、2時間近く続きました。以下省略）

前項に引き続いてS医師に冒頭に登場してもらいました。〈前編〉では、推測統計学を使用する場合、理解しておくべき母集団と標本の関係、変数の尺度と適切な統計手法について説明しました。〈後編〉では、「仮説破棄のあり地獄」に自分の研究仮説を捨てるべきなのか、捨てずに済むのかという、仮説検定について説明します。

仮説検定のための基本的知識と手順

統計手法を用いて仮説検定することによって、研究者は自身が立てた研究仮説が、収集したデータから得た事実によって支持されるものかどうかを決定することができます。

仮説検定の考え方

まず、仮説検定の原理について説明します。仮説検定は、背理法の考えに基づいています。背理法とは、「ある判断の否定を真とすれば、そこから不条理な結論が出るということを明らかにして、もともとの判断が真であることを証明する方法」[1)]と定義されています。この背理法による論証を母集団に関する仮定に用いて検定を行っているのが、仮説検定なのです。

では、2004年のアテネ・オリンピックのレスリングの試合を例にとりましょう。日本人選手が審判の判定間違いで初戦敗退してしまった試合のことを覚えておられる読者の方々もいるでしょう。

手順①：論証したい仮説を立てます。
「相手の選手は反則を犯している」
↓
手順②：論証したい事柄を否定する仮説をつくります。
「相手の選手は反則を犯していない」
↓
手順③：手順②でつくった仮説が正しいとした場合、この事柄に矛盾があることを示します。全世界に放映されたレスリングの試合中継の映像にしっかりと、相手選手が日本人選手の下半身を手で押さえ、反則を犯しているという事実が流れました。これは、手順②でつくった仮説と矛盾する事実です。
↓
手順④：そこで、手順②でつくった仮説「相手の選手は反則を犯していない」が間違っていると考えたほうがよいと結論づけます。つまり、上記の論証したい仮説「相手の選手は反則を犯している」が正しいと判断します。

*

このレスリングの試合では、相手に反則があり、それを視聴者もわかっているのに、審判団はその反則を認めず、日本人選手が負けてしまいました。審判団はビデオによる審議も行ったようですが、その映像には反則の現場は映っておらず、判定が変わることはありませんでした。厳正なる勝負の世界においては、審判の判断ミスはゼロにしなければなりません。それと同じように、仮説検定においても研究者である自分の判断が間違っているという確率をゼロにする必要があるのですが、それは不可能なことで、私たちはできるだけ判断ミスを起こす確率を少なくしようと努力しているのです。

仮説検定の原理全体を理解していただいたところで、次に1つずつ説明していきます。

2種類の仮説―「帰無仮説」と「対立仮説」

研究者が持っている仮説（研究仮説）から、統計学的検定に使用される2種類の仮説（帰無仮説／検定仮説と対立仮説）を決めます。研究者の持っている研究仮説が正しいということを直接証明することはせず、帰無仮説がかなり高い確率で間違っているということを証明して、対立仮説を支持するのです[2)]。

では、わかりやすいようにくまお君の「ぶどうジャム」を例にとって考えてみます。くまお君はおいしいぶどうジャムをつくりたくて、サイおじさんの家の農園からぶどうをたくさん取ってきました。くまお君は、「サイおじさんのぶどうでつくったジャムはおいしい」はずと思い、おいしいぶどうジャムをつくるために頑張っています。しかし、“おいしい、おいしくない”というのは個人の好みで非常に主観的です。また、サイおじさん自身もいろいろな方法でぶどうを育てています。くまお君自身も、サイおじさんが有機農法を取り入れ丹念に育てたぶどうと、普通の育て方をしているぶどうを比べると、有機農法のぶどうでつくったジャムのほうがおいしいのではないか？　と内心思ってはいましたが、両方のぶどうでつくったぶどうジャムを比較し、みんながどちらをおいしいと言うか、調べようと考えました。

ここで、研究仮説とは、

研究仮説：普通の育て方をしたぶどうを使った時よりも、有機農法を取り入れたぶどうを使ってつくったぶどうジャムのほうがおいしい

となります。では、この仮説を否定する帰無仮説をつくってみましょう。

帰無仮説：普通のぶどうでつくったジャムと有機農法によるぶどうでつくったぶどうジャムのおいしさは、どちらも同じである

となります。この場合の対立仮説は、

対立仮説1：普通のぶどうでつくったジャムと有機農法によるぶどうでつくったぶどうジャムのおいしさには違いがある

あるいは

対立仮説2：普通のぶどうよりも有機農法によるぶどうでつくったジャムのほうがおいしい

となります。ここでの論理は、有機農法によるぶどうでつくったジャムのほうがおいしいということを実は立証したいのですが、比較対照となっている普通のぶどうと味は変わらないという帰無仮説を棄却することで、対立仮説を支持し、有機農法によるぶどうでつくったジャムがおいしいということを結論づけようとしています。

では、本章7. で使った研究例を用いて、この2種類の仮説を立ててみましょう。データ収集期間として定めた半年間の間に、A病院で消化器系の外科手術を受けた72名の患者の栄養状態に関する研究です。筆者らは、「栄養状態の違いによって、手術後の手術部位感染（SSIs）の発生の頻度が違う」ことを立証したいと考えていました。

この場合の帰無仮説は、

帰無仮説：栄養状態良好群（アルブミン3.5g／dl以上）の患者と、栄養状態不良群（アルブミン3.5g／dl未満）の患者では、

手術後のSSIsの発生頻度に差はない

対立仮説は

対立仮説：栄養状態良好群（アルブミン3.5g／dl以上）の患者と、栄養状態不良群（アルブミン3.5g／dl未満）の患者では、手術後のSSIsの発生頻度に差がある

となります。

「第1種の誤り」と「第2種の誤り」

レスリングの試合を再度例に、審判の判断ミスについて考えてみます。この判断ミスには2種類あります。1つは「相手の選手は反則を犯していない」ことが事実である（手順②の仮説を捨ててはいけない状況）のに対して、「犯した」と判断してしまう誤り（第1種の誤り・エラー）、もう1つは「相手の選手は反則を犯した」ことが事実である（手順②の仮説を捨てなければならない状況）のに対して、「犯していない」と結論づけてしまう誤り（第2種の誤り・エラー）です。これらの誤りを犯さないよう、レスリングの試合では審判員の能力を高め、一人ではなく複数の審判員で判定するなどの工夫がなされます。

仮説検定においても同様の誤りを犯す恐れがあります。くまお君のぶどうジャムの例で、この2種類の誤り・エラーについて説明します。

「サイおじさんの有機農法によるぶどうと普通のぶどうでつくったくまお君のジャムのおいしさは同じである」が真実であると仮定します。これが本当であるかどうかは、神のみぞ知るです。これを立証するためには、くまお君はサイおじさんから許可を得て、有機農法で育てられたぶどうの木と普通の栽培によるぶどうの木のすべてからぶどうを収穫して、同じ作成方法でジャムをつくり続け、その出来栄えを調べなければなりません。

サイおじさんは農園にあるすべてのぶどうは収穫させてくれないので、くまお君は数本のぶどうの木からぶどうをバケツ一杯程度収穫する許可を得ました。そのぶどうを使って、2種類のぶどうジャムをつくり、みんなにどちらがおいしいかを尋ねました。

その結果、本当はどちらも同じ味のはずなのに（真実）、有機農法のほうがおいしいと結論づけてしまうことがあります。これを第1種の誤り・エラーと呼びます。帰無仮説（ぶどうジャムの味は変わらない）が本当なのに、帰無仮説を棄却して、2つのジャムの味は違う！　と結論づけてしまう誤りです。

逆に、「有機農法によるぶどうと普通のぶどうでつくったジャムの味は違う」ことが真実である場合、「味が違う」という真実どおりに結論づけることも、あるいは「どちらも味は同じ」と結論づけてしまうこともできます。後者の場合は、本来ならば帰無仮説を棄却しなければいけないのに、棄却せず真実とは違う結論を導いています。これを第2種の誤り・エラーと呼びます。第1種の誤り、第2種の誤りとも、できれば起こしたくない誤りなのです。これらの関係を図に示します。

有意水準（αレベル）

帰無仮説が真実だと仮定した場合に、その

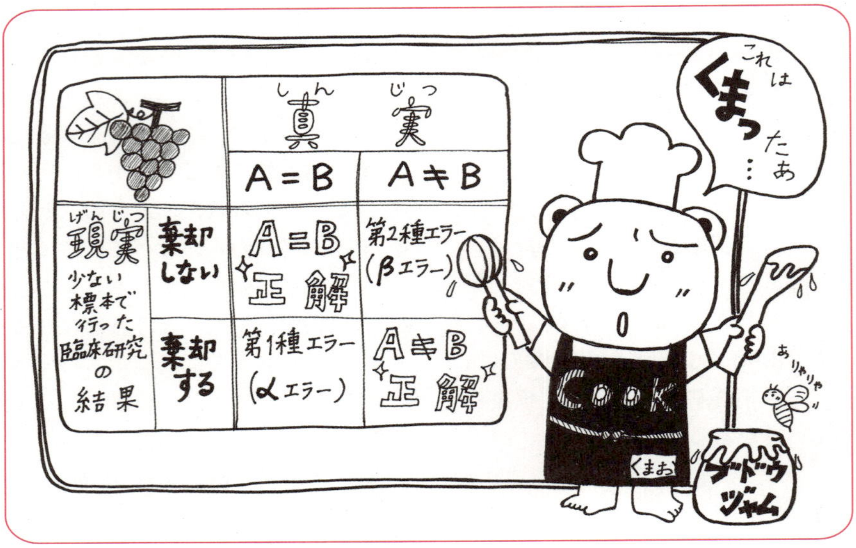

図17　第1種の誤りと第2種の誤りの関係[3]

帰無仮説を棄却するかを決定するための確率の大きさを示したものが有意水準（level of significance）です。一方、有意確率（p-value）とは、統計学的検定によって得た結果が偶然という要素によって起こる確率、言い換えると、母集団では見られない結果が標本で偶然に見られてしまう確率の大きさを表しています。

この有意確率が、設定された有意水準よりも大きいか、小さいかによって帰無仮説を採択するか、棄却するかを決定します。慣習的に有意水準は、5%か1%の値が使われ、αで表します。「α＝0.05」とは、同じ母集団から100回標本を抽出した場合、そのうち5回は決定を誤る可能性があるということを意味しています。あるいは帰無仮説が正しいにもかかわらず、誤って棄却してしまう危険性が5%あるということを示しています。この誤りが第1種の誤りです。

さきほどの栄養状態とSSIsの発生頻度の例を用いると、本当は「栄養状態良好群の患者と、栄養状態不良群の患者では、手術後のSSIsの発生頻度には差はない」にもかかわらず、「発生頻度に差がある」と誤って結論づけてしまう確率が5%であるということになります。研究者はこの第1種の誤りを犯さないために、厳しい有意水準を設定します。

検出力（1－β）

対立仮説が正しい時に、帰無仮説を正しく棄却する確率を検出力（power）と言います。母集団の中にその関連が存在する場合に、その関連を示す能力のことであり[4]、その検定の感度に相当します[5]。第2種の誤りとは、帰無仮説を棄却しなければならない時に棄却しない確率のことであり、対立仮説が支持されなければならないはずなのに、支持されないという結論を導いてしまう危険性のことを指します。第1種の誤りをαと記したのに対し、第2種の誤りをβで示します。検出力とは、1－第2種の誤り（β）のことで、通常80あるいは90％に設定されます。

栄養状態とSSIsの発生頻度の例を用いて考えてみると、検出力を80％に設定するということは、「栄養状態良好群の患者と、栄養状態不良群の患者では、手術後のSSIsの発生頻度に差がある」ということが真実であるのに、「発生頻度には差がない」と誤って結論づけてしまう確率が20％あるということを意味しています。

第2種の誤りを犯さないためには、検出力を上げる必要があります。検出力はいくつかの要因の影響を受けているのですが、その中には研究対象としている事象の発生頻度、効果量（効果サイズ）、研究デザイン、標本数が含まれます[6]。検出力を上げるために、研究対象数を増やして分散を減らすか、差の出やすい集団に研究対象を絞り込むという方法をとります[7]。

仮説検定を実際にやってみよう

では、72名の外科患者からのデータを用いて、術前の栄養状態とSSIsの発生頻度との関連について検討を行ってみましょう（ここで使用するデータは実際の研究で収集したデータではありません。筆者が作成したダミーのデータです）。

ステップ1　仮説を設定する。

研究仮説は、「栄養状態不良の患者は、栄養状態良好の患者に比べ、手術後のSSIsの発生率には違いがある」です。

この場合、帰無仮説は「栄養状態不良の患者と栄養状態良好の患者では、手術後のSSIsの発生頻度に差はない」となります。一方、対立仮説は、「栄養状態不良の患者と栄養状態良好の患者では、手術後のSSIsの発生頻度に差がある」となります。

ステップ2　仮説の検定に適切な統計手法を選択する。

統計学的検定を実施する場合は、母集団の値に関する推測を行うことが目的であっても、研究者が手にしている標本から得たデータを使います。この選択にあたっては、前項でも述べていますが、①尺度の種類、②標本のグループの数、③対応のあるデータか、対応のないデータなのか、という3つの基準を考慮していきます。手術後のSSIsの発生の有無がアウトカム変数（従属変数）であり、これは名義尺度です。栄養状態不良群と良好群の比較を行うので、標本のグループ数は「2」です。今回のデータは対応のないデータです。この3つの基準から、前項p.60の表12で、カイ2乗検定を選択することができます。

ステップ3　統計学的検定に対する有意水準を決める（棄却域を決める）。

今回は、有意水準は0.05に設定します。

ステップ4　検定統計量の計算をし、棄却域に入るかどうか判断する。

表1，2のSPSSの分析結果について、見てみます。術前の血清アルブミン値3.5g／dl以

表13　SPSS ver12での分析結果（クロス表）

			SSI		合　計
			あ　り	な　し	
栄養グループ（ALB）2	栄養不良群	度数	4	13	17
		栄養グループ（ALB）2の%	23.5%	76.5%	100.0%
		BSIの%	44.4%	20.6%	23.6%
		総和の%	5.6%	18.1%	23.6%
	栄養良好群	度数	5	50	55
		栄養グループ（ALB）2の%	9.1%	90.9%	100.0%
		BSIの%	55.6%	79.4%	76.4%
		総和の%	6.9%	69.4%	76.4%
合　計		度数	9	63	72
		栄養グループ（ALB）2の%	12.5%	87.5%	100.0%
		BSIの%	100.0%	100.0%	100.0%
		総和の%	12.5%	87.5%	100.0%

表14　SPSS ver12での分析結果（カイ2乗検定）

	値	自由度	漸近有意確率（両側）	正確有意確率（両側）	正確有意確率（片側）
Pearsonのカイ2乗	2.475[b]	1	.116		
連続修正[a]	1.331	1	.249		
尤度比	2.195	1	.138		
Fisherの直接法				.201	.126
線型と線型による連関	2.441	1	.118		
有効なケースの数	72				

a. 2×2表に対してのみ計算
b. 1セル（25.0%）は期待度数が5未満です。最小期待度数は2.13です。

上の栄養状態良好群に含まれた55名の外科患者のうち、SSIsを起こした者は5名（9.1%）でした。一方、血清アルブミン値3.5g／dl未満の栄養状態不良群に含まれた17名の外科患者のうち、SSIsを起こした者は4名（23.5%）でした。感染発生の有無、栄養状態不良／良好の2項同士のデータについての関連に関する検定を行う場合、通常カイ2乗検定が選ばれますが、今回のように、感染の発生の頻度が小さい場合（通常5以下）、Fisherの直接法による統計量を用います。表2の結果から両側の正確有意確率は、0.201でした。

この結果が、統計学上有意であったのかどうかを判定するための基準は以下の通りです。

判断基準

1）有意確率＞有意水準の場合：棄却域に計算をした有意確率であるp値が入っていないため、帰無仮説を棄却することはできない。

2）有意確率≦有意水準の場合：棄却域に計算をした有意確率であるp値が入っているので、帰無仮説を棄却することができ､対立仮説が支持される。

有意確率0.201は、ステップ3で設定した有意水準よりも大きいため、帰無仮説を棄却することはできません。

今回の判断を下すにあたっての研究者の立場について、説明をします。研究者は、「栄養状態不良群の患者と栄養状態良好群の患者では、手術後のSSIsの発生頻度には差がない」という帰無仮説が正しいという前提に立ちます。この帰無仮説が正しいとすると、栄養状態不良群における感染率23.5％と、栄養状態良好群における感染率9.1％という観察された事実と同じような結果となる標本を母集団から再度抽出する確率はどの程度あるのだろうかと考えます。つまり、この観察された事実が、偶然によって起こったものなのかどうかを検討します。計算した有意確率0.201は、設定した0.05という有意水準よりも大きい結果でした。これは、母集団から標本を100回抽出し、そのうち20回には、今回観察された事実と同じことが見られるということを意味しています。偶然によって起こる確率が約20％程度あり、まぐれ当たりの確率が高いということは、帰無仮説が正しい可能性があることを意味し、帰無仮説を棄却せずにおくという判断を下すことになります。

おわりに

本項では、推測統計学の仮説検定について説明しました。前項に引き続き、統計の専門用語がたくさん並び、理解しづらい部分もあったかと思います。くまお君に頑張ってもらいましたが、詳細については成書をどうぞ参考にしていただければと思っています。

1つの調査であっても、さまざまな統計手法を用いて、実はいくつもの仮説検定を行っています。自分の立証したい研究仮説によっては、帰無仮説を棄却してはいけない場合もあります。その反対で、どうしても帰無仮説を棄却したいにもかかわらず、統計解析の結果、有意な結果が出ず、やむなく研究仮説を捨てなければならなくなることもあります。そのような場合、「どうにかして有意な結果にならないか」と計画性なく検定をいろいろ実施し続けるよりも、その事実を受け止める勇気が大切です。

「混乱ぎつねの住む分析森」を通り抜けたくまお君は、「仮説破棄のあり地獄」で帰無仮説を棄却することができず、いくつかの対立仮説を捨てています。残念がるだけでなく、なぜ帰無仮説を棄却することができなかったのかを考え、「解釈砂漠」に進み、自分の得た結果について考えます。ここで忘れてはならないことは、統計学的に有意な結果が、必ずしも臨床的に重要な結果では「ない」ということです。統計学的に有意な結果を得たということは、研究者がどれだけ自信を持って帰無仮説を棄却するか、しないかを決め、そこから結論を導き出すかということを示すものであって、その有意となった差が臨床的に見て非常に重要な差であるとか、注目すべき差であるということまでは意味していないことを理解しなければなりません。

上述しましたが、標本数が大きくなればなるほど第2種の誤りを防ぐための検出力が高まります。言い換えると、臨床的な観点からは全然問題とならない小さな差であったとしても、標本数が大きい場合、統計学的に有意な結果となってしまうことがあります。統計手法によって得た結果の臨床的な意味や意義について考えるのは、研究者自身なのです。

次項は、「解釈砂漠」を抜け、「ブレイクスルーの遊び場」を通り、いよいよ旅の最終段階である「ねえねえねずみの住み処」から「成果村」までの道のりについて説明します。

●引用・参考文献

1) 新村出編：広辞苑 第5版，岩波書店，1998.
2) Polit, D. F. & Beck, C. T.：Chapter 20 Analyzing quantitative data：Inferential Statistics，Nursing research：Principles and methods（Seventh edition），Philadelphia：Lippincott Williams & Wilkins，2004.
3) 浦島充佳：How to Make クリニカル・エビデンス，医学書院，2004.
4) Last, J. M.：A dictionary of epidemiology（Fourth ed.），Oxford University Press，2001.
5) Browner, W. S., Newman, T. B., Hearst, N., & Hulley, S. B.：Getting ready to estimate Sample Size；Hypotheses and underlying principles. S. B. Hulley., S. R. Cummings, W. S. Browner, D. Grady, N. Hearst., & T. B. Newman （Eds.），Designing clinical research（Second ed.），Philadelphia：Lippincott Williams & Wilkins，2001.
6) 前掲書 4)
7) 前掲書 3)
8) Portney, L. G. & Watkins, M. P.：Foundations of clinical research；Applications to practice（Second ed.），Prentice Hall Health，2000.
9) Maxim, P. S.：Quantitative research methods in the Social Sciences，Oxford University Press，1999.

Point

- 仮説検定とは、帰無仮説をつくることから始まる
- 仮説検定時に研究者が犯す誤りには、2種類ある
- 統計学的に有意な結果が、臨床的にも意義ある結果であるとは限らない

関連Q&A

→Q32～36へ

10. いよいよ成果村に到着!
(研究のゴール、そしてスタート)

9月上旬に開催されたある学会で、褥瘡に関する研究発表をしたナース2名と一緒にスライド作成をしていた時の会話です。

ナースWさん「抄録を出したのが5月だから、どんな内容だったのか、忘れちゃったのよね」
ナースXさん「ここに抄録集があります」(全員でその抄録を読み出す)
ナースWさん「で、この結果から何を言いたかったんだっけ?　どうしてこういう結論になったんだっけ?　うーーーん。この抄録、何が何だか、よくわからないよね」
筆者「(ナースWさんが考えている最中に)じゃ、結果の前までのスライドをつくってしまいましょうか」
ナースXさん「え?　学会発表は初めてで、つくったことないのですが」
筆者「抄録に研究の動機や目的、方法論について書いてあるので、それを参考にすればいいのですよ」
ナースWさん「(紙にいろいろな図を描きながら)わかってきた!　そうよ。褥瘡発生群と非褥瘡発生群を対象に、どの時点でデータを収集したかがわかりにくいのよ。入院から退院までの経過の中で、どの時点でデータを収集したのかがわかるような図を発表のスライドの中に入れるとわかりやすいと思うわ」

ここまでの臨床看護研究の旅で、量的研究の場合は記述統計ならびに推測統計を用いて統計的検定を行い、事例研究のような質的研究の場合は研究対象者の言葉や観察したことを質的に分析してきました。本項では、臨床看護研究の旅のゴールである「成果村」に到着するために、研究者が手にしている結果をどうまとめ、考察し、結論を導くかということを説明します。

「成果村」に到着するまでのナースたちの旅を振り返って

冒頭の2名のナースたちは、それぞれが1つずつ演題発表する準備をしていました。筆者は共同研究者として、彼女たちの研究のデータ分析を担当しました。褥瘡という言葉は大学の授業でも聞いたことがあり、“ETナース”“WOC看護認定看護師”という立場で活躍しているナースたちがいることももちろん知っていました。

Wさんはいろいろな研究のアイデアを持っていました。彼女がまだ「アイデア高原」から「テーマ湖」へと船を出そうとしている時に、筆者は最初の相談を受けました。しかし、その時、筆者は褥瘡のリスクアセスメントのために広く使われているブレーデン・スケールについて全く知らず、「いくつのカテゴリーがあって、何点までつけるのか？　点数が高くなるとリスクが高くなるのか？」というレベルでした。Wさんは、ターミナル患者では、このスケールがあまり有効ではないのではないかという思いを、長年のETナースとしての経験の中から持っていました。彼女の思いを聞き、内容についてわからない点は質問し、何を明らかにしたいのかということについて話し合いを重ねました。

途中、Wさんは自身で「文献山」登山を試み、自分が関心のあるテーマに関してどのような研究が報告されているかについて知識を得ていました。そして、彼女が掲げた目標を達成するには1つの調査だけでは難しく、第1弾として、死亡退院患者の診療記録を用いた後ろ向きコホート研究を実施することにしました。ターミナル患者の褥瘡発生リスクを査定するのにブレーデン・スケールが適当かどうかについて検討し、ブレーデン・スケールの構成要素とそれ以外の要素（ナースが行う観察項目、麻薬や鎮痛剤投与など）の中からターミナル患者の褥瘡発生に影響を及ぼしている要素を明らかにすることにしました。

その後、「明確化桟橋」から上陸し、「計画書小屋」にこもり、研究計画書をつくり上げ、倫理うさ議員 審議委員会に書類を提出し、「倫理うさぎの縄張り」を問題なく通過し、「データ実ガーデン」で早速データ収集を開始しました。医療診療記録室のスタッフに該当患者のリスト（つまりは、死亡退院患者のリストです）を作成してもらい、本研究の取り込み基準を満たす患者の診療記録や看護記録を倉庫から出してもらいました。

「データ実ガーデン」でのデータの採取が終わり、筆者の元にデータセットが届いたのが5月上旬でした。分析の進め方は研究計画書を書く段階で決めていたので悩むことはなかったのですが、「混乱ぎつねの住む分析森」でいちばん時間がかかったのは、マイクロソフト社のエクセルでつくられたデータベースを統計解析ソフトへ移動させるための作業でした。

分析を終え、その結果をWさん、Xさんに渡しました。当初は、すんなりと結論が導けるものと想像していましたが、実際はその結果をどう解釈するかで大いに悩むことになりました。「何でこうなるの？　こういう結果になるの？」と頭をかしげながら「解釈砂漠」を歩き続けました。抄録の提出締切時刻が迫ってきており、食事もしていなかったため、全員疲労を感じ始めていたのも事実です。しかし「疲労峠」を歩きながらも、統計学的に有意になった結果が臨床においてどのような意味を持つのか、という点にディスカッションは集中していきました。

必ずいつかは自分たちの結論を導き出す時が訪れます。つまり「ブレイクスルーの遊び場」に到達することができるのです。それまでモヤモヤと悩んでいたのに、「そうだ！　こう解釈すればいいのだ!」という妙案が浮かんだり、データやその結果に意識が集中しすぎたために見えなかったものが、ふとしたきっかけで見えるようになる瞬間です。ここまで来たら、抄録づくりもあと一息です。

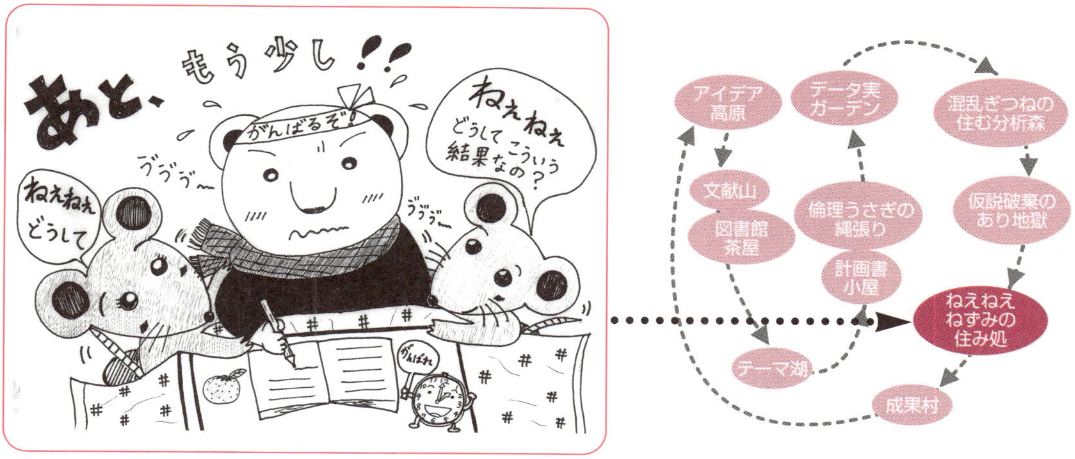

図18　臨床看護研究の道のりMAP　「ねえねえ」に答えるうちに内容は洗練されていく

「ねえねえ、どうしてこういう結果になったの? こういう結論になるの?」（図18）という周りからの質問に答えつつ、さらに抄録に含まれる内容は洗練されていくことでしょう。

Wさんと Xさんが抄録の申し込みをしてから約3カ月後、「成果村」での発表の本番に使用するスライドを送付するよう学会事務局から言われ、彼女たちはその作成に取りかかりました。多くの時間と労力をかけて行った研究を5～10分という発表時間の中で語り尽くすには限界があります。学会発表に取り組む多くのナースたちが、「最後まで、この結果から自分が何を言いたいのか、ということにずいぶん悩んだ」と言うのをよく耳にします。時間制限のある発表の中に、どのような内容を含め、結論をどう導くかということを事前に十分検討することは、簡潔な学会発表を実現させるためには必要なことです。

統計解析ソフトの出力結果を理解しやすい表や図へ転換する

どのような発表形態、方法であっても研究者がまずしなければいけないことは、記述統計、推測統計をした結果（おそらく、統計解析ソフトの出力をそのまま印刷した紙の束を手にしていることでしょう）をどうやって簡潔に、理解しやすいものにまとめていくか、ということです。

ひと昔前、筆者がフリーだった時、ある研究所でアルバイトをしていました。雇い主であった助教授（当時）の先生は、ご自身で統計ソフトをつくってしまわれるほどの統計学の大家でした。その先生から、研究結果を学会や誌上で発表する時には、まず表や図をつくれるだけつくり、その中から必要なものを選び、流れを決め、文章化するとよいと聞きました。学会直前の筆者の仕事は、専ら出力された検定結果を基にいくつもの表をつくることでした。いちばん最初にその表づくり作業を行った時のことです。出来上がった表を先生に見せると、「こりゃ、駄目だ！　センスないよ」と廊下じゅうに響くほどの大きな声で駄目出しをされてしまいました。表の中に数字がただ並んでいればいいというものではなく、ソフトのさまざまな機能を駆使して表や図は「センスのよい」ものにしなければならないということを、身をもって学んでいきました。

Xさんも Wさんも、抄録をつくるために使った、記述統計、推測統計の出力結果の紙の束を手に取り、スライドの図や表に含める数値（平均値、中央値、標準偏差など）やp値を「どこにあったっけ?」と言いながら、探していました。表15と表16は、彼女たちのデータをSPSS ver.12で分析した結果の一部です。発表に必要な情報だけを取り出し、表17を作成しました。さらに表17から実際の学会発表用のスライド（資料2、「結果-2」）をつくりました。

「成果村」での発表方法、発表時の注意点

得られた成果の発表方法には大きく分けて、学会での発表と誌上発表の2種類があります。学会での発表はさらに、口頭発表とポスター発表とに分けられます。上述の2名のナースたちは口頭発表を行いました。口頭発表の場合は、時間制限があります。多くの学会は5分から10分が発表、その後3分から5分が質疑応答の時間となっています。

一方、ポスター発表は、示説発表とも呼ばれ、ポスターをつくって、それを与えられた壁に貼り、発表者はそのポスターを見に来た聴衆からの質問にその場で答えるというものです。掲示時間は、多くの学会では半日から1日を指定しています。ポスター発表の場合、大きな1枚のポスターを使って発表する場合と、A4判からA3判くらいの大きさのポスターを何枚も使用して発表する場合があります。経済的には、小さいポスターを何枚も使って発表するほうが安く済みます。大きなポスター1枚の場合、大がかりな印刷機が必要となり、その技術を持っている専門業者に依頼することになるでしょう。

スライド・ポスター作成は「センスよく」

口頭発表時のスライドとポスター発表のポスターをつくる場合の注意点は同じです。定められた枚数の中で、①研究タイトル、研究者名、所属機関、②研究の背景、③研究の目的、④方法論、⑤結果、⑥考察、⑦結論（今後の展望）、⑧まとめ、を含めます。①～③、⑦、⑧は通常各1枚、④～⑥は必要に応じて1枚から数枚かけてつくっていきます。この場合、「センスのよい」レイアウトにすることが、聴衆の関心を引きつける上で重要です。細かい字でだらだらと書かれているスライドと、読みやすい大きさの文字でポイントだけを箇条書きにしているスライドを比較すると、多くの聴衆が後者を好みます。読みやすい字の大きさは、発表会場、ポスターを貼る位置などに関係してきます。筆者はスライドを作成する際は、スライドのタイトルは36ポイントで、内容は28ポイント以上でつくるように心がけています。

そして、いかに聴衆の目を引きつけるかということは、町の中をさっそうと歩く“いけてる”女性の方々を参考にするとよいでしょう。黒を基調としても、どこか違う色でアクセントをつけたり、季節に合わせて色調を考慮したりしていますよね。強調したいところは思いっきり強調していますし……（時に強調しすぎ？　と思うようなお洋服を着ている方もおられますが）。スライドやポスターの作成時も同じです。色を使いすぎれば、目がチカチカしますし、その場を考えて、ベースの色や文字の色を決めていきます。

表15　褥瘡発生群と非発生群の入院時の情報：カイ2乗検定の結果（記述統計の部分は省いてあります）

性別 * 褥瘡発生

	値	自由度	漸近有意確率（両側）	正確有意確率（両側）	正確有意確率（片側）
Pearsonのカイ2乗	.354[b]	1	.552		
連続修正[a]	.182	1	.670		
尤度比	.355	1	.551		
Fisherの直接法				.613	.335
線型と線型による連関	.353	1	.553		
有効なケースの数	192				

a. 2×2表に対してのみ計算
b. 0セル（.0%）は期待度数が5未満です。最小期待度数は22.76です。

体圧分散マットレスの使用 * 褥瘡発生

	値	自由度	漸近有意確率（両側）
Pearsonのカイ2乗	21.708[a]	2	.000
尤度比	25.578	2	.000
線型と線型による連関	9.121	1	.003
有効なケースの数	192		

a. 0セル（.0%）は期待度数が5未満です。最小期待度数は12.46です。

入院時失禁の有無 * 褥瘡発生

	値	自由度	漸近有意確率（両側）	正確有意確率（両側）	正確有意確率（片側）
Pearsonのカイ2乗	7.809[b]	1	.005		
連続修正[a]	6.550	1	.010		
尤度比	7.018	1	.008		
Fisherの直接法				.009	.007
線型と線型による連関	7.768	1	.005		
有効なケースの数	189				

a. 2×2表に対してのみ計算
b. 0セル（.0%）は期待度数が5未満です。最小期待度数は7.06です。

入院時鎮痛薬の使用 * 褥瘡発生

	値	自由度	漸近有意確率（両側）	正確有意確率（両側）	正確有意確率（片側）
Pearsonのカイ2乗	.552[b]	1	.457		
連続修正[a]	.319	1	.572		
尤度比	.547	1	.459		
Fisherの直接法				.479	.285
線型と線型による連関	.549	1	.459		
有効なケースの数	183				

a. 2×2表に対してのみ計算
b. 0セル（.0%）は期待度数が5未満です。最小期待度数は16.92です。

入院時鎮静剤の使用 * 褥瘡発生

	値	自由度	漸近有意確率（両側）	正確有意確率（両側）	正確有意確率（片側）
Pearsonのカイ2乗	.254[b]	1	.614		
連続修正[a]	.106	1	.745		
尤度比	.256	1	.613		
Fisherの直接法				.722	.375
線型と線型による連関	.252	1	.615		
有効なケースの数	185				

a. 2×2表に対してのみ計算
b. 0セル（.0%）は期待度数が5未満です。最小期待度数は16.41です。

表15　続き

入院時ステロイド系薬剤の使用 * 褥瘡発生

	値	自由度	漸近有意確率（両側）	正確有意確率（両側）	正確有意確率（片側）
Pearsonのカイ2乗	.088[b]	1	.766		
連続修正[a]	.007	1	.933		
尤度比	.087	1	.768		
Fisherの直接法				.832	.458
線型と線型による連関	.088	1	.767		
有効なケースの数	179				

a. 2×2表に対してのみ計算
b. 0セル（.0%）は期待度数が5未満です。最小期待度数は9.30です。

入院時麻薬の使用 * 褥瘡発生

	値	自由度	漸近有意確率（両側）	正確有意確率（両側）	正確有意確率（片側）
Pearsonのカイ2乗	.717[b]	1	.397		
連続修正[a]	.435	1	.509		
尤度比	.736	1	.391		
Fisherの直接法				.458	.257
線型と線型による連関	.714	1	.398		
有効なケースの数	190				

a. 2×2表に対してのみ計算
b. 0セル（.0%）は期待度数が5未満です。最小期待度数は13.26です。

表16　褥瘡発生群と非発生群の入院時の情報：t検定の結

グループ統計量

褥瘡発生		N	平均値	標準偏差	平均値の標準誤差
年齢	No	146	66.32	13.462	1.114
	Yes	46	73.65	11.723	1.728
在院期間	No	146	33.32	42.615	3.527
	Yes	46	50.98	43.547	6.421
入院時BMI	No	82	20.514	3.6575	.4039
	Yes	23	18.324	3.8363	.7999

独立サンプルの検定

		等分散性のためのLevene検定		2つの母平均値の差の検定						
		F値	有意確率	t値	自由度	有意確率（両側）	平均値の差	差の標準誤差	差の95%信頼区間	
									下限	上限
年齢	等分散を仮定する	2.408	.122	-3.320	190	.001	-7.337	2.210	-11.697	-2.978
	等分散を仮定しない			-3.568	85.578	.001	-7.337	2.056	-11.425	-3.249
在院時間	等分散を仮定する	1.276	.260	-2.439	190	.016	-17.663	7.243	-31.950	-3.376
	等分散を仮定しない			-2.411	74.157	.018	-17.663	7.326	-32.259	-3.067
入院時BMI	等分散を仮定する	.097	.757	2.511	103	.014	2.1898	.8722	.4601	3.9196
	等分散を仮定しない			2.444	34.046	.020	2.1898	.8961	.3688	4.0108

表17　患者の基礎情報

		褥瘡発生群 n=46	非褥瘡発生群 n=146	P値
年齢	平均±標準偏差	73.65±11.72	66.32±13.46	.001
在院日数	平均±標準偏差	50.98±43.55	33.32±42.62	.016
	中央値（25%il、75%il）	38（22, 76）	22（10, 43）	
	範囲	8-191	3-349	
BMI	平均±標準偏差	18.12±3.82	20.30±3.74	.014
性別	男性（%）	21（45.7%）	73（50.0%）	.613
体圧分散マットレス	使用（%）	29（63.0%）	47（32.2%）	.000
入院時失禁	有（%）	13（28.3%）	16（11.3%）	.009
入院時ステロイド剤	使用（%）	10（22.2%）	27（20.1%）	.832
入院時鎮痛薬	使用（%）	19（44.2%）	53（37.9%）	.479
入院時鎮静剤	使用（%）	15（34.1%）	54（38.3%）	.722
入院時麻薬	使用（%）	11（24.4%）	45（31.0%）	.458.

資料2　学会発表用に作成したスライド

結果-2

表1．基礎情報の比較

	褥瘡 発生群 (N= 46)	非褥瘡発生群 (N=146)	P値
平均 年齢	73.65歳	66.32歳	.001
性別　男性	21名(45.7 %)	73名(50.0 %)	.613
在院 期間	50.98日	33.32日	.016
体圧 分散 マットレス 使用者	29名 (63.0 %)	47名 (32.2 %)	.000
褥瘡発生までの 日数	23.67 ±26.15	NA	NA

原稿執筆時は、「字数制限」「文献引用表記」に留意

　聴衆を相手に発表する口頭発表、ポスター発表以外には、誌上発表があります。誌上発表の場合は、自分が投稿しようと考えている雑誌の投稿ならびに執筆規程を手に入れ、熟読することが大切です。雑誌によってその規定内容はさまざまですが、論文の構成や要旨に含める内容まで定めている場合もあります。筆者がよくするミスは、文字制限を守らないことです。特に英語の要旨を作成する場合、和文の要旨を英語にすればいいと単純に思ってしまい、ネイティブの方に英語文法や表現をチェックしてもらった後に、文字制限があったことに気づき、大慌てをするか、投稿先の編集担当の方に文字数オーバーをお詫びするかのどちらかの顛末をとります。そうならないためにも、執筆規定・要項を事前に読んでおくことが、論文執筆をする際とても大切です。

　もう1つ、論文執筆をする場合に注意すべき重要なことは、引用文献、参考文献の文中内の表記についてです。この件についてはこ

れまでも問題となり、雑誌の特集として取り上げられたり、該当雑誌の誌面上で無断引用のお詫びが掲載されているのを目にした方もおられると思います。

どんな文章であっても、著作権というものがあります。著作権とは、知的財産権の1つであって、著作者がその著作物を排他的・独占的に利用できる権利のことを言います[1)]。雑誌の場合、掲載された論文や原稿の著作権は執筆者ではなく、出版社に帰属していることが多いです。いずれにせよ、この著作権というものを侵害してはなりません。そのためには、自分の文章と人の文章をきちんと分けて、他人の文章を使う場合は、その出典をきちんと明記しなければなりません。たくさんの文献を読んでいると、自分の考えと人の意見との違いがわからなくなってしまうこともあります。そうならないためにも文献を読んだ時には、きちんと文献を整理しておくことが重要です。以前自分が書いた論文の中から引用する場合でも、きちんと引用元を表記することが求められます。

1つの調査研究から同じような内容で、結果を少しだけ変えて、あちらこちらに投稿するということも望ましいことではありません。同一の研究からいくつかの論文を書く場合は、そのことをきちんと論文内に明記することが必要でしょう。

誌上発表をする場合、その領域のエキスパートの集まりである学術雑誌に投稿する場合と、いろいろな領域のナースたちが目にするであろう一流の出版社から発刊されている雑誌に投稿する場合では、論文の書き方に注意する必要があります。特に後者の場合、自分の研究領域に関して十分に知識を持っていない人も読者に含まれるかもしれません。言葉の定義や、専門的な統計手法などについての説明を入れておくとよいでしょう。

論文が出来上がったら、「冷却期間」を持とう

論文が書き上がったら、必ず論文を自分の手元から離れたところにおいて、論文のことを忘れる時間を持ってください。その間、先輩や同僚に読んでもらうのもよいでしょう。必ずいったん自分の手から離し、違った角度から再度論文を批判的に読むことが大切です。筆者もそうなのですが、執筆に没頭していると、出来上がった論文が最高によいものと自己満足に陥りがちです。第三者の目で見ると、論旨の展開に一貫性がなかったり、結論の導き方に矛盾があることも少なくありません。これを防ぐためには、出来上がった論文を一度手離すことです。

論文が出来上がったら、投稿規程に従って必要な書類などを準備し、カバーレターを書いて、投稿します。その後、学術雑誌などでは、エキスパート2名による査読が行われ、その論文を受理するかどうかを決定します。投稿から雑誌に掲載されるまでの時間は、一様ではなく、長い場合は1年以上かかります。その間、編集者から査読結果が送られ、そのコメントに対して論文を書き換えたり、コメントへの返事を書き送ります。再提出された論文を再度査読する場合もあるために、どうしても時間がかかってしまうのです。しかし、これまでこの研究に費やしてきたエネルギーと時間を思えば、自分の論文が雑誌に掲載されるまでは、「どきどき」半分、「うきうき」半分といった心境になるものです。最終的に、自分の論文が雑誌に掲載された時は、「やった！」という思いに満ち溢れることでしょう。

終わりに代えて：冒頭に登場したナースたちの旅の続き

研究は、「発表して終わり」ではない!

「成果村」で無事発表を終え、達成感を感じたWさんとXさんは、くまお君の臨床看護研究の旅もようやく終わりだと感じていました。しかし、実際、その旅はまだまだ終わりを迎えてはいませんでした。後日、WさんとXさんの手元に、2人の発表は座長が推薦する「優秀口演」に選ばれ、学会誌にぜひ投稿をするよう推薦されたという葉書が届いたのです。Wさんは投稿をするからには、ぜひも

研究用語をモノにする❸

Wilcoxon順位和検定とは?

Wilcoxon rank sum test（ウィルコクソン順位和検定）は、Mann-Whitney U-test（マン・ウィットニーのu検定）と同じと言われていますが、Wilcoxonが順位和検定を、MannとWhitneyがU検定をそれぞれ発表したためです。これらは、2つのグループ（群）間の連続変数の値を比較する時に用いられるノンパラメトリック手法です[1]。

では、t検定とはどう違うのでしょうか? Wilcoxon順位和検定あるいはMann-Whitney U検定を用いる際の条件を挙げます：①標本は母集団から無作為に抽出されているか、少なくとも母集団を代表とするものである、②標本はいずれも独立している、③それぞれの標本から得たデータは独立している、④母集団における値の分布は特定の分布に従う必要はないが、比較をする2つの分布は同じ形でなければならない[2]。

①から③までは、対応のないt検定と一緒です。対応のないt検定を用いる際の条件の1つに、母集団のデータの値が正規分布（ガウス分布）をとること（条件④）、があります。つまり、母集団のデータの値が正規分布をとる場合は対応のないt検定、正規分布をとらない場合はWilcoxon順位和検定あるいはMann-Whitney U検定を用いることになります。しかしながら、コラム②「t検定とは?」で、母集団の分布に関する条件は、対応のないt検定を使う際は「大目に」見てもよいと書きました。というのも、標本数が大きければ正規分布であろうとそうでなかろうと、パラメトリック手法のt検定で問題がないからです。標本数が小さい場合に、この条件についてはいろいろな見解があり、適切な統計手法の選択には迷いが生じます。Wilcoxon順位和検定を選ぶか、はたまたデータ変換してt検定を行うか……。

Wilcoxon順位和検定あるいはMann-Whitney U検定では、標本内の実際の値ではなく、その値に順位づけし、1つのグループから得た順位であるかのようにデータを取り扱って、統計量を算出します。そのため、極端な値（はずれ値）などに検定結果が影響を受けることが少なくなります。順位尺度の場合は、このWilcoxon順位和検定がまず第一選択として用いられますが、選択肢が多数あり（少なくとも5つ以上）、標本数が大きく母集団の分布が正規分布をとるであろうと予測されるような場合は、t検定を用いてもよいとされています。

●参考文献

1) Everitt, B. S.：The Cambridge dictionary of statistics in the medical sciences, Cambridge University Press, 1995.
2) Motulsky, H.：数学いらずの医科統計学，津崎晃一監訳，メディカル・サイエンス・インターナショナル，1997.

っと完璧なものにしてから論文投稿したいと考えています。というのも、どのような研究であっても、完璧な研究はあり得ません。どこかに限界があったり、問題を抱えていたりします。

彼女たちの研究デザインは、既存の診療記録を用いた後ろ向き調査でした。研究のために集められた情報ではないものを研究に適用したため、診療記録に記載がない情報は入手することができなかったのです。この点がいちばん大きな限界であり、問題でした。最終的に対象となった患者数は約200名でしたが、欠損値があるために、変数によっては80名近くのデータしかないものもありました。そこで、Wさんはさらに対象数を増やして、再度分析を行った結果を論文投稿したいと思っています。そして、今回の後ろ向き研究から得た結果を踏まえ、次なる研究のアイデアがWさんの中にはすでに芽生えています。「成果村」で研究成果を発表したことによって、次なるステップへの道筋が目の前に示され、トロッコで「アイデア高原」に戻りつつあるのです。

研究の積み重ねが、看護のエビデンスをつくる

この、くまお君の旅は本項で終わりとなります。くまお君との臨床看護研究の旅はいかがなものでしたでしょうか？　臨床看護研究が臨床のナースの方々にとって、自分たちが日々行っていることを形にする1つの方法であると、より身近なものとして感じていただけたらこれ以上の幸せはありません。

臨床看護研究は積み重ねが重要です。1つの研究では、1つの課題しか解決することができません。1つの課題、問題の答えが明らかになれば、また次の問題が浮かび上がってきます。それに1つずつ丁寧に答えを出していくこと、これが臨床現場における看護のエビデンスづくりにつながるのだと信じています。筆者はWさんとXさんの旅のお供をもう少し続けることになりました。次回の旅の成果を読者の皆様と共有できる日を楽しみにしています。

次章では、臨床看護研究を進めていく上でどのような体制づくりが求められるのか、について考えてみたいと思います。

●引用・参考文献

1)　新村出編：広辞苑 第5版，岩波書店，1998.

Point

- 「成果村」への到着は、次なる「アイデア高原」からの旅の始まりへと続く
- 「成果村」での発表方法には、学会発表と誌上発表がある
- どんな発表の仕方でも、簡潔で見やすく、理解しやすいものとなるよう心がけることが重要

関連Q&A

→Q44～50へ

第2章 組織的な問題・課題への指南

1. 研究計画書の倫理審査体制および審査のポイント

筆者は、以前Y医師が主任研究者である臨床試験のデータ収集のお手伝いを外来でしていました。その外来には、筆者以外にもB大学の大学院生が出入りしていたので、Y医師の研究以外にもいくつかの研究が同時に進行していることは何となく筆者にも感じられました。ある日、外来のナースであるGさんの「つぶやき」を耳にしました。

ナースGさん「何のためか知らないのですが、診療に全く関係のない大学院生が外来をうろつくのはなぜですか?」
筆者「おそらく、N医師の研究の手伝いをしているのだと思いますが……」

ナースGさん「Y医師の研究については、外来責任者であるナースにきちんと説明が入っているので、私たちも報告を受けて理解しています。でも、N医師の研究については何も聞いていません。おそらくその大学院生はN医師の許可だけを取ってやっているのでしょうね。でも、外来を機能させているのは、医師だけではないのです。自分たちナースや事務の者を無視した形で、研究を進められるのは非常に不愉快です。私たちの存在など、どうでもいいと思っているのでしょうね。でも、実際、大学院生がうろうろすることによって、診療には差し障りが出てくるのです。このあたりのことを理解してもらうということは難しいのでしょうか」

筆者「そうですね。その院生が誰の研究の手伝いをしているのかを確認し、きちんと外来の責任者であるナースに説明を入れた上でデータ収集を行うよう話しておきます」

　倫理委員会の事務局に問い合わせをし、当該外来において進行中の臨床研究について確認しました。倫理委員会の承認は得ており、該当部門の長であるN医師の名前も計画書に記載されていたので、N医師の許可も得ていることはわかりました。しかし、外来責任者であるナースへの説明は全くなされておらず、上記のような「つぶやき」が聞こえてきたようです。

　第1章では10回にわたり、臨床看護研究の道のりMAPを基に、研究のプロセスについて説明をしてきました。これまでの臨床看護研究の旅路の主人公はくまお君でしたが、決してくまお君は自力ですべての行程を進んでこられたわけではありません。文献山では「司書猫」にお世話になり、計画書小屋では「ライオン先生」や「パンダ先生」を始めとする、その分野に卓越した多くの先生たちに教えをいただきました。そして、このくまお君の旅を遠くから常に見守り続けていた「博識ふくろう」もいました。

　冒頭のGさんの「つぶやき」は、実際よく耳にすることです。そこで第2章では、3項に分けて、このように研究者が研究を進めていく際に、陰となり日向となって研究者を支援している人々、組織の体制について述べたいと思います。

　第1章5. の〈「研究が倫理的である」とは？〉で、研究は科学的であると同時に倫理的でなければならないことを説明しました。その研究の倫理性を審議するために、臨床看護研究の道のりMAPの中の「倫理うさ議員 審議委員会」について紹介しました。本項では、臨床で実施される研究の倫理審査のための組織体制について、再度取り上げたいと思います。

3種類の倫理委員会

　日本で初めて倫理委員会を設置したのは徳島大学で、1982年のことです[1]。それから20年以上が経過した現在、日本においては3つの倫理委員会 ―つまり、治験審査委員会、倫理委員会、研究倫理審査委員会―が存在しています[2,3]。

　治験審査委員会は、1985年旧厚生省の「医薬品の臨床試験の実施の基準（Good Clinical Practice：GCP)」により、治験が実施される施設での設置が薬事法・省令によって法的に義務づけられています。一方、倫理委員会（Hospital Ethics Committee）は、法的な義務づけはなく、各大学や病院において自主的に設置し運営されているものです。病院などの臨床現場において生じるさまざまな倫理的諸問題を検討する委員会[4]であり、特に看護の領域における倫理的問題を扱う看護倫理委員会を立ち上げている病院も見られ始めています[5)]。

筆者の勤務する病院においても、2005年4月までは、治験以外の臨床試験・臨床研究の倫理的側面の審査は倫理委員会で行っていました。しかし、研究計画書の審査依頼数の増加に伴い、本来の倫理委員会の設置目的であった臨床現場における倫理的問題についての審議を行うことができなくなってきました。このような事態を受け、委員からの提案もあり、臨床試験・研究の審査を担当する委員会が2005年5月より設置されることになりました。

イギリスやカナダでは、このような委員会を研究倫理審査委員会（Research Ethics Committee）と呼び、倫理委員会とは別の委員会として位置づけています。日本においては、上述したように、倫理委員会の活動の一部を担当する下部委員会として捉えられ、特に臨床の場で実施される臨床試験、疫学研究について検討、審議する場として位置づけられています[6)]。

米国では、1960年代と1970年代初期にマスメディアによって、ヒト被験者が有する権利を大きく侵害するような政府による大規模な研究が暴露されました。それを受けて、1974年に国家研究法（National Research Act）が立法化され、この法律によって、生物医学および行動研究におけるヒト被験者の保護に関する国会諮問委員会が設置され、1979年にベルモント・レポートが、その諮問委員会の報告書として公表されました。その中で機関内審査委員会（Institutional Review Board：IRB）の設置が初めて義務づけられました[7)]。一般的に日本においては倫理委員会がIRBに匹敵するものであると考えられているようです[8)]。

研究審査のための機関内審査委員会（IRB）とは

2001年以降、日本においても臨床研究に関する倫理指針が発表されてきています―「ヒトゲノム・遺伝子解析研究に関する倫理指針」文部科学省・厚生労働省・経済産業省（2001）、「遺伝子治療臨床研究に関する指針」文部科学省・厚生労働省（2002）、「疫学研究に関する倫理指針」文部科学省・厚生労働省（2002、2004改正）、「臨床研究に関する倫理指針」厚生労働省（2003）。そして、2004年には日本看護協会から「看護研究における倫理指針」が発表されました[9)]。その指針の中に、組織としての責務として「8-1　看護研究の倫理審査体制の整備」の項が設けられ、すべての看護研究は倫理的審査を受ける必要があることが明言されています。

IRBの責務は、ヒトが被験者となる際にその被験者の権利を保護することです[10)]。被験者の権利については、第1章5. でも述べましたが、①危害を加えられない権利、②全面的な情報開示を受ける権利、③自己決定の権利、④プライバシー、匿名性、機密性の保護の権利、の4つです。

IRBはこの責務を果たすために、①研究対象者が研究参加によって、被ることが予想される不利益（リスク）と利益を比べ、両者が等しいか、あるいは利益の方が上回ることを確認するために研究計画書をレビューし、②研究参加についての意思決定をする前に研究対象者がきちんと研究について説明を受けていることの確認をすることが求められています[11)]。

IRBに提出される研究計画書は、研究者とIRB間の重要なコミュニケーションの手段です。IRBは、研究計画書や同意説明文・同意書をより質の高いもの、理解しやすいものへとつくり上げていく際の支援も担っています。特に、同意説明文・同意書に書かれた研究目的、研究の手順などが、研究計画書に書かれているものと矛盾していないかどうかは重要なポイントです。このような活動を行っているため、IRBは「調停機関」あるいは「門番」としての役割を果たしていると認識されています[12)]。

さらにこの門番としての役目以外に、臨床現場レベルで機能することも求められ、承認された後の臨床研究・臨床試験の監視や、臨床研究の進行に伴って生じてくる被験者に対する利益と不利益のバランスを変化を査定することも、活動の一部となっています。

研究計画書を審査するためのポイント

上述したとおり、臨床研究を科学的かつ倫理的に実施するために、IRBには多くの活動が求められています。しかし、残念なことに、この職務を担うのに適切な人材育成はまだまだ不十分であるように感じます。米国の国立保健研究所（National Institute of Health：NIH）は、IRBのメンバーとなり研究計画書を審査する立場の者だけでなく、NIHの研究助成金に応募するすべての研究者に、NIHが提供している研究倫理に関する教育セミナーを受講することを求めています（Human Participant protections Education for Research Teams）。

日本においては、臨床のナースや医師が研究を実施しようとする場合、研究倫理について学ぶ機会は非常に限られています。一部の大学では、学内のイントラネットでNIHのような研究倫理に関する教育プログラムを提供し、そのプログラム受講後に研究計画書の審査申請をするようなシステムを構築していると聞いています。

ShamooとResnikは、ヒトを被験者とする臨床研究に必要となる8つの原理を挙げています（表1）[13)]。この8つの原理は、研究計画書の審査を行う際、重要なポイントになるとも述べています。そして、さらに実際の研究計画書をレビューする時に、IRBのメンバーが問うべき質問として以下の17項目を挙げています。日本の状況を踏まえ、各質問を簡単に説明します。

1）これは研究か？

各IRBが研究の定義を定めることが必要となります。PolitとBeckは、研究を「問いへの答えを見つけるため、あるいは問題を解決することを目的に、順序だった科学的方法を用いる系統だった探求」と定義しています[14)]。もし介入が診療あるいは治療目的だけであれば、研究ではありません。

2）ヒトを対象とする研究か？

ヒトを対象とするのか、あるいはすでに採取した組織、あるいは診療記録からの情報を使うかによって、インフォームド・コンセントの内容、方法が違ってきます。感染管理の領域で実施されているサーベイランスのように、業務に必要な情報として定期的に収集されているデータをまとめて学会などに発表するような場合、今後は事前に包括的な同意を対象者から得ておくことが求められるようになるでしょう[15)]。

表1　ShamooとResnikが挙げたヒトを被験者とする臨床研究に必要な8つの原理[13)]

① インフォームド・コンセント	被験者が自らの意思で研究参加を決定できる場合は本人から同意を得ること。もしその能力が被験者にない場合は、適切な代理人から同意を得ること。
② 人権尊重	被験者が有する4つの権利（危害を加えられない権利、全面的な情報開示を受ける権利、自己決定の権利、プライバシー、匿名性、機密性保護の権利）を保障すること。
③ 善意	研究者は被験者に対し、不利益を最小限とし、利益をもたらすべきである。研究参加が原因で被験者が死亡する可能性の高い実験を行ってはいけない。また社会への貢献があるからといって被験者に不利益を与えるような研究を行ってはいけない。
④ 社会的価値	研究者は科学的、医学的、あるいは社会的価値のある研究を実施すべきである。くだらない研究にヒトを被験者として使ってはならない。
⑤ 公平	研究者は研究によって生じる利益、不利益がすべての被験者に公正で、同等となるようにする。
⑥ 脆弱な対象者の保護	脆弱な対象者の場合、研究者は対象者を不利益から守るためのさらなる注意が必要である。
⑦ 科学的妥当性	研究計画書は科学的にも問題なく書かれていなければならない。実験は再現性があり、統計学的にも有意な結果が得られるものでなければならない。研究者はあらゆるバイアスを除去し、利害の対立を避ける、あるいはある場合は表明しなければならない。
⑧ データの監視	研究者は研究対象者の匿名性、機密性が守られるようデータを監視しなければならない。

3）この研究はIRBの承認が必要か？

ヒトを対象としないような研究の場合は、IRBの審査は必要ありません。各IRBはどのような研究がIRBの審査の免除になるのか、その基準を作成しておく必要があります。

4）その研究は、IRBメンバー全員による審査が必要か？

多くの場合、IRBは月1回開催されています。しかし、毎月多くの臨床研究の審査の申し込みが来ます。この場合、会議の審議をスムーズにするために、研究の内容によってメンバー全員によるレビューが必要な計画書（full review）と、委員長を含めた数名のメンバーのみのレビューでよい計画書（expedited review）に分けます。診療記録からのデータ収集のような、研究対象者への不利益が最小限であると見込まれる研究は、後者に該当します。筆者が勤務する病院では、前者を「大会議審査」、後者を「小会議審査」と呼び、区別しています。また、どのような研究内容が大会議審査に含まれ、どのような内容のものが小会議審査となるのかをIRBで定めておくことも必要です。

5）研究対象者に対するリスク、不利益は最小限か？

不利益には身体的、精神的、社会的、経済的なものがあります。その研究に参加することによって、研究対象者が被る不利益にはどのようなものがあり、それは最小限かを査定することが必要です。

6）その不利益は、研究対象者が得る利益を上回るものか？

利益には医学的なものと同様に、心理社会的な利益も含まれます。そして、利益は個人だけでなく社会における貢献（知識の一般化）も含めて考えます。たとえ不利益が多いような研究であっても、その研究から得ることができる利益が不利益を上回るかどうか、そのバランスの査定をし、倫理的に問題かどうかを検討することが重要です。

7）研究対象者の選定は公平か？

公平を期するために、研究対象者の除外基準について検討します。きちんとした科学的、道徳的、合法的な理由がない限り、人種を差別するような研究対象者の選定はしてはいけません。子宮がんに関する研究の場合、女性のみを対象とすることは理にかなっています。

8）研究対象者はどのようにリクルートされるのか？

研究対象となる候補の人々はどのように抽出され、研究者はその対象候補者にどのように近づいていくのか、その方法が公平なものであるかどうかを検討します。

9）機密性は守られているか？

研究対象者の機密性を守るために、学会等に発表する場合には個人が特定できないような形式で結果を発表し、アンケート調査用紙などの原本は鍵のかかる棚で管理し、研究終了後は破棄するという配慮をします。

10）インフォームド・コンセントは必要か？

ヒトを対象とするすべての研究において、必ずインフォームド・コンセントが必要となるわけではありません。その是非について論じられてはいますが[16]、現在のところ日本においては、診療記録から情報を収集するような後ろ向き研究の場合、対象となるすべての患者から同意を得ることを研究者に求めていません。

11）書面によるインフォームド・コンセントが必要か？

外来における満足度調査のように、研究対象者への不利益が最小限であり、対象者の機密性だけが問題となり、書面によるインフォームド・コンセントだけが研究対象者を把握する手段となるような場合、書面によるインフォームド・コンセントは不要とされています。質問紙への回答依頼文書を質問紙に添付し、研究対象者がその質問紙に答え、所定の場所へ投函したことによって、研究参加への同意を得たと見なします。

12）そのインフォームド・コンセントは適切か？

インフォームド・コンセントを得るプロセ

スが適切かどうかを検討します。単に紙にサインをするという捉え方ではなく、インフォームド・コンセントは、研究対象者と研究者間のコミュニケーションの重要な手段であることを考え、対象者にわかりやすく読みやすいものであり、利益と不利益についてきちんと書かれているかを確認します。さらに、具体的に研究者がどのような場面でインフォームド・コンセントを得るかについても審査します。

先日審査した医師主導型臨床研究では、手術前日に入院した患者の元に、主任研究者である歯科医が麻酔科の術前回診に合わせて研究対象患者の部屋に訪問し、データ収集への協力依頼をし、同意を得ると記載されていました。まな板の上の鯉状態の患者の元へ麻酔科医と一緒に訪室し、数名の医師を前にして研究対象患者は研究参加を拒否できるでしょうか？　「翌日自分の麻酔を担当する医師の前で、同僚と思われる歯科医師の研究への協力を断ったら、何をされるかわからない……」という恐怖感で参加に同意してしまうことだってあり得るのです。このように、対象者の任意性を暗に無視するような同意の得かたは不適切と言えるでしょう。

13）脆弱な研究対象者を守るための特別な配慮が必要か？

意思決定の能力がない研究対象者の場合、特別な措置を取ることが必要です。また、終末期にある患者、妊婦・胎児、小児を対象とする場合も、特別な配慮が必要となるでしょう。

14）その研究計画書は科学的に妥当なものか？

研究計画書の科学的側面を審査することを意味します。有益な結果を得ることができないような研究のために、ヒトを対象とすることは倫理上問題となるからです。そのために、先行研究を含む、その研究に関するあらゆる情報、予想される結果や不利益、社会に対する利益などに関する包括的な知識を持つことがIRBメンバーには求められます。と同時に、標本数の算定やバイアスなどの統計に関する知識も必要となります。

日本では、治験は治験審査委員会で審議されますが、新GCP発表後、医師主導型臨床試験が行われるようになり、その一部は、倫理委員会あるいは研究倫理審査委員会でも審査されています。そのため、臨床研究を審査する委員会のメンバーには、研究の方法論、統計学だけでなく、薬事法などの規則に関する幅広い知識が必要となります。

15）研究対象者が不利益を受けず、結果の妥当性を確保するために、どのような方法でデータは監視されるのか？

特に前向きの臨床試験の場合、潜在的な利益、研究計画の実施上の問題、予期しなかった不利益や死を含めた有害事象などを把握するために、IRBでは研究の遂行状態を監視することが求められています。しかし、実際にはこの役割は人材的にも時間的にも限界があり、十分に果たすことができていないことが、現在のIRBの問題点の1つとして指摘されています。

16）いかなる利害の対立もないか？

2004年6月に毎日新聞でも報道されましたが、大阪大病院で遺伝子治療薬の臨床試験を担当した教授らが、同薬の商品化を目指していたベンチャー企業から未公開の株を取得していたにもかかわらず、そのことを研究対象者にも大学側にも隠していたことが問題となりました。これを利害対立あるいは利益相反と呼びます。研究者の利益相反とは「主要な関心事（研究対象者の利益、研究の統合など）に関する研究者の判断が、二次的な関心事（個人的な報酬など）によって歪む可能性のある一連の状態」と定義されています[17)]。大阪大病院のように、医学研究に携わる医療者は、研究に関連する企業と利害関係がある場合はそのことを研究対象者、IRBに報告することが定められています。

17）共同研究ではないか?

多施設のさまざまな研究者らによる研究が実施されています。筆者も多施設共同研究に参加していますが、この共同研究によって研究対象者が不利益を受けないよう注意することが必要です。それぞれの施設の状況が異なるので仕方ないこともありますが、A病院では診療に全く関係ない臨床研究コーディネータによって研究対象患者がリクルートされるのに対し、BおよびC病院ではそのようなスタッフが存在しないので、診療を担当している主治医がリクルートするという計画はどうでしょうか？　A病院では対象者の任意性が十分配慮されているのに対し、BならびにC病院においては暗黙の強制がなされていることも考えられます。

おわりに

本項では視点を変えて、審査を受ける側ではなく、研究計画書の審査を担当する側について述べました。臨床で行われる、ヒトを対象とする研究のIRBによる審査の重要性は少しずつ理解されてきているように思います。しかし、その一方で、既存の倫理委員会では、提出される研究計画書が毎月増加し、その計画書に目を通す仕事に多くの時間がとられてしまっているのが現状です。倫理委員会のメンバーの負担を軽減するため、また質の高いレビューを実施するために、研究計画書の審査のみを担当する研究倫理審査委員会を置いている大学、病院も少なくありません。審査を担当するスタッフは、その能力、質の向上に努めなければなりません。

筆者は研究計画書を審査する、審査される両方の立場をこれまで経験してきました。一所懸命に書き上げた計画書だからこそ、その審査に当たる方々には真摯な、客観的な態度で審査してもらいたいと願います。しかし、審査をする立場になると、自分の専門分野に関するテーマの計画書ならいざ知らず、全く門外漢になってしまうテーマの計画書を審査しなければならないこともあります。そのような時、どのようなポイントで見たらよいのか？　と迷いますが、上述した17項目は、このような時に役立つでしょう。

研究計画書をレビューしていて不明な点、わからない点が出てきた場合、それは決して恥ずかしいことではありません。専門家に意見を聞いたり、審議の場で主任研究者に質問することで、明らかにしていくことが重要です。

天地創造をされた神はその創造物の1つに「きりん」を含めました。他の動物とは違い、ジャングルを見渡すことができる長い首を持ったちょっと変わった動物です。この「きりん」が担った役割が、IRBの機能であるとEdgarとRothmanは述べています[18)]。つまり、研究計画書の審査を担当するIRBは、眼前の1つの研究計画書だけに関心を向けるのではなく、現場と密着し、今現在当該施設で進行している研究はどうなっているのか？　という鳥瞰図的（bird's eye view）な視点を持つことも重要なのです。

●引用・参考文献

1）青野敏博：大学倫理委員会と専門学会倫理委員会の関係，第25回日本医学会総会会誌［Ⅲ］，p.440，1999.
2）赤林朗：日本における倫理委員会のあり方と課題，看護管理，11（9），p. 700-703，2001.
3）稲葉一人・長尾式子：機能する病院内臨床倫理委員会をめざして　倫理指針構築の場・倫理教育の場としての期待，看護管理，13（4），p.263-268，2003.
4）Dougherty, C. J. : Institutional Ethics Committee. In Encyclopedia of Bioethics（Rich W. T. Ed.），p.409-412，Simon & Schuster Macmillan，1995.
5）浅野瑛・望月律子・田中昭子：看護倫理委員会の立ち上げ看護部の挑戦，看護管理，11（7），p. 500-507，2001.
6）前掲書 3），p.264.
7）Shamoo, A. E. & KhinoMaung, Gyi, F. A.：臨床倫理学，川島紘一郎・平井俊樹・斉藤和幸訳，朝倉書店，2004.
8）前掲書 3），p.264.
9）日本看護協会：看護研究における倫理指針，日本看護協会，2004.
10）前掲書 7），p.70-73.
11）Emanuel, E.J., Crouch, R. A., Arras, J. D., Moreno, J. D., & Grady, C. (Eds). : Ethical and regulatory aspects of clinical research ; Readings and Commentary，The John Hopkins University Press : Baltimore，2003.
12）前掲書 7），p. 71.
13）Shamoo, A. D. & Resnik, D. B. : Responsible conduct of research，Oxford University Press，2003.
14）Polit, D. R. & Beck, C. T. : Nursing research ; Principles and methods（Seventh edition），Lippincott Williams & Wilkins，2004.
15）数間恵子：概観　臨床研究支援のための環境づくり，看護，55（12），p.40-43，2003.
16）浅井篤・大西基喜：疫学研究に要求される倫理についての規範的考察—HIV感染症・エイズに関する問題を中心に—，生命倫理，11（1），p.122-128，2001.
17）Amdur, R. J.：IRBハンドブック，栗原千絵子・斉尾武郎訳，中山書店，2003.
18）Edgar, H. & Rothman, D. J. : The institutional review board and beyond，In Ethical and regulatory aspects of clinical research ; Readings and Commentary. Emanuel, E.J.，Crouch, R. A., Arras, J. D., Moreno, J. D., & Grady, C.（Eds），The John Hopkins University Press : Baltimore，2003.

Point

- 臨床研究の審査を担当する機関内審査委員会（IRB）は、研究対象者の権利を保護する責任を担っている
- 臨床研究が科学的、かつ倫理的に実施されるために、IRBは研究計画書のレビュー以外に、承認後の臨床研究の監視もその活動の一部として求められている
- IRBのメンバーは、上述した17項目の質問を使って、臨床研究・臨床試験の計画書の審査を行うことが大切である

関連Q&A
→Q28～31へ

2. 関連部署との協働、連携体制

以下の会話は、当院で実施中の臨床研究の主任研究者である外科医と筆者との会話です。

筆者「10月下旬から1月中旬まで、19名の患者さんがこの研究への協力に同意してくださり、検査も終わっています。しかし、計画によると2月下旬までに50名にお願いすることになっており、このペースだと無理だと思うのですが」

外科医「そうだよね。診療が始まる前は、患者さんにお願いしなきゃいけないことを覚えているんだけど、いざ診療が始まってしまうと、すっかり忘れてしまうんだよね」

筆者「そうですか。M先生もそうおっしゃっていたので、患者さんにお声をかけることを思い出していただけるように、目印として緑色のクマのぬいぐるみを机に置いたのですが……効果はないみたいですね。M先生は、“あのクマは僕を癒してくれる”とおっしゃっていて、目印ではなく、M先生を癒すクマになっているような……」

外科医「そうか……、あと何名にお願いすればいいんだっけ?」

筆者「ひと月ちょっとで約30名です。当初は2月末の研究期間終了までに30名の予定だったのが、いつの間にか50名に変更になってしまったので」

外科医「そうだよね。うちの病院なら、すぐ症例が集まると思ったんだけどね。診療中に患者さんに研究や試験について詳しく説明することは難しいんだよね。でもね、重要な研究だから、誰か患者登録からそのフォローアップまで管理する人がいてくれるといいんだよね」

当院では、治験以外にもさまざまな臨床試験、臨床研究が行われています。冒頭に登場した外科医は、多施設共同研究である、CellSearch Epithelial Cellキット（セルサーチ上皮性がん細胞測定キット：以下、セルサーチ）の臨床性能評価研究の当院受託責任者です。

このセルサーチは、FDA（Food and Drug Administration：米国食品医薬品局）に体外診断用試薬として申請され、“転移性乳がん患者の無増悪生存期間および全生存期間予測”の臨床診断のための使用が2004年1月26日付で認可されました。専用の採血管に患者の血液を約7.5cc採取し、さまざまな抗体や物質を用いた三重蛍光染色をしてパターン解析することで、いくつのがん細胞がその血液中に含まれているかを算出するという検査です。転移性乳がん患者では、算出されたがん細胞が5個未満の患者群と5個以上の患者群とでは、無増悪生存期間、全生存期間が有意に異なることが明らかになっています[1)]。

今回のセルサーチの研究目的は、「乳がん患者、乳房良性腫瘍患者および健常者を対象として、本試薬キットの臨床的有用性の確立を目的として性能（感度および特異性など）を評価する」ことです。米国で開発された臨床検査のキットが日本の患者でも適用可能なのか、を調査目的としています。

この研究では、まず本研究対象候補として問題のない外来患者に、外科医が本研究について紹介します。その後、対象候補の患者がさらなる説明を聞く意思がある場合、別室で筆者が本研究に関する詳細をさらに説明し、ご協力いただけるという意思表示をした患者から同意を得ることをしています。

外来では、「実際の診療やケアを行っている中で、研究対象候補となる患者さんに研究について十分に説明する時間はない」という声を聞き、また病棟では「自分の病棟に入院している患者さんを研究対象とする場合、『お世話になっている病棟のナースから研究協力を依頼されたら、患者さんは嫌とは言えないでしょう』と指摘されます。どうすればよいのでしょうか」という質問をこれまで何回か受けてきました。このような状況を解決するために、上述したセルサーチの臨床研究と同様、研究対象候補の患者に研究の説明ならびに同意を得る役割を、いくつかの研究で筆者は担当してきました。

本項では、臨床での研究を円滑に進めていく上で欠かすことができない、関連部署との協働、連携について述べたいと思います。

なぜ関連部署に、研究について説明する必要があるのか？

研究には、多職種の協力が不可欠

どんな臨床研究であっても、決して主任研究者一人で研究を進めることはできません。上述したセルサーチの研究計画書では、登録された50名の患者から病状に応じて1回ないしは2回採血をします。すべての採血管は個人が特定できないよう番号で管理され、セルサーチ専用の検査機器を所有している会社に搬送されます。患者の採血から検体搬送までの流れをスムーズにするために、本研究開始前に、検査室の責任者ならびにスタッフ、検体の採血管を搬送する会社のスタッフ、セルサーチ専用の検査機器を所有している会社のスタッフならびに筆者が一堂に会して、本研究を委託した業者のスタッフから説明を受け、一連の流れについて、取り決めをしました。具体的には、二重匿名の方法、1日に扱う検体数、検体を提出する最終時間、検体である採血管の取り扱いについてです。

患者の状況に応じて1回ないしは2回という採血回数の指示は、外科医が出します。約1カ月後の2回目の採血の日程ならびに採血場所の調整と研究対象患者への依頼確認は筆者が行いました。また採血そのものは、採血室、外来点滴センター、あるいは外科外来のナースやスタッフに依頼しました。そのために研究開始前に、外来点滴センター、外科外来の現場責任者であるアシスタント・ナースマネジャーに、本研究に関する説明を筆者から行いました。彼女は、関係のあるすべてのスタッフに本研究について説明してくれており、スタッフ全員がこの研究について理解があり、採血の協力も快くしてくれました。その後、検査室に戻ってきた検査結果の管理・保管は、筆者が担当しました。

協力依頼時に説明すべき事項とは?

セルサーチの研究を例に取りましたが、1つの臨床研究を円滑に進めていくためには、その研究に関係するであろうすべての部署のスタッフの理解と協力が不可欠です。特に筆者のように実際の診療には関係ない研究スタッフが関連部署をうろうろすることは、事情を知らない人からすると奇異なことに思えるのも事実です。そのために、研究開始前に、各部署の責任者あるいはスタッフに研究について説明し、その上で、

・研究スタッフがその部署においてどのような動きをするのか
・実際に関連部署のスタッフに、どのような協力をしてほしいのか
・何か不明点があった場合、誰に連絡をすればよいのか

ということを、しっかりと伝えておくことが必要です。そして、しっかりとした協働体制、連携を確立しておくことは、実際にデータ収集を開始した後に生じる細かい問題の早期解決にもつながります。

協働体制、連携をつくり上げる時の鍵は、研究計画書

研究計画書があれば研究依頼もスムーズに

研究計画書については、第1章4.の〈臨床研究の最終設計図「研究計画書」の作成〉で説明しました。研究計画書は建築に例えると、最終設計図に相当するものです。この設計図を見ることで、研究者が何を、いつ、どこで、どのように研究したいのかを理解することができます。研究計画書は、研究者とその研究に関連する人々、組織（例：研究倫理審査委員会など）との間のコミュニケーションを円滑にする手段でもあるのです。

現在、栄養に興味のあるナースが中心となって、入院患者の栄養状態を調査する研究プロジェクトが進んでいます。このプロジェクトは、先のセルサーチの研究よりも対象患者数が多く、多職種からの協力が必要な研究です。そのため、共同研究者として、ナース以外に、栄養士、薬剤師、医師が参加しています。

この研究では、セルサーチの研究と同様に、外注検査に出さなければならない項目の血液検査が含まれています。そのために検査室のマネジャーに会い、本研究に関する説明ならびに外注検査についての相談をしました。検査室のマネジャーは筆者との面談前に別ルートから本研究の研究計画書を入手しており、筆者が話す内容についてはすでに理解していました。そして、筆者に向かって、「こういう研究はものすごく大事ですよね。私たちもチーム医療の一端を担うことができる絶好の

機会なので、検査室を挙げて協力しようということになっています」と、満面の笑顔で話してくれました。

協力を依頼する際のポイント

関連部署に協力体制、連携を依頼する際には、

①事前に電話で、相手の都合のよい時間にアポイントメントを取り、どのような用件なのかを伝える

②約束した時間に、指定された場所へ必ず研究計画書を持って行く

③研究計画書を見ながら、研究の全容を簡単に説明し、実際に依頼したいことを話す

ことが大切です。口頭だけでなく、研究計画書を持って説明を受けると、説明を受けた当該部署の責任者は、その研究計画書を使ってスタッフに説明することができます。研究計画書を作成するには、研究者がその研究全体に投入するエネルギーの約60％を費やすものであると言われることがあります。つくっている最中は、大変面倒な作業で嫌になることもありますが、上述したように研究計画書があったからこそ、意見交換や協力依頼がスムーズにいったと実感することは少なくありません。

ナースが研究を行う際のジレンマ―患者への「暗黙の強制」の打開策

臨床の場で働くナースから、外来や病棟でデータ収集を行うことが難しいと、よく耳にします。実践家であるナースが研究者としてデータ収集を行うことを困難にしているのは、主に2つの理由があると思います。1つは、冒頭の外科医の言葉にもありましたが、実際の診療やケアを行っている合間に研究対象患者に研究の説明をし、同意を得て、データ収集を行う「時間がない」ということです。

もう1つの理由は、厚生労働省から「疫学研究に関する倫理指針」（2002年、2004年改正）や「臨床研究に関する倫理指針」（2003年）が発表され、研究対象となるヒトの人権の保障が明記されたために、研究の倫理的側面に対する関心が従来よりも増してきたことにあると思います。

患者中心の医療の重要性が叫ばれてきていますが、まだまだ医療者―患者関係における「主従関係」は完全には拭い去れていません。そのために、診療やケアを担当している医師やナースが研究対象となる患者に研究参加を依頼することは、研究対象者の持つ任意性や途中辞退の保障ができず、「暗黙の強制」をしている可能性が出てきます。その結果、上述しましたが、「自分の病棟に入院している患者さんを研究対象とする場合、『お世話になっている病棟のナースから研究協力を依頼されたら、患者さんは嫌とは言えないでしょう』と指摘されます。どうすればいいのでしょうか」という事態になってしまっています。井上が指摘するように、研究対象者の人権を守ることを最優先することで、ナースは自分が勤務する病棟に入院している患者に研究について説明をし、同意を得ることが困難になってきているのです[2)]。

病棟をデータ収集の場とするためのポイント

医療やケアに直接従事しない筆者のような第三者的な立場の医療者が、患者への説明を行い研究参加への承諾を得ることは、このよ

うな状況の打開策の1つです。また、研究助成金を獲得し、臨床研究全体を管理してくれるスタッフを確保することも解決策の1つでしょう。研究助成金も得られず、第三者的な立場の医療者の存在がない場合、臨床ナースは病棟をデータ収集の場として使えないのでしょうか。

データ収集を行う場、研究対象となる患者の状況を可能な限り考慮し、研究対象者の人権を確保できるよう最大限の配慮をすることで、この事態を打開することができると思います。

具体的には、第1章5. でもご紹介しましたが、人工呼吸器を装着し約1年にわたる入院生活を送った患者の褥瘡の回復過程について事例報告したいと考えたナースは、患者への説明内容を同意説明文として文書にし、研究計画書に添付して、倫理委員会で審査してもらいました。同意そのものの得かたについては、意思表示ができる患者であったとしても、家族が同席しているところで患者に説明し、患者だけでなく家族からも同意を得るという方法を選択しました。

倫理委員会でも同意の得かたについて審議が行われましたが、最終的には、研究者らが決めた方法は患者の任意性を保障する方法として問題なしとのことで承認されました。この方法以外にも、説明したその場で研究参加への承諾を得るのではなく、患者が家族と相談をする時間を持った後で意思表示を確認するというやり方も、研究対象者の任意性を保障するものとなるでしょう。

本項では、臨床での研究を進めていく上で必要となる協働、連携体制について、さらに連携体制をつくるための人的資源がない場合の打開策について述べました。倫理委員会の審査の場で、委員である産婦人科医が発した言葉が非常に印象強く残っています。臨床のナースが主任研究者である研究に対して、「主治医への説明はどうなっていますか? 確かに、ナースの方々が中心となって行う研究でしょうが、チーム医療という点を考えると、主治医あるいは担当医への説明というのは重要じゃないでしょうか」というコメントでした。

実践家であるナースが、同時に研究者であるには、周りの多くの人々の助けが不可欠です。1つの臨床研究が進められていくその裏には、陰となり日向となり支えてくれている、多くの縁の下の力持ちが存在していることを忘れてはならないと思います。

●引用・参考文献

1) Cristofanilli, M., Budd, T., Ellis, M. J. et al.: Ciruculating tumor cells, disease progression and survival in metastatic breast cancer, The New England Journal of Medicine, 351 (8), p.781-791, 2004.
2) 井上智子：実りある看護研究のための倫理的配慮と倫理審査のあり方，インターナショナル ナーシング レビュー，27 (2), p.28-30, 2004.

Point

- 関連部署との協働・連携体制づくりは臨床研究を進めていく上では必須
- 研究計画書は関連部署との効果的なコミュニケーションを進めるための鍵
- 医療と同じ！ 研究もチームで進めることが大切

関連Q&A
→Q19へ

3. 先輩・上司の臨床看護研究へのサポートのあり方

都内のある病院で行われた看護部主催の研究発表会に参加した時の会話です。

筆者「皆さん、いろいろなテーマで研究を頑張っておられますね」
看護部長「そうなんですよ。でもね、5年位前までは病棟のスタッフは研究と言っても、ほとんど関心がなかったんです。それどころじゃなかったのでしょうね。本当にここ数年なんですよ。去年も同様に研究発表会を開催し、外部講師の先生に講評をお願いしました。その講評がかなり厳しいもので、私たちもどうしたらいいのか……と思っていたのです。そんな時に、雑誌『看護』での連載（注：本書第Ⅰ部のこと）を見て、看護研究担当の○○師長に、駄目もとでもいいから先生に連絡を取ってみるように勧めたのです」
筆者「それで、○○さんからご連絡があったのですね。今回の研究発表の中には、昨年度の研究を継続した内容のものがいくつかありますね。“研究のための研究”ではなく、臨床に還元できる内容のものが多くなっているのが、非常にいいと思います」

はじめに——“身近な存在”からのサポートは十分か

第2章では、具体的な臨床看護研究プロセスに関する話題から離れ、臨床看護研究を進めていく上で必要となる組織上の体制について取り上げています。本項では、研究プロセスを歩もうとしているナースにとっていちばん身近な存在である、臨床での先輩、上司からのサポートのあり方について述べます。

筆者は本書のもとになった連載を通して、多くのナースの方々と出会い、臨床看護研究についてお話しさせていただく機会に恵まれました。上の囲みのエピソードも、都内にある中規模病院の看護部から講演を依頼され、2回にわたり臨床看護研究の進め方について話をし、年度末に行われた研究発表会に参加した時のものです。

臨床看護研究の進め方についての講演の中で、前年度までの発表会の抄録からいくつかの研究を例に挙げ、具体的にどのような点が問題であり、その問題を解決するには、どのような対策があるのかを説明しました。多くのナースが参加してくださり、講演後も今後自分たちが取り組みたい研究テーマについての相談を受けました。臨床ナースの研究への関心の高さには驚くものがあります。それと同時にナースたちの思いとは裏腹に、研究を進めていく上でさまざまな障害、困難さが存在することも否めません[1]。

臨床ナースの士気を下げないよう、サポートを

その1つに、上司の臨床看護研究へのサポートのあり方が挙げられるでしょう。

医療職者の針刺し事故に興味を持ち、研究計画書の準備を進めてきている院外ナースがいます。米国で開発された針刺し事故に関する質問紙を翻訳し、さらに彼女たち独自の調査項目を追加した調査用紙を作成しました。当該病院には倫理委員会がないため、その代わりに看護師長らによって構成される看護倫理委員会で研究計画書を検討してもらい、許可を得る必要がありました。その委員会で、研究計画書をプレゼンテーションしたのは彼女たちの病棟の看護師長でしたが、その看護師長が研究計画書について十分に理解していなかったため、委員会メンバーからの質問にきちんと答えることができず、「計画書再提出後の再審議」という結果になってしまいました。そのため、実際にその看護倫理委員会から許可が下りるまでに4～5カ月近くかかりました。

再審議となった理由の1つが、調査用紙の中で使われている言葉について、委員会メンバーの一人が納得しなかったことでした。一例として、「私がB型肝炎（あるいはHIVウィルス）にかかったら、周りの人たちは私を助けてくれるだろう」という文章の「助けてくれる」という言葉が差別的だとして、修正を検討するように求められました。その言葉の検討に多くの時間がかかったと、彼女たちは話していました。

このケースを通じて、まず彼女たちの上司である看護師長が、事前に計画書、調査用紙をじっくりと読み、委員会で指摘されそうな点について本人たちと話し合いを持っておくべきだったと思います。上記の言葉の問題について、この看護師長も問題と感じたのでしょうか。感じたのであれば、看護倫理委員会の審議にかける前に指摘できたのではないでしょうか。研究計画書の倫理審査には時間がかかります。だからこそ、上司や先輩はできるだけスムーズにその審査を終えることができるよう、臨床ナースたちの士気が下がらないよう支援していくことが大切なのです。指摘された表現の問題は、その後のプレテストでは全く問題にならず、筆者が見ても大変ナンセンスなコメントで、そのために研究が頓挫してしまったようにも感じられます。

臨床看護研究を進めていく中で、適切な指導・助言を受けることができる支援体制の重要性はこれまでも認識されてきており、さまざまな取り組みがなされてきています[2-4]。大学院を修了している院内のナースを研究指導者として活用したり、他の大学や短大の教員を外部講師として招いて協力体制をつくっている病院もあります。本項では、筆者がこれまで院内外のさまざまな臨床研究を支援・指導してきた経験から、臨床看護研究を支援していく際の重要なポイントを述べたいと思います。

臨床看護研究は輪番制で行うものではなく、自らの意思で行うもの

以前、『Nursing Today』（2003年12月号、小社刊、本書第Ⅱ部）で〈院内研究の進め方　知っておきたいルールとモラル〉という特集が組まれ、いくつか原稿を書かせていただき

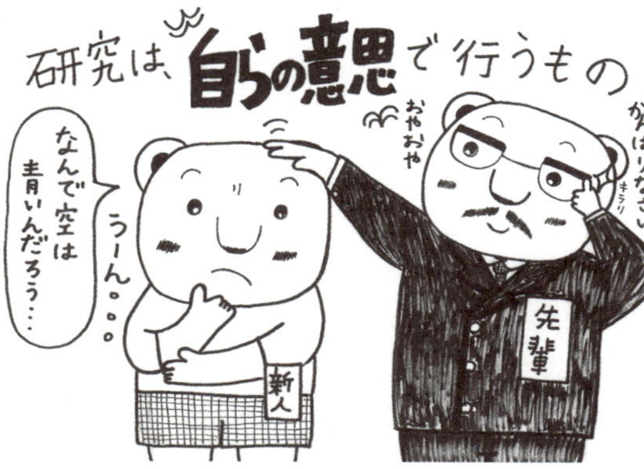

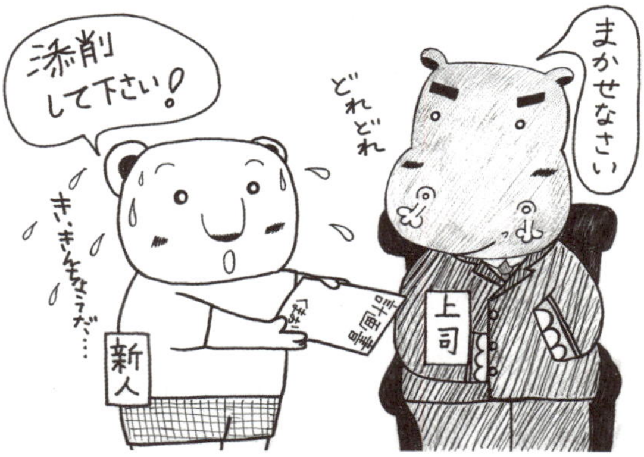

ました。特集の後半は、研究に関する読者からの質問に答えるものでした。特集には掲載しませんでしたが、編集者から届いた質問の中には、「忙しい業務の中で研究をする時間はありません。自分のプライベートな時間を削っているという現実があります。半ば強制的に課せられる院内研究なのに、ここまで自分の貴重な時間を費やさなければならないのでしょうか？」（→Q43）

「上司から言われた内容に興味が全く持てなくても、それをテーマにしなければいけないのでしょうか？」（→Q5）

「3年目になると病棟の看護研究係となって、1年後の発表会に向けて研究しなければなりません。1年では十分に研究できず、やりっ放し状態という感じがするのですが……」（→Q53）

というような内容も含まれていました（第Ⅱ部の各Qを参照してください）。

研究活動をキャリアアップの一環として位置づけている場合は例外かもしれませんが、それ以外の場合、臨床看護研究は、ナース自らの意思で取り組むべきものです。大学院生の場合には指導教官が携わっている研究テーマをそのまま引き継ぐこともあるでしょうが、臨床で働くナースの場合、研究テーマの宝庫である臨床の場から自らが疑問や問題に感じたことを取り上げ、その“回答を得る”“解決する”ために、研究という科学的な問題解決方法を選択するのが自然な流れであると思います。

上司から働きかける際には、その方法に留意

「放っておくと、いつまでも自分たちから何も言ってこないから」と、上司自らがスタッフナースに働きかけるのは、決して悪いことではありません。働きかける方法をちょっと工夫していただければと思うのです。

研究への取り組みは、疑問や問題を持つことから始まります。問題とは、「目標と現状の差であり、解決を要する事柄。目標とは、“あるべき姿”“望ましい姿”“期待される状態”であり、現状とは“現実の状態”“実際の姿”をさす」と佐藤は定義しています[5)]。つまり、目標と現実の差に「気づき」、そのギャップを「埋めようとする姿勢」がなければ問題にはならないのです。

輪番制で看護研究を強いるよりは、臨床における問題への「気づき」を促すような関わ

りをしていくことは、将来研究のテーマとなる種を見いだす重要な機会となるのではないでしょうか。

本当の理由は「忙しさ」以外にもある

これまで臨床ナースと一緒にさまざまなプロジェクトを行い、臨床看護研究に取り組めない理由が、業務の多忙さだけではないということがわかってきました。

研究アイデアを“言語化”することが困難

1つは、自分の言葉で研究課題、研究目的を表現することの難しさです。中堅以降の臨床ナースは、研究テーマとなる種を、臨床という宝庫からたくさん収穫しています。そして時として、いくつもの種を1つの研究テーマとして取り組みたいという思いがあるようです。あるいは、いろいろ関心があり、頭の中にアイデアは浮かぶけれども、言葉で表現できないという苦労があるようです。

そのような時はまず、ナースたちにどのようなテーマに関心があるのかを話してもらいます。その話を聞きながら、筆者はメモを取り、内容を整理し、時には図式化します。決して、話を1つの方向にまとめることはしません。いくつもの話題があれば、それをそのままメモに書き取っていきます。そして、語り終わったら、そのメモを見ながら、話の内容を確認します。その確認作業をする中で、今度は本人の頭の中で、自分が何について研究したいと思ったのかということが整理されていくのです。

この段階で、倫理的に問題となるようなテーマだったり、実際に取り組むには難しいテーマである場合には、切り口を変えるよう助言します。いくつものテーマが出てきた場合には、優先度を付けてもらいます。ここまで来れば、自分たちが何をしたいのかということが明確になってきますので、次回、研究課題、研究目的を文章で表現してきてもらうようにします。

ナースたちが研究課題や研究目的を、自分たちの言葉で表現するという作業はとても大切です。時間がかかったとしても、それに付き合うことは、その後の研究のプロセスを順調に進めていく上では必要です。

どこから研究に着手すべきかわからない

2つ目は、研究したいと思っても、どこから手をつけてよいのかわからないということです。先日も、「化学療法中の口内炎を予防するための口腔内のうがいの方法について興味を持っていますが、どのように手をつけたらいいのか、わからないのです」という内容のE-mailが、院内ナースから届きました。テーマを絞っていく際にも先行研究やガイドラインからの知識が重要なので、それを調べるように助言しました。これまで研究を行ったことのないナースにとって、文献を検索すること、文献を読んで整理すること、そこから自分の研究テーマに結び付けること、といった一連の作業を自力で行っていくことは難しく、時に先輩や上司の助言が必要となります。

研究計画書のイメージがつかめない

3つ目は、2つ目と関連しますが、これまで研究計画書を書いたことがない、ということです。具体的にどのような項目・内容を含めるべきなのかという質問をこれまでも受けてきました。看護研究の成書に、研究計画書の例が掲載されていますし、先輩の研究計画書を参考にさせてもらうことも可能でしょう。

筆者の場合、口頭で説明するのが大変な場合は、まずは研究計画書をドラフトの段階でも構わないので見せてもらい、その計画書に助言や意見を入れる、添削するという形式を取っています。以前ある医師に、「計画書を見たら、“真っ青”になって戻って来たので、びっくりしました。でも、計画書とはあのように書くものなのだと学びました」と言われました。筆者の場合、青字で添削、コメントを入れるので、原稿が真っ青になるのです。そのように書き入れた筆者のコメント・助言を最終的に採択するかどうかは、研究計画書の書き手に任せています。

研究初心者のナースの場合、研究計画書は上司や先輩に見てもらうことが大切です。この時、先輩ナースは細かい「てにをは」を指摘するだけでなく、必ず、論旨に一貫性があるかを確認することが重要です。「はじめに」「研究目的」「研究方法」などの各だんごにちゃんと串が通っているかを点検します。そして、先輩として意見を述べても、その意見を採択するかどうかは計画書を書いた本人が決定すべきであると理解しておくことが大切です。

研究に必要な院内の手続きを知らない

4つ目は、研究を進めていく上で、院内においてどのような手続きを踏まなければいけないのかについて知らないことです。筆者が勤務する病院には、倫理委員会とは別に研究審査委員会があり、そこで臨床試験・臨床研究の計画書は審査され、承認を得ることが求められています。審査について全く知識のない若いナースだと、この手続きを“大岡裁き”のごとく捉えてしまい、「そんなに大変だったら、もういいです」となりかねません。なぜ、研究の倫理性を審議することが重要なのかも、同時に説明していくことが重要です。

看護研究者としての
ロールモデルの存在

先輩ナースとプロジェクトを組めば、効果的

新人ナースが成長していくプロセスにおいて、ロールモデルとなる上司や先輩の存在は大きいものです。臨床看護研究を行っていく際も、同様のことが言えると思います。これまで研究を行ったことがある先輩と初心者がチームとなって研究プロジェクトに取り組めば、先輩のやり方を見て、研究初心者であるナースは学んでいくことができるでしょう。

筆者は、これまでいくつかの研究プロジェクトに、共同研究者として参与してきました。特に、研究初心者であるナースが主任研究者である場合は、指導者としての立場ではなく、できるだけ共同研究者として一緒にその研究を進めていくことにしています。問題提起に始まり、研究テーマを考え、研究計画書をつくっていくという実際の作業では、主任研究者が研究初心者である場合、筆者が実質上の研究のファシリテーターになってしまうこともあります。しかし、研究を進めていく実際の作業を通して、多くのことを学んでもらいたいと思っています。

円滑なコミュニケーションが、研究プロジェクトの要

現在、栄養に興味のある医療職者が集い、入院患者の栄養状態に関する研究プロジェクトを進めています。そもそもは、主任研究者である臨床経験7年目のナースが、「入院してきた患者さんがどんどん痩せていってしまうんです。どうしたらいいものかと思っているのですが……」という相談を、約半年前に受けたことに始まります。

彼女以外にも、入院患者の栄養に関する管理方法に悩んでいるナース、経静脈栄養の薬剤配合をしながら日々問題意識を持っていた薬剤師……などがいることがわかってきました。このようなスタッフに声をかけ、現在はナース、栄養士、薬剤師、検査技師、医師らによる学際的なチームとなり、研究の準備を進めています。

筆者の主たる仕事は、このプロジェクトを円滑に進めるために、研究チームにあらゆるサポートをすることだと思っています。研究プロジェクトを円滑に進めていく1つの秘策は、いかに研究スタッフ間のコミュニケーションを十分に図るかということです。上記のプロジェクトは、1つの部署内の研究ではなく、部署を超えたチームでの研究ですので、研究スタッフにはコミュニケーションを十分に図り、多くの研究協力者をマネジメントしていく能力が求められます。定期的なミーティングの場だけでなく、E-mailを活用して、すべての研究スタッフに同じ程度の負担で研究に関わってもらうよう配慮し、実際のデータ収集時に困らない体制づくり、マニュアルなどの準備をしています。

先輩として、上司として、研究を進めやすい環境づくりに配慮を

臨床ナースが研究に取り組みやすい、研究を進めやすい環境づくりのために配慮できることが、いくつかあると思います。

期間限定の看護研究の取り組みを止める

輪番制、当番制で看護研究を実施している病院では、1年で成果を出すことを目標に研究計画を立てざるを得ない状況にあるようです。研究のプロセスをきちんと踏むことを求めた場合、先行研究の文献検索を行うだけで数カ月かかってしまいます。おおまかなタイムスケジュールを組むことは重要ですが、期間限定で看護研究に取り組むことは、質の高い研究には決してつながりません。

研究を進める際の打ち合わせの持ち方を工夫する

前記のナースの言葉にもありますが、臨床看護研究は自分の時間を削ってまでもやらなければならないのでしょうか。ある意味において、これは「はい」と答えざるを得ません。しかし、打ち合わせそのものを振り返っていただきたいのですが、レジュメを用意して打ち合わせに臨んでいますか？

打ち合わせを行う場合、主任研究者は検討議題を事前に整理しておくことが必要です。そして、研究計画書作成の作業などは、研究メンバーが各自担当部分を決め、次回までの宿題とするというような工夫をすれば、打ち合わせで拘束される時間も少なくなると思い

ます。

研究初心者のナースの場合、このようなコツを知らないかもしれません。最初の数回の打ち合わせにはオブザーバーとして上司や先輩も出席し、打ち合わせの進め方のコツを指導することも重要だと思います。

スケジュール調整を柔軟に行う

冒頭の針刺し事故に興味のある院外ナースたちは、筆者と面談をする時には、オフ希望を出しています。院内で外部講師による講義や研究指導の機会がある時は、事前に業務調整をしておくことが望ましいでしょう。せっかく指導を受けることができる機会なのに、研究メンバーが誰も出席できないとなっては、研究も円滑には進みません。

研究テーマは、“継続性”を考慮して決める

特に期間限定で臨床看護研究を行う場合、院内の研究発表が最終ゴールとなってしまい、その発表を終えた後には、成果を臨床に還元するという意欲が残っていないようです。

しかし、1つの臨床看護研究ですべてが解決するわけではありません。研究の成果からまた新たな疑問・課題が出てくるものです。1つのテーマを継続して探求していくことも重要であると後輩ナースに伝えることも、上司・先輩に求められていることだと思います。

おわりに

本項では、臨床看護研究を進めていく上で欠くことができない支援体制について、そして研究を進めやすい環境づくりについて述べました。先日、ある病棟の看護師長と話をしていた時のことです。現在進行中の研究に関して説明している最中に、彼女が「つまり、研究をいかに円滑に進めることができるかは、各研究者のリサーチ・マネジメントにかかっているのですね」と話していました。リサーチ・マネジメント——研究スタッフ一人ひとりに求められる資質を集約している、まさにぴったりな言葉だと実感しました。

すでに臨床看護研究を進める上で必要となる環境整備を行っている病院では当然のことを、筆者は述べたにすぎないかもしれません。ただ、まだまだその環境が整備されていない中で頑張って臨床看護研究に取り組んでいるナースたちは多く、その方々のためにも、本項が臨床看護研究を支援する体制づくりの参考になれば幸いに思っています。

●引用・参考文献
1) 南沢汎美・雄西智恵美・数間恵子・小玉香津子・斎藤やよい・酒井美絵子・深山智代：臨床看護研究実施上の困難と克服課題第一次調査報告，日本看護科学会誌，18（1），p.52-59，1998.
2) 南沢汎美・雄西智恵美・数間恵子・小玉香津子・斎藤やよい・酒井美絵子・深山智代：臨床看護研究実施上の困難と克服課題第二次調査報告，日本看護科学会誌，20（1），p.28-35，2000.
3) 澄川美智・奥村潤子：中堅看護師のキャリアアップに焦点を当てた看護研究支援の実際［1］ 看護研究体制の変遷と外部指導者からの支援，看護展望，28（10），p.58-63，2003.
4) 杉浦美佐子・小林純子・佐藤真澄・福田由紀子・澄川美智・奥村潤子：中堅看護師のキャリアアップに焦点を当てた看護研究支援の実際［2］ ユニフィケーションの一環としての看護研究推進，看護展望，28（11），p.70-78，2003.
5) 佐藤允一：問題構造学入門 知恵の方法を考える，ダイヤモンド社，1984.

Point

- 先輩・上司ナースは、テーマを強いるよりも、問題への「気づき」ができるような関わりを！
- 臨床看護研究がしやすい、そんな環境づくりが大切
- 先輩・上司ナースは、後輩ナースのよきロールモデルとして、相談相手としてサポートすることが大切

関連Q&A

→Q5、Q41～43、Q53、54、Q57へ

第3章 研究論文のクリティークのポイント

1.「研究論文をクリティークすること」とは

読者の皆さんもウィンドーショッピングやお買い物がお好きなのではないかと思います。本書の編集部が入っている日本看護協会ビルは東京・原宿の表参道にあり、駅からそのビルに行く道にも、たくさんのブランドショップが立ち並び、華やかなショーウィンドーに目を奪われてしまいます。

例えば、Aというブランドのセール会場で、お気に入りのワンピースを見つけたとします。おそらく、自分は数あるブランドショップの中からなぜAという店を選んだのか、たくさん並べられている洋服の中からなぜそのワンピースを選んだのか、ということを考えてレジに並ぶ人はいないでしょう。きっと「可愛いのがあってよかった」と思い、「いつ、そのワンピースを着ようかな」といった思いをはせらせることでしょう。

しかし、数ある洋服の中からそのワンピースを選ぶには、選ぶ側がある一定の基準を持って「気にいる」「気にいらない」を判断し、選んでいるのです。その選択基準は、趣味、センス、好みと言われるものです。

さて、既存の研究論文のクリティークとは、このワンピース選びと同様のことなのです。10年前と比べると、看護研究の学会での口頭発表ならびに誌上発表の数が増えてきています。日本語だけでなく、英語の論文にまで目を向けると、その論文数は星の数ほどあると言っても過言ではないでしょう。

そのような中で、臨床上の問題に直面したり、研究を計画する時、私たちは文献検索をして自分のテーマに関連した既存の文献がないかを調べ、取り寄せます。私たちはさまざまな理由や目的で、研究論文を読み、その論文を「気にいる」「気にいらない」を判断している、表現を変えると「必要な論文かどうか」「読むに値する論文かどうか」ということを決定しています。

しかしワンピース選びとは違い、「好み」という個人的な価値基準だけで論文のよしあしを判断するわけにはいきません。

そこで、本章では、「研究論文のクリティーク」を取り上げ、どのような点に注意をして研究論文を読むことが必要なのかについて述べていこうと思います。

クリティークとは

「好き・嫌い」で判断することではない

クリティーク（critique）とは「批評、評論、論評」という邦語訳が当てられていますが、そのままカタカナ表記で用いられることが一般的です。批評とは、「物事の善悪・美醜・是非などについて評価し論ずること」とあります[1)]。PolitとBeckは、クリティークを「研究報告の多様な側面についてバランスよく、目的をもって、批評吟味すること」と定義しています[2)]。

また、BurnsとGroveは、知的なクリティークとは、「過去の研究経験と当該トピックに関する知識を用いて、研究の強み、限界、意味、意義について判断するため、研究のあらゆる側面を体系的に、偏りなく、注意深く検討すること」であると述べています[3)]。つまり、看護研究を個人の感情だけで「好き・嫌い」と判断したり、「批判」することではなく、系統立った一定の基準を用いて、その研究のよい点、悪い点を指摘し、研究としての価値を定めることが、クリティークなのです。

さらにBurnsとGroveは、研究のクリティークには、批判的な思考（critical thinking）や批判的吟味（critical appraisal）の知識や能力が必要になると述べています[4)]。

批判的吟味とは？

ここで、批判的吟味（critical appraisal）について触れたいと思います。EBP（Evidence-Based Clinical Practice：エビデンスに基づいた臨床実践）のステップを表1に載せましたが、その第3ステップが批判的吟味です。批判的吟味は「データの妥当性、報告の完全性、方法と手順、結論、倫理基準の遵守などを評価するため、研究に判断のルールを適用すること」と定義されています[5,6)]。

この批判的吟味は、臨床疫学者たちが既存

表1　EBPの5つのステップ

第1ステップ	患者の問題の定式化
第2ステップ	問題についての情報収集
第3ステップ	情報の批判的吟味
第4ステップ	患者への情報の適用
第5ステップ	プロセスの評価

の論文の読み方について臨床医たちに指導、助言した中から出てきたもので、どちらかというと臨床研究のつくり手のためというよりは利用者、消費者の立場にたって論文をどう読むかということを提示しているものであると言えます[7]。

クリティークの目的

批判的吟味で研究の質を高める

研究のクリティークは、看護研究を行っていく人のためだけでなく、既存の研究結果を臨床に適用する、研究結果の使い手、消費者にとっても必要となってくる知識、技術です。PolitとBeckは、「研究のクリティークは単なるレビューや要約ではなく、1つの研究の強みや限界について注意深く検討された批判的吟味であり、それは研究者だけでなく、臨床家・実践家にとってのガイドともなる」と述べています[8]。

臨床看護研究は、臨床ナースが疑問に思った問題への答え、あるいは新しいエビデンスを見いだすために行われます。しかし、Oberstは欠点がある研究を除いたら、実践のための科学的根拠など1つも存在しないと述べているように[9]、欠点が全くない研究など、この世には存在しません。臨床ナースは欠点があるのを承知し、その欠点が致命的なものなのか、まだ目をつぶれるものなのか、また自分の臨床では問題となることなのかを検討し、既存の研究結果を適用、応用していくことが求められます。これによって質の高い、エビデンスに基づいた臨床実践が展開されることになるのです。

研究のクリティークを実施する際のポイント

これまで、研究のクリティークは研究を行う人だけに求められる知識、技術ではないことを述べてきました。クリティークは、研究結果を実践に適用する臨床家、そして若手のナースたちの研究を指導する立場にあるベテランのナースの方々にも求められるものです。

批判的吟味の3つの検討項目

その研究論文が「読むに値するかどうか」、あるいは後輩のナースたちの研究計画が「実施するに値するかどうか」という判断を行うためには、批判的吟味の知識、技術がその基盤として必要になります。

EBPの第3ステップである批判的吟味では、研究デザインごとに、①結果は妥当か、②結果は何か、③結果は自分の患者の治療に役立つか、という3側面についての検討項目を挙げています。

より詳細なクリティークを行うポイント

これらの知識、技術にさらに磨きをかけ、研究論文全体を詳細にクリティークし、文献レビューをし、次段階の研究を考案していくというような場合には、PolitとBeckが提示しているクリティークの項目が参考になるでしょう。

彼らは、①理論的側面、②方法論的側面、③倫理的側面、④結果の解釈の側面、⑤報告の

表2 研究のクリティークを実施する際の注意事項 （文献2）からの引用を筆者翻訳、一部改変）

1. 研究の弱点だけでなく同様に強みについてもコメントをすること。クリティークはその研究の価値についてバランスよく分析されているべきである。すべてのクリティークにはその研究のよい点について、いくつか指摘することが求められる。
2. 研究の強みと限界に関しては、例を挙げて説明すること。あいまいな説明は避けること。
3. 自分の批評に関する論拠をきちんと提示すること。
4. 客観的であること。自分にとって興味のない研究テーマであることや、研究の前提となっているパラダイムと自分の見解が一致しないという理由から、過度に批評してはならない。
5. 否定的なコメントをする際には配慮をすること。そのコメントを受け取った研究者の立場に立ってみること。お高くとまったり、嫌味を言ったりすることはしてはならない。
6. 問題点を指摘するだけで終わってはならない。方法論的な問題を解決するであろう代替策、異なるアプローチを提示すること。リコメンデーションが実際的なものであるよう注意すること。

方法に関する側面の5つに関するクリティークのための詳細な項目を挙げています[10]。

研究のクリティークを実施する際の注意事項

最後に、研究のクリティークを実施していく上で注意すべき点を表2に挙げます[11]。

●引用・参考文献

1) 新村出編：広辞苑（第5版），岩波書店，1998.
2) Polit, D. F. & Beck, C. T.：Nursing research：Principles and methods（7th edition），Philadelphia : Lippincott Williams & Wilkins，2004.
3) Burns, N. & Grove, S. K.：The practice of nursing research : Conduct, critique, & utilization（4th edition），Philadelphia : W. B. Saunders，2001.
4) 前掲書3）
5) Last, J. M.：A dictionary of epidemiology（4th ediction），Oxford : Oxford University Press，2001.
6) Last, J. M.：疫学辞典（第3版），日本疫学会訳，日本公衆衛生協会，2000.
7) 名郷直樹：文献の批判的吟味，診断と治療，86（11），1898-1902，1998.
8) 前掲書 2）
9) Oberst, M. T.：Warning : believing this report may be hazardous…，Research in Nursing & Health，15（2），91-92，1992.
10) 前掲書2）
11) 前掲書2）

Point

- クリティークとは、系統立った一定の基準を用いて、その研究のよい点、悪い点を指摘し、研究としての価値を定めることである
- クリティークとは、個人の価値観で論文の「好き・嫌い」を判断することでは「決して」ない
- クリティークは、研究成果を実践に適用、応用する実践ナース、後輩ナースの研究指導に当たる先輩ナースにも必要とされる知識、技術である。
- クリティークの内容を相手に伝える場合には、受け取った者への配慮を忘れないようにする

関連Q&A

→Q12、Q22、23へ

2. ランダム化比較試験（RCT）のクリティーク

本項では、研究例として、Rickardらが行った「定期的な輸液セット交換は、中心静脈カテーテル関連菌血症（Catheter-Related Bacteremia）あるいはカテーテルの細菌定着（Catheter Colonization）を減少させることはない」というタイトルの論文を使います。次頁に研究の概要を掲載します。

米国疾病管理予防センター（Centers for Disease Control and Prevention：CDC）から発表された血管内留置カテーテル関連感染予防のためのガイドラインでは、輸液セットの交換は72時間ごとで行う（脂肪製剤、血液製剤などを投与した場合は除く）よう推奨されています[1)]。そのため、日本の医療現場でも中心静脈カテーテル挿入患者の輸液セットの交換は、72時間ごとに行われることが多いのではないでしょうか。しかし、Rickardらはこの72時間ごとの輸液セットの交換は根拠に基づいた実践ではないと指摘しています。過去30年間に、輸液セットの交換頻度に関する研究はたくさん実施され、72時間ごとの交換により感染のリスクを増すことはないという結論が導かれています[2-4)]。また、いくつかの研究では、96時間交換、120時間交換でもカテーテル関連血流感染（Catheter-Related Blood Stream Infections：CRBSI）のリスクを増すことはないと報告しています[5, 6)]。

感染を予防するために、72時間ごとに定期的に輸液セットを交換する必要があるのか？　という疑問に対する答えを得るために、Rickardらは本研究を実施しました[7)]。

ランダム化比較試験とは

ランダム化比較試験の3つの条件

ランダム化比較試験は、介入研究（実験研究）デザインの1つで、研究者は研究対象者に対して治療（介入）を行い、その治療（介入）のアウトカムに対する影響を観察することを目的としています。この研究デザインを行う場合、下記の3つの条件を必ず満たしておくことが求められます。

1）2つ以上のグループを設定：対照群の設定
2）グループに一定の条件を満たす対象を割り付ける際、「無作為」に行う：無作為割付
3）介入群、実験群には、「介入・実験・操作」を行う：介入、実験、操作

Rickardらの研究では、72時間以内で輸液セットを交換する場合が対照群、7日間交換せずに使い続ける群が介入群となります（介入群＝②群、対照群＝①群）。図1は、Rickardらの研究を図示したものです。上記3つの条件のいずれかを満たすことができない場合、その研究デザインは「準実験研究（Quasi-Experimental Study）」と呼ばれます[8)]。

研究の概要

研究目的：中心静脈カテーテル挿入患者において、定期的に輸液セットを交換することは、カテーテルの細菌定着あるいは菌血症* にどのような影響があるのか？

＊菌血症とは、本来ならば無菌であるはずの血流中に細菌が侵入し、検出される状態のことを言います。

研究デザイン：前向き、ランダム化比較試験。

研究対象：251名のICU収容患者に挿入された404本の抗菌カテーテル（グルコン酸クロルヘキシジンとスルファジアジン銀によってコーティングされた中心静脈カテーテル）。

介入：非埋没型中心静脈カテーテルがICU入室後患者に挿入され、挿入4日目に次の2つの群に無作為に割り付けられた。①挿入4日目（挿入後72時間以内）に輸液セットが交換される群（203本）、②全く交換されない群（201本）の2つである。カテーテルは治療が終了し不要になった場合、感染が疑われた場合、あるいは挿入後7日目に抜去された。カテーテル先端の半定量培養が、グループの割付について何も知らされていない検査技師によって実施された。「カテーテルの細菌定着」は、先端の細菌培養の結果、コロニー数が15units/mm3もしくはそれ以上検出された場合とした。「カテーテル関連菌血症」の判定は下の表3のとおりであった。この判定はCDCのカテーテル関連血流感染(CRBSI)の定義を発展させたものであり、“明らかに”菌血症の場合も、菌血症の“可能性あり”症例もすべてCRBSI 症例として扱った。

結果：①群からは10本、②群では19本のカテーテルで細菌定着が見られた。この違いは統計学上有意な差とはならなかった。各グループから3件ずつ菌血症の症例が明らかになった。ロジスティック回帰分析の結果、熱傷という診断と長期化するICU滞在が菌の定着のリスクを高める要因であることが明らかになった。

結論：短期間で、抗菌されている中心静脈カテーテルを使用する場合、輸液セットは7日間まで使用することが可能である。

表3 カテーテル関連菌血症の判定

	カテーテル関連菌血症			
所見	明らかに	おそらく1型	おそらく2型	可能性あり
カテーテル先端培養結果	＋	＋	＋	−
血液培養結果	＋	＋	−	＋
解熱を伴う炎症反応	＋/−	＋/−	＋	＋
他部位の菌の定着	−	＋	−	−
他部位の感染	−	−	−	−

＋：培養結果陽性、−：培養結果陰性もしくは培養結果なし

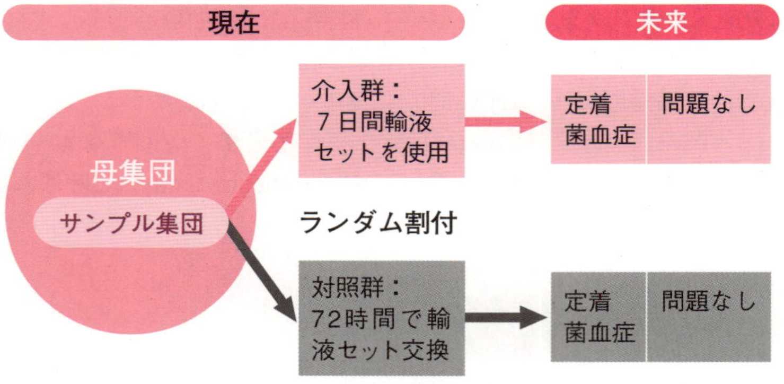

図1 ランダム化比較試験のデザイン

ランダム化比較試験の批判的吟味の実際

抄録から読み取る

表4は、ランダム化比較試験を研究デザインに用いた論文を読む際の批判的吟味のポイントです[9)]。EBPの実践のためには、研究成果（エビデンス）を自分の臨床に応用するために、その論文の質を評価するという目的を持って論文を読むことが求められます。

まず論文を読み始めたら、目的、介入、アウトカム、そして研究対象は何かということを読み取ります。このあたりは、論文全体を読まなくても、抄録から読み取ることができます。論文の最初から最後まで読んでから、クリティークする必要は全くありません。抄録を大いに活用しましょう。

Rickardらの研究では、アウトカムは2つありました。「カテーテルの細菌定着」と「カテーテル関連菌血症」です。これらがどのように判定、測定されるのかということも読み取り、その判定の仕方に問題がないかも検討することが重要です。アウトカム変数の測定あるいは判定の仕方次第では、最終的な結果がゆがんでしまうことがあります。

表4　批判的吟味のポイント（ランダム化比較試験）

① 研究結果は妥当か？

- 介入群と対照群は研究開始時、同様の予後が予測されたか？
  - 患者は無作為割付がなされたか？
  - 無作為割付は隠蔽されていたか？
  - 無作為割付された群として、研究対象は分析されたか？
  - アウトカムに影響を与える既知の要因について介入群と対照群は同等であったか？
- 研究開始後、介入群と対照群は同様の予後を維持したか？
  - 研究対象は割り付けられた群に気づいているか？
  - 臨床医は割り付けられた群に気づいているか？
  - アウトカム評価者は割り付けられた群に気づいているか？
  - 追跡は完全であったか？

② 結果は何か？

- 介入の効果の大きさはどれくらいか？
- 治療効果の推定はどれほど精密に行われたか？

③ 結果は自分の患者のケアに適用できるか?

- 研究の対象となった患者は自分の臨床現場の患者と似通っているか？
- 重要なアウトカムはすべて考慮しているか？
- この介入によって得られる利益は、生じるかもしれない害や費用に見合うものか？

研究結果は妥当か？

●無作為割付と均一化の検討

ランダム化比較試験では、「無作為割付」がうまくいったかどうかを検討します。Rickardらの研究では、研究者は事前に患者あるいは患者の家族から承諾を得た後に、カテーテル挿入後4日目に研究対象となったカテーテルを①対照群、②介入群に無作為割付しました。

この割付については、ICUで輸液セットを交換するナース、ICUで臨床症状などを観察する研究者たちは気づいてしまいますが、カテーテル先端培養、血液培養の結果を判定する検査技師には知らされず研究は進められました。このようなアウトカムを判定する人々にカテーテルがどの群に割り付けられているのかについて知らせず、結果判定をしてもらうことを「盲検化」といいます。

404本のカテーテルは、2群に割り付けられたとおりに分析をされています（「割付時に意図した介入での解析、Intention to Treat Analysis」と呼びます)。

無作為割付によって2群の特性が同様、あるいは均一であることが求められます。そのために、RickardらはCRBSI発生に影響を及ぼす可能性のある要因についても情報を収集しました。性別、年齢、重症度（APACHE II）、ICU滞在日数、挿入時の入院日数、挿入場所、経静脈栄養、輸血、脂肪溶剤の投与などについてです。結果として、年齢を始めとするいくつかの要因において両群の間で統計学上有意な差が見られました（単解析）。各群の平均年齢は、対照群のほうが介入群に比べ6歳高い結果でした（t検定、p＝.006）。

●前向き調査における追跡率の問題

404本中29本のカテーテル（7.1％）が紛失、検死、あるいは検体が汚染してしまったなどの理由で培養されませんでした。①群14本、②群15本と、両群でほとんど同数であり、このことが結果に影響を及ぼすことはほとんどないと言えます。

前向き調査で研究対象者を追跡していく場合、問題の1つとなるのが「追跡率」です。長期間にわたる追跡調査の場合、途中で研究対象の患者が参加を取り消したり、あるいは連絡がつかなくなったりと、追跡ができなくなる場合も少なくありません。この脱落率が全研究対象者の20％以上になる場合は、結果に何らかの影響が出るかもしれないということを考える必要があります。

結果は何か？

●介入効果の確認

結果についてはすでに前述しています。①群の203本のカテーテル総挿入時間は2万4,918時間、②群の201本では2万5,382時間でした。このカテーテル挿入総日数を分母とした場合のカテーテルの細菌定着率（incidence density、発生密度）は、①群は10.4/1000カテーテル日、②群では20.1/1000カテーテル日でした。カイ2乗検定の結果、有意な差は明らかになりませんでした（p=.34）。カテーテル関連菌血症についても同様で、両群の間では統計学上有意な差は明らかになりませんでした（Kaplan-Meier生存分析、log-rank test、p=.862）。

この研究においては、72時間ごとに輸液セットを交換する場合と7日間まで交換しない場合を比べ、カテーテルの細菌定着あるいは菌血症の発生に違いが見られないことを明らかにすることを目的としていました。そして、研究者は短期間のカテーテル使用が予測される場合、7日間まで輸液セットを交換しなくてもよいということを結論づけたいと思っていました。つまり、輸液セットを7日間まで使用する介入群が、72時間ごとの交換をしていた対照群に比べ、カテーテルの細菌定着や菌血症の発生が統計学上有意に高くなるという結果は期待していませんでした。もし、72時間交換の群に比べ、7日間まで輸液セットを使用した群で、統計学上有意に菌血症が発生したという結果になった場合、7日間まで輸液セットを交換せずに使用することは、カテーテル関連菌血症を発生させるリスクを高めることとなり、安全なケアではないと結論づけられることになります。

●結果が信頼できるものかどうかの検討

上述した年齢をはじめ、単解析の結果、①群と②群の間で統計学上有意な差が見られた要因を用いてロジスティック回帰分析を実施しています。これは多変量解析の一種で、交絡因子による影響を取り除くことが目的です。

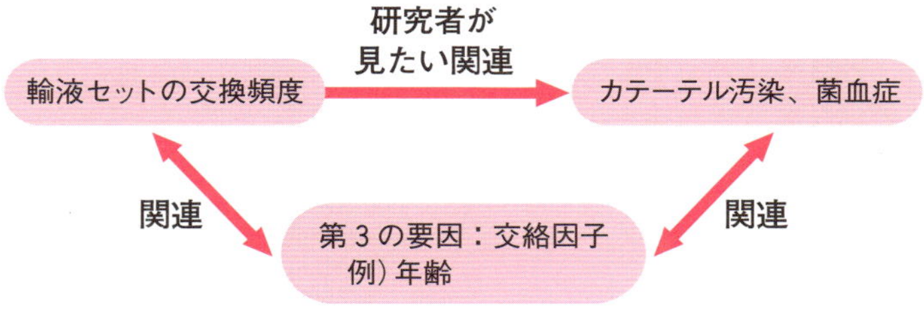

図2　交絡因子

交絡因子とは、輸液セットの交換頻度とカテーテルの細菌定着や菌血症といったアウトカム因子とも関連を持っている第3の要因のことを言います。結果として研究者が明らかにしたいと思っている輸液セットの交換頻度とアウトカム因子の関連をゆがめる原因となります（図2）。

年齢を例にすると、輸液セットの交換頻度によって2群を設定しましたが、対照群の年齢が統計学上有意に高い結果となっていました。また、年齢それ自体は感染発生のリスク因子であることが知られています。そこで年齢を始めとするいくつかの要因の影響を取り除くために、ロジスティック回帰分析を実施し、その結果、熱傷の診断とICU滞在日数の2つの要因がカテーテル汚染の危険性を統計上有意に高めていることが明らかになりました。

海外の研究論文の結果は日本においても同様か

批判的吟味の第3番目の側面、研究結果を臨床に適用する際に検討すべき事項については割愛しますが、この場合最も考慮しなければならないことは、この研究で研究対象としている抗菌カテーテルについてです。

今から8年くらい前までこの抗菌処理をされたカテーテルは日本にも輸入され使用されていました。しかし、1997年に抗菌カテーテルを使用したことによるアナフィラキシー・ショックを発症した事例が多発し[10)]、現在では輸入中止、使用中止となっています。このアナフィラキシー・ショックは、抗菌処理として使用されたグルコン酸クロルヘキシジンが原因であると推定されました。米国のように、現在も抗菌カテーテルが使用されているのであれば、この研究成果を自分の臨床現場に適用することが可能ですが、抗菌処理カテーテルを使用していない日本においては、同様の結果になるかどうか、適用する前に十分に検討することが必要です。

ランダム化比較試験の質を吟味することが重要

ここまでランダム化比較試験を研究デザインで用いた研究論文を題材に、批判的吟味の実際を説明してきました。今回の批判的吟味の結果、無作為化はきちんと実施され、両群の間の特性はいくつかの要因で均一とは言えないものでしたが、最終的な結論に影響を及ぼすことはありませんでした。

また、アウトカム因子であるカテーテルの細菌定着、カテーテル関連菌血症の判定には、カテーテル先端の細菌培養、血液培養の結果だけでなく臨床所見も含めて判定をしている点、細菌培養の結果判定者に盲検化を実施していた点も踏まえ、本研究結果は妥当であり、信頼に足るものであったと結論づけることができます。

多くの病院で実施されているカテーテル先端培養の結果は、カテーテル関連菌血症を判定する場合には参考にならないということは一般的な見解です。菌が定着しているだけで、感染が起こっているとは言えないからです。Rickardらもその点を理解していたからこそ、カテーテルの細菌定着と菌血症を分けて扱い、カテーテル先端培養以外に、血液培養、臨床症状の結果を含めて、菌血症の判定のための定義を設定したのでしょう。

ランダム化比較試験は、介入研究において最も質の高い研究成果をつくるための研究デザインとして認識されています。しかしながら、ランダム化比較試験という論文中の文字に惑わされることなく、本当に質の高いランダム化比較試験なのかどうかを論文の読み手が吟味することが重要です。

●引用・参考文献

1) O'Grady NP. Alexander M., Dellinger EP, et al.：Guidelines for the prevention of intravascular catheter-related infections, MMWR, 51, p.1-29, 2002.
2) Maki DG., Botticellie JT., LeRoy ML., Thielke TS.：Prospective study of replacing administration sets for intravascular therapy at 48 - vs 72 - hour intervals : 72 hours is safe and cost-effective, JAMA, 258, p.1777-1781, 1987.
3) Snydman DR., Donnelly-Reidy M., Perry LK., Martin WJ.：Intravenous tubing containing burettes can be safely changed at 72 hour intervals. Infection Control, 8, p.113-116, 1987.
4) Cohen DM.：A replication study : analysis of bacterial contamination of intravenous administration sets in use for 72 hours, Journal of the New York State Nurses Association, 20（12）, 1989.
5) Josephson A., Gombert ME., Sierra MF., Karanfil LV., Tansino GF.： The relationship between intravenous fluid contamination and the frequency of tubing replacement, Infection Cotnrol, 6, p.367-370, 1985.
6) Jakobsen CJ., Grave N., Nielsen E., et al.：Contamination of intravascular infusion systems : the effect of changing administration sets, Journal of Hospital Epidemiology and Infection, 8, p.217-223, 1986.
7) Richard, CM., Lipmann J., Courtney M., Siversen R., Daley P.：Routine changing of intravenous administration sets does not reduce colonization or infection in central venous catheters, Infection Control and Hospital Epidemiology, 25, p.650-655, 2004.
8) Cook TD., Campbell DT.：Quasi-experimentation : Design & analysis issues for field settings, Chicago：Rand McNally, 1979.
9) DiCenso A., Guyatt G., Ciliska D.：Evidence-based nursing : A guide to clinical practice, St. Luis：Elsevier Mosby, 2005.
10) http://www1.mhlw.go.jp/houdou/0908/h0814-2.html（2005年6月13日）
11) Guyatt, G., Rennie D. Eds.：臨床のためのEBM入門 決定版JAMAユーザーズガイド，古川壽亮・山崎力監訳，医学書院，2003.
12) The Evidence-Based Medicine Working Group：JAMA医学文献の読み方，開原成允・浅井泰博監訳，中山書店，2001.
13) Elwood M.：Critical appraisal of epidemiological studies and clinical trials （Second edition）, Oxford University, 1998.

Point

- ランダム化比較試験、あるいは実験研究の3つの条件：1）2つ以上の対照群の設定 2）無作為割付 3）介入、実験、操作
- まず抄録を読むこと。必要な箇所だけ論文本文に当たること
- 無作為化によって、介入群と対照群の特性は均一になる。その確認をすること！
- グループの割付は可能な限り、アウトカム要因を測定、判定する人には内緒にしておく！
- 追跡率がどうかを確認！
- 結果が信頼できるものかどうか、交絡因子などに邪魔されていないかを確認！

関連Q&A

→Q12、Q22、23、Q27へ

3. コホート研究のクリティーク

　本項では、1985年にShuklaらが発表した「腹部外科手術を受けた患者における、免疫ならびに栄養状態と手術後の手術部位合併症との関連」というタイトルの論文を使います[1]。次頁に、研究の概要を掲載します。この論文では、手術部位合併症として術後の創傷感染発生の有無について調べています。

　現在では、術後の創傷感染（Surgical wound infections）は、手術部位感染（Surgical Site Infections：SSIs）と呼ばれ、「手術操作の加わった深部臓器や体腔を含め、手術中に汚染を受けた一次閉鎖した手術部位の感染」と定義されています[2]。1992年に発表された米国疾病管理予防センター（Centers for Disease Control and Prevention：CDC）、米国院内感染サーベイランスシステム（National Nosocomial Infection Surveillance System：NNISシステム）のSSIsの定義では、①切開部表層SSI、②切開部深層SSI、③臓器・腔SSIの３種類が含まれ、手術後30日以内に発生した感染を指すとされています[3]。

　低栄養状態とは、長期間にわたり、食事摂取量の不足、消化吸収能の低下、摂取内容の偏りによって、栄養素の摂取が不足した状態のことを言います。この低栄養状態による免疫能・創傷治癒能・身体活動の低下は回復の遅れや病状の悪化を引き起こします。また、低栄養状態が原因の新たな合併症は、在院日数の延長、再入院の繰り返しを引き起こすという悪循環を招きます[4]。

　これまで、いくつかの臨床研究によって、低栄養状態、過度の体重減少、血清アルブミンの減少は、SSIsの危険因子として明らかにされてきてはいますが、未だ確立されたリスク因子であると断定するに至ってはいません。

　本研究が実施された1981～1982年頃のインドにおいて、医療職者は感染を起こした場合の腹部の創傷管理に関する知識はかなり持っていました。しかし、感染予防の観点から患者の栄養状態や免疫機能に注目をするということはほとんどされていなかったようです。そこで著者らは、本研究を実施して、免疫機能や栄養状態が創傷の回復にどのような影響を与えているのかを明らかにしたいと考えました。

コホート研究とは

研究対象集団（コホート）を一定期間追跡する

　コホート研究は観察研究デザインの1つです。図3は、前述した低栄養状態とSSIsに関する研究を図示したものです[5]。今回用いた研究の場合、リスク因子（曝露因子）は、免疫機能あるいは栄養状態の不良となります。

　コホート研究とは、同世代研究（concurrent study）、追跡研究（follow-up study）、発生研究（incidence study）、縦断的研究（longitudinal study）などとも呼ばれるものです。Lastは「規定された集団内において、

研究の概要

研究目的：腹部外科手術を受けた患者を対象に、免疫機能と栄養状態の評価を行い、術後の手術部位合併症とどのような関連があるのかを検討した。

研究デザイン：前向きコホート研究

研究対象：1981年2月から1982年1月までの1年間、インドの大学病院において一般外科手術を受けた患者365名。

研究調査項目：表5に示す項目を測定した。創傷排出液の細菌培養の結果、好気性あるいは嫌気性細菌が相当量存在することが明らかになった場合、創傷感染と判定した。

表5 測定・調査項目

身長、体重
上腕の皮下脂肪厚
上腕周囲長
血清蛋白質
血清アルブミン
リンパ球数
皮膚の感受性
IgG、IgA、IgM

結果：365名の患者が受けた手術の種類は多岐にわたっており、318名の患者の創傷が問題なく治癒した（87%）。創傷感染を起こした者は47名（13％）であり、そのうち3名が死亡した。

本研究においては次の 4 つの指標で低栄養状態の判定を行った。

①通常体重よりも15％以上の体重減少が見られた場合

②上腕周囲長が140mm未満の場合

③血清アルブミンが3g/dℓ 未満の場合

④リンパ球数が1, 500未満の場合

上記①の指標を使った場合、198名（54％）の患者が栄養状態不良と判定され、創傷感染の有無との関連は表6のとおりであった。

③の指標を用いた場合、創傷感染を起こした47名の患者のうち、血清アルブミンが3g/dℓ 未満であった者は28名（57.4％）であった。3g/dℓ 以上の栄養状態良好患者のほうが問題なく創傷治癒していた（$p<0.05$）。

結論：腹部外科手術を受ける患者の免疫機能ならびに栄養状態を早期に認識し対処を行うことによって、術後の創傷感染の発生の減少を導くことができるだろう。

表6 栄養状態とSSIsとの関連（判定①の場合）

栄養状態	患者数	SSIsあり	術後の入院期間（日）
良好	167	14（8.38%）	10.2±2.62
不良	198	33（16.67%）	12.82±1.54
		P＜0.01	P＜0.001

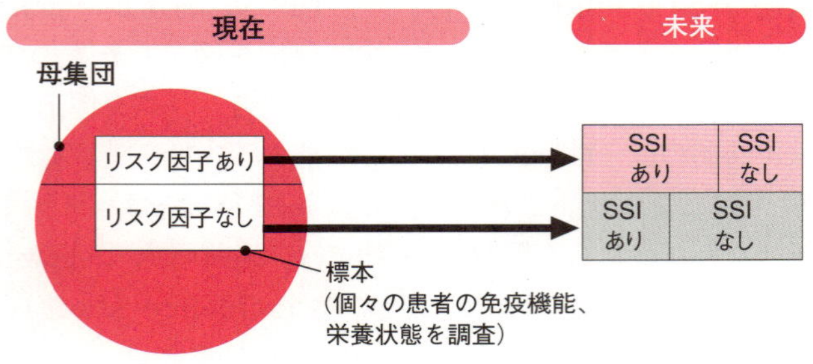

図3 コホート研究のデザイン[5)]

疾病の発生確率あるいはその他の転帰に影響すると仮説設定されている要因に対する曝露の有無、あるいは種々の程度で曝露された（過去の曝露や将来の曝露可能性も含む）集団（下位集団）を識別する分析疫学の研究法」であると定義しています[6]。

この研究手法の特徴は、ある研究対象集団（コホート）を一定期間にわたって追跡し続けることにあります。もともと「コホート（cohort）」の語源は、ラテン語のcohorsに由来し、古代ローマ兵制における300～600人から成る兵隊の群のことを指します。疫学の領域では、一定期間追跡される、出生時期が同じ（出生コホート）だったり、共通の特徴を持つ集団（例えば腹部外科手術を受けた患者群）のことを指します。

コホート研究の目的

コホート研究の目的には、①追跡期間中、研究者が興味ある疾病あるいはアウトカムの発生頻度を観察すること（発生率の算出）、②リスク因子（曝露因子、予測因子）とアウトカム（疾病）との関連を分析することの2つがあります[7]。

図3で説明をすると、大きな母集団から「1981年2月から1982年1月の間に○○病院において腹部外科手術を受けた患者」というサンプル集団を選び出します。その集団の個々の患者の免疫機能ならびに栄養状態を調査し、免疫機能ならびに栄養状態の不良というリスク因子を持っているかどうかを判断します。その後、一定期間すべての研究対象者を対象に、アウトカム、ここではSSIsが起こったかどうかを追跡していきます。

研究結果は妥当か？

表7は、コホート研究デザインを用いた論文を読む際の批判的吟味のポイントです[8, 9]。前項でも説明しましたが、まず論文を読み始めたら、研究目的、研究デザイン、研究対象は何かということを読み取ります。このあたりは、論文全体を読まなくても、抄録から読み取ることができます。論文の最初から最後まで読んでから、クリティークする必要は全くありません。

Shuklaらの研究では、アウトカムはSSIsを起こしたかどうかでした。また、リスク因子（曝露因子）として、免疫機能と栄養状態

表7　批判的吟味のポイント（コホート研究）[8, 9]

① 研究結果は妥当か？

- 研究対象患者が明確に定義されていて、現在問題となっている疾患の患者を代表しているか？
- 疾患の経過中で同じ時点の患者を対象にしているか？
- フォローアップの期間は十分で、かつ完全に追跡されているか？
- 客観的で、バイアスの入らない方法でアウトカム、リスク因子（曝露因子）は測定されているか？
- 重要なリスク因子（曝露因子）について調整を行っているか？
- アウトカム測定者にリスク因子（曝露因子）についてマスキングされているか？

② 結果は何か？

- 特定の期間でアウトカムはどれくらい生じやすいか？
- 確率の推定はどの程度精密であったか？

③ 結果は自分の患者のケアに適用できるか？

- 研究の対象となった患者は自分の臨床現場の患者と似通っているか？
- 追跡は十分に行われたのか？
- 結果を自分の臨床の患者の治療に適用できるか？

の不良を挙げており、この両者の関連について検討を行っています。まず、アウトカム、リスク因子の測定方法について評価します。

●アウトカムの測定方法の評価

CDCのNNISシステムが1999年に発表したSSIsに関するガイドラインでは、切開部表層のSSIと判定するための診断基準を表8のように定めています[10)]。

CDCのNNISシステムから発表されたこのSSIsの診断基準は標準化されたものであり、米国ならびに日本においてもSSIsサーベイランスを実施する際、SSIsの判定基準として使用されています。標準化された診断基準を用いることで、自分の施設の結果を他の施設の結果と比較することが可能になります。

Shuklaらの研究では、手術部位からの排出液の細菌培養のみでSSIsを判定しています。これは前述の診断基準の一部のみをその判断基準に用いていることになります。つまりこのことにより、診断基準すべてを用いて判定された場合のSSIsの症例数と異なってくる可能性が出てきます。

表8 NNISシステムによるSSIsの診断基準（冠状動脈バイパス術を除く）[10)]

手術部位感染：切開部表層SSI

切開部表層SSIは以下に記されている基準に適合しなければならない。

基準1：術後30日以内に感染が生じており、かつ切開部位の皮膚と皮下組織のみが関係したものであり、かつ患者は以下の点のうち少なくとも1つに該当していること。

a. 切開部表層から膿性排出液を認める

b. 切開部表層から無菌操作で採取した液体または組織から微生物が培養される

c. 切開部位の組織培養が陰性でない時は、次に示す徴候または症状のうち少なくとも1つが認められる：疼痛または圧痛、限局性腫脹、発赤、または発熱、かつ外科医が意図的に切開部表層を開放

d. 外科医または主治医が切開部表層のSSIであると診断している

●手術部位の観察期間の確認

それ以外に注目をしなければいけない点は、いつまで患者の手術部位の観察を続けたか、ということです。NNISシステムから出されたSSIsのガイドラインでは、追跡期間は手術後30日までとなっています。Shuklaらの研究では、追跡期間が明記されていません。もし入院中のみの観察で、研究対象の患者の平均在院日数が2週間程度であったならば、後半の2週間で発生したSSIsはアウトカムとして数えられないことになります。

このようにアウトカムをどのように定義し、いつまで追跡したのかということで、結果にゆがみが発生する可能性が出てくるのです。

●リスク因子（曝露因子）の測定方法の確認

リスク因子（曝露因子）の測定方法についても一定にしておくことが必要です。Shuklaらの研究では、栄養状態を判定するために4つの指標を使っていますが、それぞれの測定方法にも注意を払わなければなりません。

例えば体重測定ですが、厳密に言えば、研究対象患者すべて、同じ時間に、同一の環境下で測定することが理想です。タイルの床で測定した場合と絨毯が敷いてある床で測定した場合では、同じ人の体重であっても測定値に違いが出ます。

また、血清アルブミンの測定においても、測定時の患者の体位によって血清アルブミンの値が変化することが明らかになっています[11, 12)]。仰臥位で30分程度休んだ後に採血した場合

が、いちばん安定した測定値であると言われています。

このようなことに注意をし、リスク因子（曝露因子）がどのように測定をされているのかを読み取っていきます。測定方法によっては、信憑性のない、信頼性のない結果となってしまいます。

●標本の確認

次に、研究対象をどのように設定しているかを見ます。

Shuklaらの研究では、腹部外科手術を受けた患者すべてを対象としています。論文では明記されていませんが、初めての手術患者のみを対象にしたのか、再手術患者も含めているのかどうかを吟味するのは重要なポイントです。また、今回の研究では手術の種類は多岐にわたっていますが、手術の手技も限定したほうが望ましいです。腹部手術と言っても、術前処置の内容はさまざまであり、その点がアウトカムの発生に影響を及ぼすことが否定できないからです。

●リスク因子以外の背景は同一か

上述したリスク因子（曝露因子）以外の特性については、両群（本研究の場合、栄養状態が良好の群と不良の群）の研究対象となった患者間で統計学上有意な差が見られないことが必要です。しかし、前項で説明した無作為割付を実施していないので、いくつかの重要な因子については、両群で違いが見られることがあります。その代表が年齢や疾患の重症度です。

この年齢や疾患の重症度がアウトカムに与える影響を除外するために行われる方法が「調整（adjustment）」です。残念ながらShuklaらの研究では、両群の年齢や重症度に関する情報がなく、その違いについても述べられていません。本来ならば、栄養状態良好群167名と不良群198名の基礎情報について記載し、統計学上有意な差がなかったかどうかを述べることが必要です。そして、もし両群において年齢が統計学上有意な差が見られていた場合、栄養状態不良というリスク因子がSSIs発生（アウトカム）に与える影響を検討する際、年齢という因子を調整しなければなりません。

前項で説明した多変量解析は、調整のための具体的な方法の1つです。別の調整の方法として「層化」という方法があります。例えば、注射針の種類とその後の静脈炎の発症状態との関連を調べたいとしましょう[13)]。プラスチック製の針100本とスチール製の針100本を対象とし、静脈炎の発生率を見ました。結果は表9①のとおりでした。この結果からプラスチック製の針を使用した場合、統計学上有意に静脈炎が発症していると結論づけることができます。

表9 「層化」の例

①静脈炎の発生率

	静脈炎（＋）	静脈炎（－）	合計
プラスチック製	70	50	120
スチール製	30	50	80
合計	100	100	200

χ^2=8.33、p=0.004、OR=2.33

②挿入期間が7日未満の場合

	静脈炎（＋）	静脈炎（－）	合計
プラスチック製	7	15	22
スチール製	23	45	68
合計	30	60	90

χ^2=0.03、p=0.86、OR=0.91

③挿入期間が7日以上の場合

	静脈炎（＋）	静脈炎（－）	合計
プラスチック製	62	35	97
スチール製	8	5	13
合計	70	40	110

χ^2=0.03、p=0.87、OR=1.11

表10 研究例における相対リスク比算出結果

〈人数の内訳（研究結果より）〉

	SSIsあり	SSIsなし	計
栄養状態不良群	33	165	198
栄養状態良好群	14	153	167
計	47	318	365

〈相対リスク比の算出〉

栄養状態不良群におけるSSIs発生率：

33÷198＝0.167

栄養状態良好群におけるSSIs発生率：

14÷167＝0.084

➡相対リスク比＝0.167÷0.084＝1.99

しかし、静脈炎は針の留置期間が長くなればなるほど発症しやすくなります。そこで、挿入期間が7日未満と7日以上に分けて再度検討してみます（表9②、③）。挿入期間7日未満、7日以上で検討した結果、針の種類の違いと静脈炎発症との間には統計学上有意な関連は見られませんでした。この場合、挿入期間は、アウトカムである静脈炎発症とも、リスク因子である針の種類とも関連しており、交絡因子となっていたと言うことができます。

●測定バイアスはかかっていないか

もう1つ重要なポイントは、SSIsかどうかを判定する人が、リスク因子、この場合は患者の栄養状態に関する情報を持っていたかどうかという点です。

本研究では、細菌培養をした結果でSSIsかどうかを判定しているので、おそらく検査技師が出した結果から研究者がSSIsかどうかを決定していると考えられます。研究者は、SSIs発症前に、研究対象患者の免疫機能ならびに栄養状態についての情報を持っていた可能性があります。このような場合、栄養状態が悪い患者の場合SSIsであると判定する傾向が強くなるという測定バイアス（診断や測定の統一性が図れなくなってしまうこと）が生じる危険性が高くなります。そのため、可能であればリスク因子を測定する人とアウトカムを測定する人は別にしたほうがよいのです。

結果は何か？

●相対リスク比とその信頼区間を表示する

結果については概要に示していますが、本来であればコホート研究の場合、相対リスク比とその信頼区間を結果として表示しておくことが求められます。リスク比ならびに信頼区間の算出方法は成書を参照してください。Shuklaらの研究結果を用いてリスク比を算出した結果、1.99となりました（表10）。このことから、「栄養状態不良の患者で腹部外科手術を受けた場合、栄養状態良好の患者と比較をして、SSIsを発症する危険性は2倍になる」と結論づけることができます。

研究結果を臨床に適用する際の留意点

批判的吟味の第3番目の側面、研究結果を臨床に適用する際に検討すべき事項について、ここでは詳細は触れませんが、この場合考慮に入れなければならないことは、Shuklaらの研究で研究対象としている患者の術式の種類と眼前にいる自分の患者の受ける術式が同じなのかどうか、そして栄養状態を評価する方法が同じなのかどうかということです。

統計学上有意な結果でも妥当性、信頼性を必ずチェック

ここまでShulkaらの行ったコホート研究を題材に、批判的吟味の実際を説明してきました。この研究の質を、読者の方々はどのように判断されたでしょうか。

腹部外科手術を受けた患者を対象に、術後の創傷の治癒過程について観察をしています。しかし、含まれた外科患者が初めての手術なのか、再手術なのかが明確になっていません。また、追跡時期についても不明です。十分に追跡できているのかどうかは、コホート研究においては注目すべき重要なポイントです。

今回研究者らが注目しているリスク因子である免疫機能・栄養状態の不良以外に、検討すべき重要な特性、つまり年齢や疾患の重症度に関する情報はいっさい記載されていません。またそれらの因子が栄養状態良好群、栄養状態不良群の間で違いがあったのかどうかの検討もありません。栄養状態とSSIsの関連に関する単解析結果のみが示されています。統計学上有意な結果ではありますが、この結果の妥当性、信頼性においてはやや疑問が残るものだと言わざるを得ないでしょう。

なお、コホート研究には、前向きコホート研究の他に、後ろ向きコホート研究があります。後者は、医療記録を用いた後ろ向き調査として、臨床看護研究の研究デザインに多く用いられています。

●引用・参考文献

1) Shukla, V. K., Roy, S. K., Kumar, J. & Vaidya, M. P.：Correlation of immune and nutritional status with wound complications in patients undergoing abdominal surgery, The American Surgeon, 51 (8), p.442 - 445, 1985.
2) Mangram, A. J., Horan, T. C., Pearson, M. L., et al.：Guideline for Prevention of surgical site infection, Infection Control and Hospital Epidemiology, 20, p. 247 - 278, 1999.
3) Horan, T. C., et al.：CDC definitions of nosocomial surgical site infections 1992：A modified of CDC definitions of nosocomial surgical wound infections, Infection Control and Hospital Epidemiology, 13, p.66 - 608, 1992.
4) 鞍田三貴・今西健二・辻仲利政：入院患者に占める低栄養患者の割合，静脈経腸栄養，17 (4)，p.77- 82，2002.
5) Cummings, S. R., Newman, T. B. & Hulley, S. B.：Designing a new study：I. Cohort studies, Designing Clinical Research：An Epidemiologic Approach (Second edition), Hulley, S. B., Cummings, S. R., Browner, W. S., Grady, D., Hearst, N. & Newman, T. B. (Editor), Lippincott Williams & Wilkins, 2001.
6) Last, J. M.：Dictionary of epidemiology, 2003.
7) 前掲書 3)
8) Guyatt, G., Rennie, D. (Editor)：臨床のためのEBM入門 決定版 JAMAユーザーズガイド，古川壽亮・山崎力監訳，医学書院，2003.
9) DiCenso, A., Guyatt, G., & Ciliska, D.：Evidence-based nursing：A guide to clinical practice, St. Luis：Elsevier Mosby, 2005.
10) 前掲書 2)
11) 稲垣均・佐野豪泰・山口秀樹・黒田昌宏：体位変化によるヘマトクリット，およびアルブミン値の変動，富山県臨床工学技師会誌，5，p.40- 42．2001.
12) 坂本芳美・河内正治・井上義文・井上真紀・木村聡宏：血清アルブミン値は栄養評価指標として信頼できるか？ 体位によるアルブミン測定値の変化，外科と代謝・栄養，36 (3)，p.162，2002.
13) Association for Professionals in Infection Control and Epidemiology Inc.：APIC infection control and applied epidemiology text：Principles and practice, Mosby, 1996.

Point

- ●コホート研究とは、ある研究対象集団を一定期間にわたって追跡し続ける研究デザインである
- ●目的は、アウトカムの発生率の算出、リスク因子とアウトカムとの関連を明らかにすることにある
- ●前向きと後ろ向きの2種類がある。
- ●研究対象がどのように定義され、選ばれているか注目！
- ●アウトカム、リスク因子の判定基準は客観的なものかどうかを吟味！
- ●追跡期間に注目！
- ●リスク因子以外にアウトカムに影響を与えている重要な要因について検討しているかどうかを吟味！

関連Q&A

→Q12、Q22、23へ

4. 横断調査のクリティーク

本項で用いる研究例は、2005年にMahらが発表した「カナダのあるがんセンターにおけるインフルエンザ予防接種に対する態度に関する調査」というタイトルの論文です[1)]。次頁に、研究の概要を掲載します。

1997年に鳥インフルエンザの感染例が香港で報告されて以来、専門家たちは5,000万人が死亡した1918～1919年のインフルエンザの世界的流行の再来を憂えています。これまでベトナムでは50人以上の死亡が確認されており、タイやカンボジアでも患者の死亡が報告されています[2)]（2005年9月現在）。強い毒性を持つ鳥インフルエンザ（H５N１型）が世界的に流行した場合、数百万人を殺すことができるとも言われ、流行が非常に恐れられており、その対策が講じられています。

そもそも、この咳と高熱を引き起こす流行性疾患はヒポクラテスの時代から存在していたと言われ、1890年（明治23年）にアジアかぜが世界的に流行した頃から、日本ではインフルエンザを流行性感冒（流感）と呼ぶようになってきたそうです[3)]。

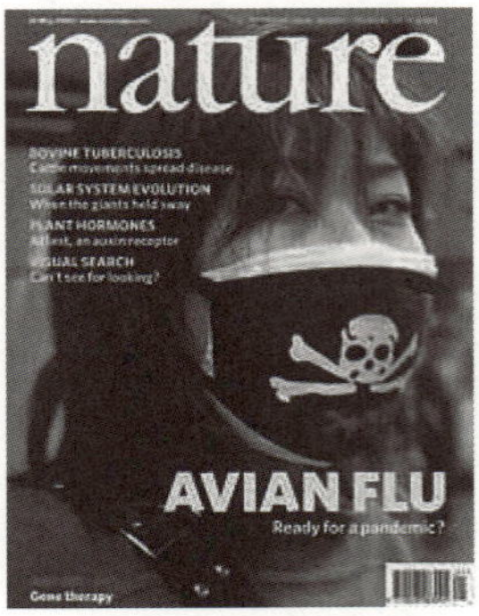

鳥インフルエンザの脅威を伝える「Nature」[2)]

周知のことですが、インフルエンザの対策として第一に挙げられるものは、インフルエンザワクチンの予防接種です。厚生労働省の検討会では、2005～2006年シーズンにインフルエンザワクチンを4,000万人強の人々に接種するためには、2,057～2,154万本が必要であると予測しました[4)]。インフルエンザに対してリスクの高い65歳以上の高齢者、小児、インフルエンザによって入院・死亡・その他の合併症のリスクを高める可能性のある基礎疾患を持った人々[5)]は、積極的に予防接種を受けるようガイドラインでも勧められています[6)]。病院スタッフにおいては、インフルエンザワクチンの予防接種は患者や同僚への感染拡大を予防するのに有効なので、その接種が推奨されています[7)]。しかし、今回選択した論文にも書かれていますが、スタッフのワクチン接種率は非常に低いことが指摘されています。Mahらは、カナダのがんセンターに勤務するスタッフの予防接種率をどうすれば上昇できるのかを明らかにしようと質問紙を用いた横断調査を行いました。

研究の概要

研究目的：カナダのがんセンターに勤務する医療従事者の不活化ワクチンの予防接種に対する認識とニーズについて明らかにした。
研究デザイン：横断調査
研究対象者：カナダのカルガリーにあるトム・ベーカーがんセンターの25部門に勤務するスタッフ515名。患者への直接ケアをするしないにかかわらず、スタッフ全員を対象とした。
研究調査方法：本センターでは、勤務するスタッフ全員に年1度、インフルエンザワクチンの予防接種を無料で行っている。そのキャンペーンは10月に実施されており、本調査はそのキャンペーン前の2002年9月に実施された。質問紙は依頼文を添えて、25部門へ必要部数が郵送された。質問紙には個人情報を書く欄はなく、書き終わった質問紙は各部門に設置された回収箱に投函できるようになっていた。
研究調査項目：質問紙の質問項目は、以下のものが含まれた。
●性別や年齢などの基礎情報　●職位　●過去5年間の予防接種の接種回数　●予防接種を受けた・受けなかった理由　●インフルエンザワクチンの安全性に関する認識　●ワクチンを接種する際の希望　等
　インフルエンザワクチンに特定せず、予防接種全般に対する認識についての回答は5段階（「同意する」「やや同意する」「どちらとも言えない」「あまり同意しない」「同意しない」）のリカート尺度を用いた。
結果：515名のスタッフに配布し、363名から回収（回収率70％）。内訳は、看護ならびに看護学生19％、医師・研修医5％、コ·メディカルスタッフ28％、サポートスタッフ26%など。回答者のうち、直接患者と接触のあるスタッフは47％であった。
●22％のスタッフが、過去5年間のうち4回以上の予防接種を受けていた。主な接種の動機は、自身の健康を守るためであった（81％）。
●49％のスタッフは、過去5年間のうち1～3回予防接種を受けていた。このグループに含まれたスタッフは、予防接種についてのさまざまな知識、希望を持っていた。
●残りの29％のスタッフが、過去5年間に1度も予防接種を受けていなかった。接種しなかった動機として、予防接種は実際のところ効果はない（45％）、かえって自分の健康に害である（19％）を挙げていた。
●72％のスタッフが、毎年のインフルエンザの予防接種を義務づけることに反対していた。
●スタッフは予防接種に関して、予防接種の効果、副作用、安全性、接種するワクチンそのもの、インフルエンザの流行、普通のかぜとインフルエンザの違いなどの情報が必要であると認識していた。これらの情報は、電子メール（79％）、院内のポスター（61％）、部門会議（33％）、ニュースレター（32％）、ウェブサイト（8％）などによって伝達されることを希望していた。
結論：当該センターのスタッフは、過去の予防接種を受けた回数の違いによって異なる、インフルエンザワクチンの予防接種に関する多様な認識を持っていた。これらの違いを考慮に入れ、予防接種率の向上を図るための戦略が計画されるべきである。

横断調査とは

「スナップ写真」的なデータ収集方法

横断調査（cross-sectional study）は、研究者が介入を行わない観察研究の1つであり、臨床の場でよく用いられるデザインです。図4は、横断調査のデザインを図示したものです[8)]。Lastは、横断調査を「ある一時点において、対象集団で疾病（あるいは他の健康関連特性）と関心のある他の変数との間の関連を調べる研究」と定義しています[9,10)]。疾病頻度調査（disease frequency survey）、有病率調査（prevalence study）と同義語です。臨床の場で使用される研究デザインである実態調査や相関関係検証型研究が、この横断調査に該当します。実態研究は、「探索的」であり仮説がない場合が多いのに対し、相関関係検証型研究は、仮説を検証することを目的としています。

前項でご紹介したコホート研究との違いは、コホート研究は一定期間、研究対象者を追跡しますが、横断調査ではすべての測定、観察が一時点で行われ、追跡期間がない点です。つまり、コホート研究が「ビデオ」的なデータ収集方法であるのに対し、横断調査は「スナップ写真」的なものです[11)]。原因と結果（あるいはリスク因子と疾患）に関する情報を一緒に収集してしまうために、両者間の時間的関連を検討することができません。因果関係を立証するには非常に弱いデザインです。しかし、研究対象者の特性や、研究者が興味を持っている要因やその分布について記述するのに適しています。また、横断調査は、多くの要因間の関係について調べる場合にも適しているので、ランダム化比較試験やコホート研究を実施する前に、仮説を導きだすことを目的に計画される場合もあります。

本項の論文では、カナダのがんセンター勤務の全スタッフを対象に、インフルエンザワクチンの予防接種に関して、過去の接種歴、予防接種に対する認識、接種への動機づけ、希望などについて質問紙調査を実施しました。

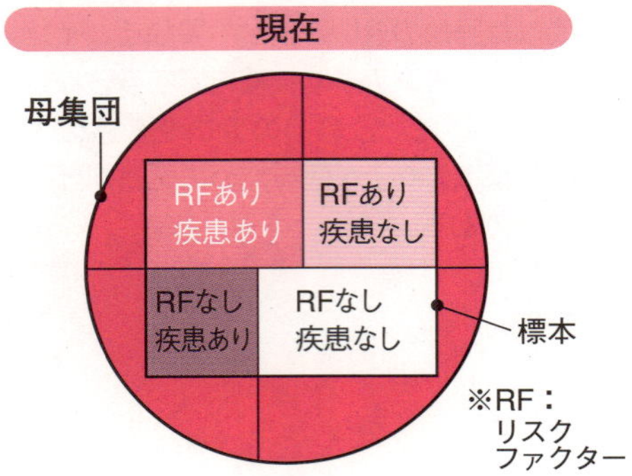

図4　横断調査のデザイン[8)]

横断調査を研究デザインに用いた論文の批判的吟味の実際

研究結果は妥当か？

表11は、横断調査を用いた診断に関する論文を吟味する際のポイントです[12, 13)]。

表11のポイントを吟味する前に、必ず、研究課題、研究目的、研究デザイン、研究対象、調査項目、調査方法については、要約の部分から読み取っておくことが必要です。

●標本は母集団を代表しているか（回収率の確認）

まずは、今回調査対象とした標本が、母集

団を代表しているかという点を検討します。研究者が実際に観察をしたり、測定をして得るデータは、標本についてのものです。推測統計学を用いて推定や仮説検定を実施し、その標本の背後にいる母集団についての結論を導きだします。そのためには標本の特徴が母集団の特徴と同様であることが求められます。

今回のMahらの研究では、自分たちの病院についてのことを知りたいと考え、カナダのがんセンターに勤務する515名のスタッフ全員を対象にしました（全数調査）。

質問紙法、アンケートによる調査時に注意しなければならない点は、回収率です。Mahらの研究では、70％の回収率であり、回収率としては非常によいと思います。残念な場合には、質問紙法による回収率は30％〜40％程度にしかならないことも少なくありません。

回収率が低い場合、戻ってきた質問紙、調査用紙の結果が、研究者が調査対象とした標本における結果として真実なのかに疑問が出てきます。例えば、Mahらの研究では、30％のスタッフは質問紙を返却しなかったことになります。もしこの30％の人々全員が、過去5年間にインフルエンザの予防接種を1度も受けていない人たちだけだったら、結果の項で述べられている「過去5年間にインフルエンザの予防接種を1度も受けたことがない」スタッフの割合は29％ではなく、49％（注：筆者が計算しました）になっていたかもしれません。つまり病院スタッフの半分は、これまで予防接種を1度も受けていないということになります。回収率が低い場合は、回答を戻さなかった人々の回答内容次第で結果が簡単にひっくり返ってしまう可能性が高くなるため、結果に信憑性がなくなってしまいます。

●測定用具そのものの評価

質問紙法、アンケート法は、臨床看護研究でも非常によく使用されるデータ収集方法です。仮説がない実態研究を実施する場合、言い方はよくないかもしれませんが、適当に調査項目を研究者が考え、並べただけの質問紙が使われることも少なくありません。実態を把握する目的の質問紙であっても、その作成には表12の手順を踏むことが必要です[14, 15]。

Mahらの論文には、どのような調査項目を質問紙に含め、いくつかの質問についてはその回答方法についても記載されていました。その質問紙をどのように作成したのかは明記されていませんが、研究者らが文献検討を基に自分たちの施設の状況を明確にできるよう工夫を加え、作成したものと推察できます。Mahらは、既存の先行研究の知見について「研究の背景」の箇所で触れ、先行研究を踏まえて本調査を実施したことを明記しています。

表11　批判的吟味のポイント（横断調査）[12, 13]

① 研究結果は妥当か？
- 対象患者が明確に定義されていて、適切な対象者となっているか？
- 標本（サンプル）は母集団を代表しているか？
- 診断を下した基準は適切であったか？（データ収集に使用した測定用具は適切であったか？）

② 結果は何か？
- アウトカムの頻度はどれくらいであったか？
- アウトカムの頻度の推定はどのくらい精密であったか？

③ 結果は自分の患者のケアに適用できるか？
- 結果を自分の臨床現場に適用できるか？

結果は何か？

結果については、過去5年間のインフルエンザ予防接種歴について、4回以上、1〜3回、0回の3つのグループに分けて、割合を計算しています。各グループの接種行動についての動機、理由についても報告しています。実態調査的な研究なので、結果の項は、仮説はなく、事実、現象を記述する形で書かれています。

72％のスタッフが、インフルエンザの予防接種を病院が義務化することに反対しているという結果は驚きでした。なぜそのようにスタッフが考えているのかという結果は含められていませんでしたが、やはりインフルエンザの予防接種に関して間違った理解、情報が流れている可能性が大きいと言えるかもしれません。

表12 調査項目の作成手順[14, 15)]

① 研究課題、研究目的を明確にする。
② 自分の研究課題に関連する文献検索を行う。
③ 文献を読み、自分の研究課題についてどのようなことが明らかになっているのかを読み取る。
④ 自分の興味ある現象に影響を与えている、関連のある要因、因子を文献から取り出す。
⑤ 取り出した要因をカテゴリーに分け、その要因間の関連を示していく（要因図の作成）。
⑥ 今回の調査ではどの部分の要因について調査するのかを決定する。
⑦ 焦点を当てる要因が決まったら、的確な文章によって質問項目としてまとめる。この際、できるだけ具体的で、1つの問いでは1つのことだけを質問するように注意する。
⑧ 回答方法を決定する。できるだけ複数回答を避けるようにする。
⑨ 作成した質問紙、アンケート用紙を、質問を受ける立場から見直す。この場合、できれば研究者が興味ある課題について熟知している人、調査の時に研究対象者になり得る人に見てもらい、チェックをしてもらうとよい。

結果を臨床に適用する際の留意点

批判的吟味の第3番目の側面、研究結果を自分の臨床に適用する際に検討すべき項目として、医療制度の違い、文化的背景の違いなどを今回の場合は考慮に入れる必要があるでしょう。

筆者が米国の大学で学んでいる間、インフルンザの予防接種キャンペーン週間が学内でもありました。学部ごとに接種週間が定められていました。筆者も病院での研修に出ていたので、毎年、インフルエンザの予防接種を受けました。注射担当は医学部生で、費用は5ドル（550円程度）でした。今回の論文では、無料のインフルエンザの予防接種のキャンペーンを病院で行っていると記載されていました。

日本ではどうでしょうか。病院で実習を行う看護学生がインフルエンザの予防接種を受ける場合、場所によりますが、3,000〜5,000円の費用を負担しなければならないようです。また、ハイリスク集団である65歳の高齢者がインフルエンザの予防接種を受ける場合でも、2,000円程度の費用がかかります。この価格の違いは、インフルエンザ予防接種率に大きく影響するのではないかと思います。

測定用具である質問紙や調査用紙の質が横断調査研究の質を左右する

本項では横断調査を研究デザインに用いた

研究論文を題材に、批判的吟味の実際を説明しました。

実際のデータ収集方法としては、質問紙法やアンケート法がその代表と言えます。横断調査の場合、測定用具となるこれらの質問紙や調査用紙の質が非常にその結果を左右するものとなります。もし、自分が興味ある研究テーマに関する既存の調査用紙や測定用具などが存在する場合には、自分でつくるより、すでに測定用具として妥当性や信頼性が検討されている質問紙を使うことを検討してみてください。既存の質問紙、調査用紙の中で適当なものが見当たらず、研究者自身で作成する場合、実際の調査に先んじて、プレテストなどを行い、可能であればその調査用紙の妥当性、信頼性の検討を行った上で、本調査に用いるとよいでしょう。測定用具としての質問紙、調査用紙の妥当性ならびに信頼性の検討については、成書を参照してください[16]。

●引用・参考文献

1) Mah, M. W., Hagen, N. A., Pauling-Shepard K., Hawthorne, J. S., Mysak, M., Lye, T., & Louie, T. J.：Understanding influenza vaccination attitudes at a Canadian cancer center, American Journal of Infection Control, 33, p.243-250, 2005.
2) Nature, 435, May 26, 2005.
3) 国立感染研究所 感染情報センター：疾患別情報：インフルエンザ総説, http://idsc.nih.go.jp/disease/influenza/intro.html（2005年８月19日現在）.
4) 日本経済新聞, 2005年６月17日.
5) Valenti, W. M.：Chapter 41：Influenza viruses. In C. Glen Mayhall（Ed.）, Hospital Epidemiology and Infection Control（3rd ed.）, Philadelphia：Lippincott Williams & Wilkins, 2004.
6) 厚生労働省：インフルエンザ予防接種ガイドライン,http://www.mhlw.go.jp/topics/bcg/tp1107-1e.html（2005年８月19日現在）.
7) Centers for Disease Control and Preventions：Prevention and control of influenza：recommendations of the Advisory Committee on Immunization Practices（ACIP）, MMWR, 52（RR08）, p.1-36, 2003.
8) Newman, T. B., Browner, W. S., Cummings, S. R., & Hulley, S. B.：Designingan observational study：Cross-sectional and case-control studies, S. B. Hulley, S. R. Cummings, W. S. Browner, D. Grady, N. Hearst, & T. B. Newman（Eds.）, Designing clinical research：An Epidemiologic approach（2nd ed.）, Lippincott Williams & Wilkins, 2001.
9) Last, J. M.：A dictionary of epidemiology（4th ed.）, Oxford University Press, 2001.
10) Last, J. M.：疫学辞典（第３版）, 日本疫学会訳, 日本公衆衛生協会, 2000.
11) 前掲書 8)
12) Guyatt, G., Rennie D. Eds.：臨床のためのEBM入門決定版JAMAユーザーズガイド, 古川壽亮・山崎力監訳, 医学書院, 2003.
13) 川村孝：批判的吟味のポイント 診断・予後・レビューについて, 臨床と薬物治療, 18（11）, p.972-976, 1999.
14) 井上幸子・平山朝子・金子道子編, 南裕子・押尾祥子・野嶋佐由美著：看護学体系第10巻看護における研究, 日本看護協会出版会, 1991.
15) 高木廣文・三宅由子：JJNスペシャル Vol. 48 看護研究にいかす質問紙調査, 医学書院, 1995.
16) Waltz, C. F., Strickland, O. L. & Lenz, E. R.：Measurement in nursing and health research（3rd ed.）, New York : Springer, 2005.

Point

- 横断調査は、ある一時点において、研究対象集団について調査をする研究デザインである
- その目的は、研究対象者の特性や、研究者が興味を持っている要因やその分布について記述するのに適している（探索的）
- 因果関係を立証するにはあまり適切なデザインではない
- 研究対象者がどのように定義され、母集団を代表しているかどうかを検討。
- 測定用具として何を使っているのか、質の高いものかどうかを検討
- 質問紙、調査用紙を使用している場合、妥当性・信頼性の検討がなされているかをチェックする

関連Q&A

→Q12、Q22、23へ

5. 症例対照研究のクリティーク

本項では、2005年にModenaらが発表した「抗菌薬投与を受けている入院患者における*Clostridium difficile*の発症：症例対照研究」というタイトルの論文を使います[1)]。

Clostridium difficile（クロストリジウム・ディフィシレ菌、以下CD菌）は、嫌気性グラム陽性桿菌で、環境や健常者から検出されます。米国での報告ですが、健常者の５％の正常細菌叢にCD菌が認められています[2)]。

芽胞を形成するために、環境で長期間存在することが可能となり、医療施設内で問題となる菌の1つです。特に、抗菌薬や抗がん剤の投与を受けている患者に発症する下痢や腸炎の主要な原因となります[3)]。入院患者の30％が保菌あるいは感染しているという報告もありますが、保菌、感染しても通常は無症状、無症候です。しかし、抗菌薬治療によって腸管内で菌交代現象が起こると、CD菌が毒素を発生し下痢を起こし（*Clostridium difficile*-associated diarrhea：CDAD、CD菌関連下痢症）、時に偽膜性大腸炎にまで進展してしまうことがあります。これまで米国ではしばしば集団発生が起こっていますが[4)]、近年日本においても院内集団発生が報告されています[5,6)]。

このように抗菌薬はCDADの発生の誘因となるものですが、今回ご紹介する論文の筆者であるModenaらは、抗菌薬治療を受けている患者のCD菌保菌率、感染率は高いが、実際CDADの発生は下痢発生患者の10～20％に過ぎないという報告[7)]から、CDAD発生には、抗菌薬使用以外にもっと重要なリスク因子があるのではないかと考え、本研究に取り組みました。

症例対照研究とは？

症例対照研究は研究者が介入を行わない観察研究の1つですが、臨床看護研究では、使用される頻度があまり多くない研究デザインです。患者対照研究とも呼ばれ、調査時点における病気あるいはイベントの有無によって研究対象者を2群に分け、それぞれの群において過去に曝露要因を有していた割合を比較することによって、疾患（イベント）とリスク因子（曝露因子）との関連を調べていきます（図5）[8)]。

薬や治療の効果を見る、因果関係を成立させるというタイプの研究デザインには、エビデンスとしての強さの階級があります。実験研究であるランダム化比較試験から得られた結果は、そのデザインの特徴から科学的根拠としては最も強いものであると言われています。

臨床研究はヒトを対象として行われますが、時として研究対象となる患者を無作為に2つのグループに割り付けるという行為が倫理上問題になることがあります。

例えば、人工股関節置換術の手術時に術後感染を予防するために投与される抗菌薬をこれまで5日間投与してきたA病院があります。米国ではすでに1日投与で十分であると

研究の概要

研究目的：*Clostridium Difficile*は院内で発生する下痢症の最も主要な原因菌であり、下痢症を発生していない無症候の入院患者の30％から検出される菌である。本研究の主要な目的は、抗菌薬治療を受けている入院患者でCD菌関連下痢症を発生した患者と、同じく抗菌薬治療を受けている入院患者で下痢症を発生しなかった患者とを比較し、臨床上の特徴を検討することであった。

研究デザイン：症例対照研究

研究対象者：症例（ケース）は、下痢を発症し、*Clostridium Difficile*のtoxin Aあるいはtoxin Bのどちらか陽性であると判定された患者。症例となる患者は、診療記録部門において、ICD9（International Classification of Diseases, 9th revision）によるCD菌のコードを用いて研究期間中順次選出された。すべての症例患者は今回が第1回目のCD菌による下痢発生のエピソードであった。CD菌関連下痢症であることを細菌検査室のデータで確認し、薬剤部から下痢発生前少なくとも5日以上抗菌薬投与を受けていることを確認した。対照（コントロール）患者は、少なくとも5日以上抗菌薬治療を受け、下痢症を発生しなかった患者である。診療記録部門において、ICD9の以下の 7種類の感染に関するコードを用いて対照患者候補を選出した（中枢神経系、呼吸器、胃腸管、生殖泌尿器、傷、蜂巣炎、カテーテル）。

その結果、およそ1,300名の患者が選出された。アルファベット順に並びかえ、対照となる患者として症例患者1名に対して、対照患者4名を選択していった。対照患者においても細菌検査室、薬剤部のデータから、CD菌関連下痢症を発症していないこと、抗菌薬治療を最低でも5日間は受けていることを確認した。

研究期間・実施場所：2003年8月から2004年6月まで米国のペンシルバニア州にあるTemple大学病院で実施された。

研究調査方法：症例患者と対照患者が選出された後、すべての患者の診療記録、退院サマリー、薬剤部のデータをレビューした。

研究調査項目：年齢、性別、過去6カ月以内の入院経験の有無、在院期間、体重、退院時のアルブミン値、総タンパク質の値、クレアチニン値。入院期間中、各患者が以下に挙げる経験をしたかどうかも判定した：集中治療ケア、呼吸器の装着、外科処置、経静脈栄養、経管栄養、プロトンポンプ阻害薬の使用、histamine-2 receptor拮抗薬の使用、アヘン誘導体の鎮痛薬などの使用、入院中発生した感染、投与された抗菌薬名、投与期間、投与された抗菌薬の総数。

結果：50名の症例患者と200名の対照患者からのデータを分析対象とした。単変量解析の結果、CD菌関連下痢症の発生に影響を与える要因が9つ明らかになった。そのうちの、集中治療ケア、在院期間、マクロライド系抗菌薬使用が多変量解析（ロジスティック回帰分析）で有意水準0.05以下で有意な結果となった。CD菌関連下痢症の発生に対するオッズ比は、集中治療ケアでは3.68（95％信頼区間　1.44－9.4）、在院期間1日延長では1.03（95％信頼区間　1.02－1.05）であった。マクロライド系抗菌薬の投与はCD菌関連下痢症の発生を有意に減少させていた。オッズ比は0.23（95％信頼区間　0.19－0.87）。

結論：CD菌関連下痢症の発生のリスク因子として集中治療ケア、在院日数が明らかになった。さらにマクロライド系の抗菌薬の投与はその発生を予防する効果があることも明らかになった。集中治療室でケアを受ける患者は、おそらくCD菌発生を予防するための予防投与を受ける標的集団となるであろう。

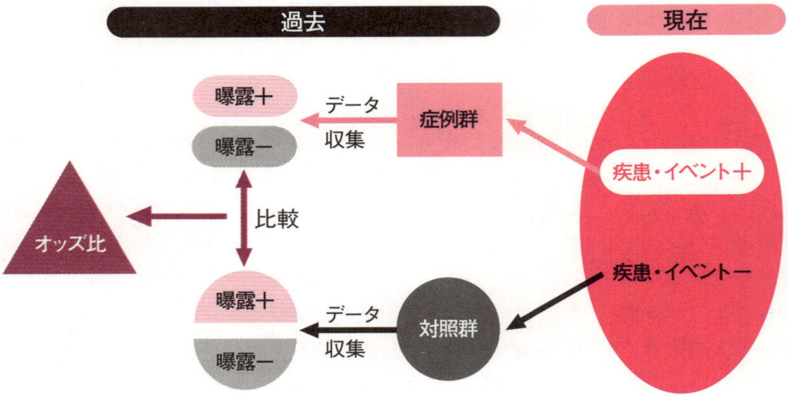

図5 症例対照研究のデザイン[8]

言われています。日本のA病院においても1日で問題がないのかどうかを検討するために、人工股関節置換術を受ける患者を無作為に1日投与群、5日投与群に割り振ることはできません。なぜならば、不要な抗菌薬の投与はさまざまな問題を引き起こすことがわかっています。また、予防投与のための抗菌薬投与が1日でも十分であるという研究報告も出ています。このように予防投与に関するエビデンスがすでにある場合は、投与1日群と投与5日間群に患者を無作為に割り付けることは倫理的に問題となります。このような場合、エビデンスとしての強さはランダム化比較試験よりは落ちてしまいますが、介入を行わない観察研究であるコホート研究、症例対照研究が研究デザインとして選択されます。

症例対照研究は、後ろ向きコホート研究と混同されやすい研究デザインです。この第3章で説明をしてきた代表的な研究デザインを時間軸で分類したものを図6に示します[9]。コホート研究は、規定された集団の中で、疾患やイベント発生に関与する、影響すると思われるリスク因子（曝露因子）を持っている患者、持っていない患者を選択し、将来的にその疾患やイベントの発生を追跡していくタイプの研究デザインです。

これに対して、症例対照研究は現在の時点で、疾患やイベントが発生した患者、発生していない患者を選択し、過去にさかのぼって、その疾患・イベント発生に影響を与えると思われるリスク因子（曝露因子）を持っているかどうかを調べ、比較します。

つまり、コホート研究ではリスク因子があるかどうかで患者を分けて追跡していきますが、症例対照研究では疾患・イベントが発生したかどうかで患者を分けて、過去にさかのぼってリスク因子の有無を検討するという違いがあります。

今回のModenaらの論文では、2003年8月から2004年6月までの研究期間中に抗菌薬治療を5日以上受けた患者において、CDADを発生した症例患者と発生しなかった対照患者とを選択しています。そして抗菌薬投与以外にCDAD発生に影響を与えている要因は何なのかということを検討しています。

表13に症例対照研究を用いた研究論文を吟味する際のポイントを挙げました。

症例対照研究の批判的吟味

症例対照研究でまず注意しなければいけない点は、どのように症例患者、対照患者を選択したのかということです。今回の論文での症例患者の定義は、「抗菌薬治療を5日間以上受けた、CDADを発生した患者」です。具体的な患者選出方法は、研究期間中に診療記録部門で診断名として入力されるCDADというICD9のコードを使って症例患者を選出しています。

CDADであるかどうかを細菌検査室の検査結果から、抗菌薬投与期間については薬剤部の情報で確認をしています。今回がCDADの初回エピソードではない患者、抗菌薬治療を5日間未満で終了した患者、診療記録が入手できなかった患者はすべて対象から外しています。なぜ抗菌薬を5日間以上投与した患者に限定しているのかという点について、研究者らはCDADを発症した20名の患者を対象に行った予備調査からその診断を受けるまでの平均抗菌薬投与期間が5日間であったことから決定したと書いています。

対照患者の定義は、「抗菌薬治療を5日間以上受けた、CDADを発生していない患者」です。抗菌薬治療を受けている患者を選出するために、診療記録部門においてICD9の7種類の感染に関連するコードを使っています。選ばれた約1,300名の対照患者候補の中から、さらに200名を選出しています。症例

表13　症例対照研究の批判的吟味のポイント[10-12)]

① 研究結果は妥当か？

- 症例患者、対照患者は明確に定義されていて、適切な対象者となっているか？
- 比較している患者群は、リスク因子と考えられる要因以外は同様であったか？
- リスク因子、アウトカムはバイアスの入らない方法で同じように評価されているか？
- 追跡は十分に長く、完全に行われたか？

② 結果は何か？

- リスク因子とアウトカムの間には強い関連があるか？
- 危険性の推定はどれほど正確に予測されるか？

③ 結果は自分の患者のケアに適用できるか？

- その結果を自分の患者にあてはめられるか？
- 危険はどの程度のものか？

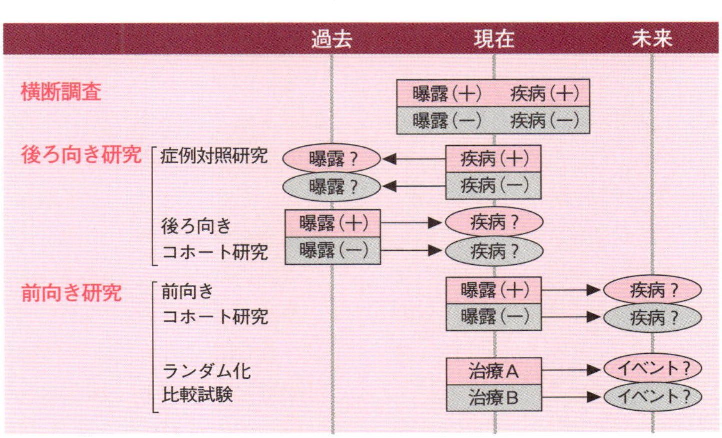

図6　時間軸で分類した研究デザイン[9)]

対照研究の場合、通常1名の症例患者に対して、2〜5名程度の対照患者を選出します。

症例患者と対照患者の選出にあたって、疾患・イベント発生に一番関連のある、研究者が興味を持っているリスク因子以外の要因をできるだけ症例群、対照群の間で一致させる場合があります。これをマッチングと言います。性別、年齢、人種、地域、社会的背景などはその代表です。

マッチングには次の2通りの方法があります。

①ペアマッチング：個人レベルで行っていくものです。例えば、カテーテル関連血流感染を発生した中心静脈カテーテル挿入患者と発生をしなかった中心静脈カテーテル挿入患者を選出する時に、年齢、性別、診療科、入院病棟、入院時期などをマッチングさせていきます。

②頻度マッチング：集団レベルで行っていくものです。例えば、カテーテル関連血流感染を発生した中心静脈カテーテル挿入患者と発生をしなかった中心静脈カテーテル挿入患者を選出する際に、2つのグループにおける高齢者の割合を一致させるというものです。

マッチングを行うことで、交絡因子などの影響を取り除き、研究者が興味あるリスク因子の疾病・イベント発生への影響を検討することが可能になります。ここで注意しなければいけないことは、オーバーマッチングです。マッチングさせすぎたために、本当は疾患・イベントに影響を及ぼしていた重要な要因までもマッチングさせてしまったために、真の関連が見えなくなってしまうことがあります。

本項の論文では、抗菌薬投与5日間以上の患者であること以外、マッチングは行われていません。これは、研究者らが設定した目的を達成するにはマッチングを行うことがかえって逆効果になってしまう可能性があったからでしょう。Modenaらは、CDADの発生に影響を与えることがわかっている抗菌薬投与「以外」のリスク因子を明らかにすることを目的としていました。そのリスク因子が何なのかという探索的な研究を行うことを目的としていたので、あえてマッチングを行わずに患者を選出したと考えられます。

ただ、CDADのリスク因子に関する研究は、過去にもいくつか行われています。その研究結果から、患者の要因として、高齢、低栄養、慢性腎疾患、疾患の重症度などがリスク因子であることは報告されています[13-15]。これらの結果に対しModenaらは対照群の選択に問題があったと指摘しています。

結果の冒頭で、症例患者群と対照患者群の基礎情報に関する比較が行われています。年齢、性別、体重、過去6カ月の間での入院経験、経管栄養の実施、入院時のアルブミン、総タンパク質の値、クレアチニン値においては両群で違いは見られませんでした。

データ収集は客観的に、バイアスの入らない方法で行われたかどうかについては、論文からは断言することは難しいです。データ収集源として、診療記録、退院サマリー、薬剤部の記録を用いたと書いてありますが、実際誰が、どのように情報を収集したのか、情報収集者にアウトカムに関するマスキングがされていたのかどうかは書かれていません。

追跡は十分されたのかどうかについてですが、症例群の平均在院日数は55.2±26.1日、対照群は17.9±18.8日となっており、抗菌薬投与からCDADと診断されるまでの日数の平均は予備調査から5日であることが明らかになっているので、追跡期間は十分であったと言えるでしょう。

この研究では、ロジスティック回帰分析を用いて集中治療ケアと入院期間という2つの要因がCDADの発生の危険性を増し、マイクロライド系抗生物質を使用することによってその発生を予防できることが明らかになりました。リスク因子とアウトカムとの関連を示す指標として、オッズ比と95％信頼区間が報告されています。コホート研究の場合は相対リスク比を算出しますが、症例対照研究の場合はオッズ比を求めます。オッズ比の算出の仕方、オッズ比と相対リスク比との関係については成書に譲りたいと思います。

単変量解析と多変量解析

ロジスティック回帰分析については本章2.でも述べましたが、交絡因子の影響を取り除き、研究者が興味をもっているリスク因子そのものがアウトカム（疾患・イベント）発生にどれほどの影響を持っているのかを見るために用いられる統計手法です。

通常、臨床看護研究でも統計手法として用いられるt検定やカイ2乗検定などは単変量解析（図7）と呼ばれるものです。これは1つの予測変数（変数A）と1つのアウトカム変数（変数B）との関連を検定します。

しかしこの変数Aと変数Bの関係を邪魔する第3の変数が現れた場合、この第3の変数の影響をどのように取り除けばよいのでしょうか？

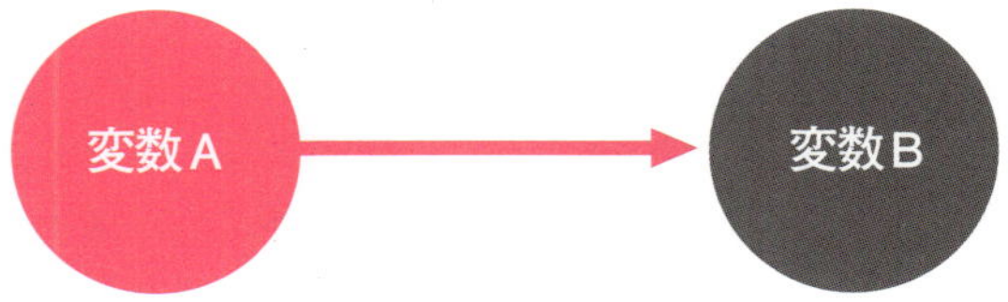

図7　単変量解析

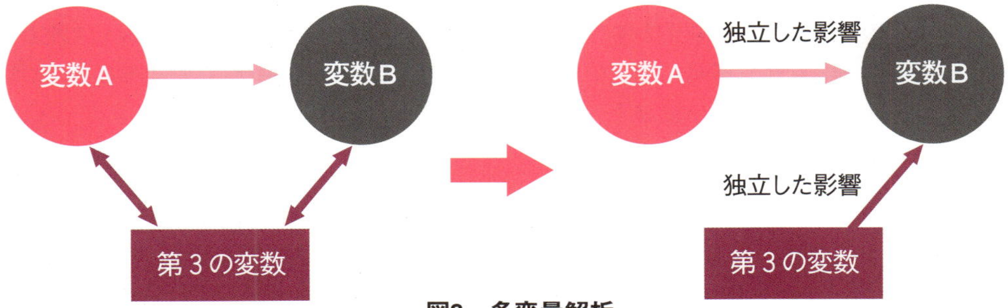

図8　多変量解析

このように邪魔者が入ってきて、どれが本当の関係かわからなくなってしまうような場合に用いられるのが多変量解析です（図8左）。変数A、第3の変数それぞれが独立して変数Bにどれだけの影響を与えているのか（図8右）を明らかにします。

つまり、邪魔者の影響を検討していない単変量解析だけの結果よりは、多変量解析まで行った結果を報告している研究論文の方が信憑性が高まります。ただ、Modenaらの結果でいくつか疑問に思う点があります。

まず抗菌薬治療開始後、何日目でCDADを発生したのかという結果がありません。予備調査の結果は書かれていますが、予備調査の結果どおりだったのかどうか、わかりません。また、リスク因子として明らかになった入院期間の長さですが、オッズ比も出ており、研究者の報告どおり結果を解釈すると、1日入院期間が延びるとCDADの発生のリスクが1.03高まるという結果です。

しかし、CDADが発生するまでの在院日数ならリスク因子と言えるかもしれませんが、当該入院の全入院期間ですから、CDADが発生したために入院期間が延長になった症例も含まれています。このような場合、入院期間が長いからCD菌の曝露を受け関連下痢症が発生したのか、CDADを発生したために入院期間が延長されたのか、はっきりと明言することは難しいのではないかと考えます。

批判的吟味の第3番目の側面、研究結果を自分の臨床現場に適用する際に検討すべき項目としては、検査キットの普及の違いをまず考える必要があるでしょう。本論文の症例患者は、下痢発症後、CD菌による毒素検出キットによってtoxinAあるいはtoxinBのどちらかが陽性になり、その結果を踏まえてICD9のコードがつけられています。欧米ではtoxinAとtoxinBの両方を検出するキットが利用されていますが、日本においてはtoxinAだけを検出するキットのみが保険適応となっている関係上、toxinA-toxinB+のCDADは見逃されてしまうことになります。

Modenaらも研究の限界として指摘している点ですが、本研究では症例患者ならびに対照患者の同室者のCD菌の保菌、感染に関する情報がリスク因子として含まれていません。まだまだ病室が個室のみという病院が少ない日本の医療の現場においては、この要因は検討すべき非常に重要な点であると思います。

＊　＊　＊

本項では症例対照研究を研究デザインに用いた研究論文を題材に、批判的吟味の実際を説明しました。このModenaらの研究の質をどのように読者の方々は判断されたでしょうか。

症例ならびに対照となった患者は明確に定義をされ、その選出方法についても統一された方法で実施されていました。症例患者と対照患者の比も考慮されていました。マッチングは実施されていませんでしたが、結果の冒頭で症例患者と対照患者の基本的特性の比較結果が提示されていました。また分析は単変量解析だけでなく、多変量解析も実施し、交絡因子の影響を取り除いた上でのリスク因子の検討をしていました。

リスク因子としてこれまで報告がされてこなかった2つの因子が明らかになりましたが、特に入院期間については、結果と要因が逆になってしまっているのではないかという点は否めません。情報の収集の仕方を工夫することが必要だったのかもしれません。

●引用・参考文献

1) Modena, S., Bearelly, D., Swartz, K., & Friedenberg, F. K.：Clostridium Difficile among hospitalized patients receiving antibiotics : A case-control study. Infection Control and Hospital Epidemiology，26（8），p.685-690，2005.
2) Fekety, R.：Guidelines for the diagnosis and management of Clostridium Difficile-associated diarrhea and colitis. American Journal of Gastroenterology，92，p.739-750，1997.
3) Kelly, C. P., Pothoulakis, C., & Lamont, J. T.：Clostridium Difficile colitis. New England Journal of Medicine，330，p.257-262，1994.
4) Samore, M., Killgore, G., Johnson, S., Goodman, R., Shim, J., Venkataraman, L.：Multicenter typing comparison of sporadic and outbreak Clostridium Difficile isolates from geographically diverse hospitals. Journal of Infectious Diseases，176，p.1233-1238，1997.
5) Kato, H., Kato N., Watanabe K.：Analysis of Clostridium Difficile isolates from nosocomial outbreaks at three hospitals in diverse areas of Japan. Journal of Clinical Microbiology，39，p.1391-1395，2001.
6) 佐藤洋子・加藤はる・小岩井健司・酒井力：がんセンターにおけるtoxinA陰性 toxinB陽性 Clostridium Difficileによる下痢症の院内集団発生，日本感染症学会誌，78（4），p.312-319，2004.
7) Bartlett, J. G.：Antibiotics-associated diarrhea. New England Journal of Medicine，346，p.334-339，2002.
8) 佐藤敏彦：研究デザイン，日野原重明・井村裕夫監修，看護のための最新医学講座第36巻　EBNと臨床研究，p. 168-188，中山書店，2003.
9) 前掲書 8)
10) Fletcher, R. H., Rletcher, R. H., & Wagner, E. H.：Clinical epidemiology: The essentials（Third ed.）. Philadel phia : Williams & Wilkins，1996.
11) Elwood, M.：Critical appraisal of epidemiological studies and clinical trials（Second ed,）. Oxford University Press，1998.
12) Guyatt, G., Rennie D. Eds., 古川壽亮・山崎力監訳：臨床のためのEBM入門　決定版　JAMAユーザースガイド，医学書院，2003.
13) Buchner, A. & Sonnenberg, A.：Medical diagnoses and procedures associated with Clostridium Difficile colitis. American Journal of Gastroenterology，96，p.766-772，2001.
14) Barbut, F. & Petit, J. C.：Epidemiology of Clostridium Difficile-associated infections. Clinical Micro biology & Infections，7，p.405-410，2001.
15) Mcfarland, L. V., Surawicz, C. M., & Stamm, W. E.：Risk factors for Clostridium Difficile carriage and Clostridium Difficile-associated diarrhea ina cohort of hospitalized patients，Journal of Infectious Diseases，162，p.678-684，1990.

Point

- 症例対照研究は、疾患、イベントを発生した人、しない人を選ぶことから調査が始まる研究デザインである
- 目的は、疾患・イベントを発生した人、しなかった人を比べ、その原因やリスク因子について検討することである
- 後ろ向きコホートとの違いは、コホートは曝露因子の有無で研究対象を選ぶが、症例対象研究はアウトカム（疾患・イベント）発生の有無で対象を選ぶ
- 症例患者、対照患者がどのように定義され、選出されているのかに注意
- 注目しているリスク因子以外に影響を与えている因子の影響をどうやって取り除いているかに注目

関連Q&A

→Q12、Q22、23、Q27へ

6. 質的研究のクリティーク

本項では、2004年にRobertsonらが発表した「SARSの曝露後、隔離をされたことによる心理社会的影響：トロントにおける医療従事者を対象とした質的研究」というタイトルの論文を取り上げます[1)]。

SARSとは、Severe Acute Respiratory Syndromeの頭文字を取ったもので、重症急性呼吸器症候群と訳されています。SARSは2002年末から2003年前半にかけて猛威を振るい、その当時は病原体が明らかになっておらず、感染経路も特定できていなかったために、世界中の人々が脅威を感じていました。その後、このアウトブレイクの病原体は、新型のコロナウィルスであると確定し、「SARSコロナウィルス」と命名されました。2003年7月5日に、人での感染連鎖が断ち切られたことをWHOは発表しました。この終息宣言までに、世界中での感染者8,439名、死亡者812名と報告されました（同年7月3日時点）[2)]。致死率は10％前後とされ、毎年流行するインフルエンザの致死率が0.1％以下であることと比較すると、SARSの致死率が非常に高いものであることがわかります[3)]。

カナダのトロントもWHOの伝播確認地域の1つとして挙げられ、2003年8月までには247名の感染可能性例、128名の感染疑い例、44名の死亡者の報告がありました。SARS感染者の半数が医療スタッフであったことは特徴的なことです。今回選択した論文の著者も冒頭で触れていますが、トロントの病院に勤務する医療スタッフは並々ならぬストレスを感じつつ、また葛藤と闘いながら、SARS患者のケアに携わっていました。いろいろな機関から出される情報が食い違っていること、感染経路が不明であったことなどが医療スタッフの不安を増強させていきました。SARS感染の恐れが非常に高い現場で働くことを拒否する医療スタッフの権利についてまでも議論されるに至りました。そこで、Robertsonらは、このような状況が医療スタッフにどのような影響を与えているのかを、個人的な経験というレベルではなく、きちんとした研究として調査・報告する必要性を感じていました。

質的研究とは

今回選択した論文の研究デザインは「質的研究」です。定質的研究、定性的研究、記述的探索的デザイン、帰納的研究とも呼ばれます。「質的研究とは何か？」という問いへの答えは、研究者、方法論的基盤、時代によって多様ではありますが、いちばん単純明瞭なものは、「量的な研究ではないもの」[4)]、「数や統計手法に依拠しない探求方法」[5)]と言えます。方法論が異なっていたとしても、すべての研究の究極の目的は、新たな知見を得ることです。異なる方法論を用いての研究は、異なる知見を私たちに与えてくれることになります。質的研究をデザインに用いた研究から、どのような新たな知見を私たちは得るこ

研究の概要

研究目的：SARSの曝露直後に隔離された医療スタッフを対象に、SARSが与えた心理社会的影響について検討することが本研究の目的であった。

研究デザイン：質的研究

研究対象者：SARSに曝露したために隔離された医療スタッフで、自分の経験を語ってもかまわないと思っている者。研究者らが所属する施設の機関内審査委員会からの承認後、SARS患者の治療に当たっている病院に研究参加を呼びかけるポスターを貼った。隔離経験とは、次のいずれかに該当する場合とした。①10日以上の自宅待機。他者が同室にいる場合にはマスク着用（自宅組）、②マスク着用して勤務することは許されたが、自分の車あるいはタクシーのみで来院（勤務組）。

研究期間：トロントの医療施設における感染管理対策の制限が緩められた 7月にデータ収集を実施。

データ収集方法：1時間程度の半構造化インタビューを実施した。その当時、SARSは終息をしていなかったので、研究対象となった10名中8名のインタビューは電話で、2名は直に面談をして実施した。このインタビューは録音され、その後逐語記録をつくった。

その時期に発表された数々のSARSの文献と事前の研究者間（研究者は全員SARSの影響を受けた病院に勤務していた）の討議の結果、インタビューそのものは、次の3点に絞って行った。すなわち、隔離体験とその影響、SARSに罹患し感染を拡大させること、研究対象者個人の仕事へのSARSの影響である。

分析方法：グラウンデッド・セオリー・アプローチの原理に基づいて分析を行った。すべてのインタビューの逐語記録は、2名の研究者が何度も読み返した。データを主テーマならびにサブ・テーマへとコード化した。分析はインタビュー期間内に行った。このような継続比較分析を行いつつ、現れてきたカテゴリー間の類似性、相違性を明らかにしていった。

結果・考察：インタビュー対象となった医療スタッフの基礎情報を表14に載せる。心理社会的影響に関する3つの主要なテーマ、喪失、義務、そして葛藤が明らかになった。

結論：隔離された医療スタッフはスティグマ、恐怖、怒り、フラストレーションなどを含むさまざまな感情をインタビューの中で表現していたが、彼らは専門職として、患者をケアするという義務を第一に考え、果たそうとしていた。私たちの結果から、コミュニケーションの充実が必須であり、感染症を扱うための明確な、簡単に入手できる情報の提示の必要性を強調したい。重症な感染患者のケアを担当する医療スタッフが感じる急性のストレスについては理解を深める必要がある。医療スタッフがコーピングとストレス・マネジメントのためのテクニックを獲得することは、将来起こる可能性のある感染症のアウトブレイクへの準備として必要である。

表14　インタビュー対象となった10名の医療スタッフの基礎情報

名前	年齢	性別	職業	隔離の種類	SARS曝露方法
Janet	41	女	理事	自宅	結果としてSARS患者と判定された者と病院の会議で同席
Carol	46	女	看護師	自宅	同僚が別の病院でSARSに曝露
Katie	51	女	看護師	勤務	病院でSARS患者とともに勤務
Patricia	52	女	看護師	勤務	SARS患者が収容されている病院で手術を受けた
John	58	男	歯科医	自宅	SARS患者が収容されている病院で手術を受けた
Anthony	34	男	医療福祉士	自宅	SARS患者から曝露し、感染
Joanne	42	女	作業療法士	勤務	SARS患者からの曝露
Mary	45	女	看護師	勤務	SARS患者からの曝露
Andrew	25	男	パラメディカル	勤務	SARS可能性者からの曝露
James	37	男	医師	自宅	SARS確定患者を治療

とができるのでしょうか？

看護の領域において、早くからエスノグラフィーを方法論として質的研究に取り組んできたLeiningerは、「研究者が関心を持っている現象をありのままに記述することを目的としており、過去や現在の出来事ならびに現象の本質と意味を正確に把握し、理解し、解釈することに重点をおく研究手法である」と質的研究を定義しています[6]。また、岡村は、社会的調査方法論の発展と関連させながら、看護学における質的研究に関する文献検討を行い、「質的研究は、研究対象の1つひとつを事例として重視する、事例をその存在するコンテクストから切り離さない、事例を事例自身の表現する（あるいは、した）テクストによって記述する、テクストの意味を研究者が研究対象の内面に入り込んで解釈し、理解する、研究方法論である」と定義しています[7]。つまり、質的研究の結果から、研究者は自分が興味を持った現象についての多様で豊かな記述を得、その現象について深く理解することが可能になるのです。

量的研究と質的研究

これまで本章で紹介した、ランダム化比較試験、コホート研究、横断調査、症例対照研究は量的研究手法に含まれます。この量的研究の場合、客観性、再現性、予測性などがその前提となっており、どのような現象でも測定可能な、数値として表すことを目指します。それが人間の信念や感情、認識などの主観的な要素が強いものであっても、信頼性・妥当性が検討された測定用具や尺度を使って測定していきます。満足度調査はその一例です。その後、社会心理的概念や、人間の主観に関わる研究課題については、個人が体験している物理的世界はその人間の認識と主観を通してのみ理解できるものであるという認識論の立場を基盤とした質的研究のほうが適切なのではないか、という考えが見られるようになってきました[8, 9]。その一例が、病みの体験です。グラウンデッド・セオリー・アプローチの生みの親の一人である社会学者のStraussとその弟子の一人であるCorbinは、慢性疾患患者を対象とした一連の質的研究から慢性疾患患者の疾患管理の軌跡の局面を8つ明らかにしています[10]。このように、文化人類学、社会学、哲学などの他領域において発展してきたさまざまな質的研究手法が、看護学の世界に紹介され、取り入れられるようになってきました。

質的研究の方法論のタイプ

質的研究に含まれる方法論のタイプは、著者によって内容が異なっています。Creswellは、生活史（ライフヒストリー）、現象学、グラウンデッド・セオリー、エスノグラフィー、事例研究を代表的な5つの質的研究の手法とし、5つの研究手法の哲学的・理論的基盤、具体的なデータ収集・分析・解釈における相違点について論じています[11]。

今回の論文は、グラウンデッド・セオリーをその方法論に使っています。グラウンデッド・セオリー・アプローチは、前述のStraussとGlaserの二人の社会学者によって生み出され、発展してきた質的研究の方法論です。グラウンデッド・セオリーという言葉そのものは、方法論を指す場合と、方法論を使って研究者が得た成果を指す場合とがあります。成果としてのグラウンデッド・セオリーとは「体系的に収集され、研究プロセスを通じて分析されたデータに基づいて構築された理論である」と定義され、現象の中に存在する心理社会的プロセスを発見していくことを目的とした方法論です[12)]。インタビューや観察などから得られたデータに研究者はじっくりと向き合い、データに根ざした概念、カテゴリーを導き出し、最終的には理論を構築することを目指します。そのため「データ対話型理論」とも訳されています[13)]。

質的研究をデザインに用いた研究論文のクリティークの基準

このようにひと言で質的研究と言っても、その定義、手法が多様であることから、質的研究をデザインに使った論文をクリティークする基準も一様ではありません。また、量的研究手法を用いた論文のクリティークの基準を、質的研究手法の論文にそのまま使うことはできません。表15では、質的研究をデザインにした論文をクリティークする場合、ポイントとなる項目を挙げました[14)]。研究者によっては、さらに方法論ごとにクリティークすべき項目を挙げています[15)]。

表15　質的研究の批判的吟味のポイント[14)]

① 研究結果は妥当か？
- 研究上の問いは明確であり、具体的であるか？
- デザインはその研究上の問いに適切なものか？
- 標本抽出（サンプリング）は、研究上の問いとデザインに適切なものか？
- データ収集とその管理は体系的に行われているか？
- データは適切に分析されているか？

② 結果は何か？
- 結果の記述は綿密なものとなっているか？

③ 結果は自分の患者のケアに適用できるか？
- 自分の患者ケアに適応できる、どのような意味や妥当性をその研究は持っているか？
- その研究は自分の患者ケアのコンテクストを理解する上で有用なものか？
- その研究は自分の患者ケアに関する知識を深めてくれるようなものか？

研究上の問いとデザイン

質的研究論文をクリティークしていく際、これは量的研究をデザインした論文でも同様ですが、研究上の問いは何なのか、どのような方法論を使い、誰を対象としたのかということを抄録や要約から読み取っていきます。今回の論文の研究上の問いは、「SARSの曝露直後に隔離された医療スタッフはどのような心理社会的影響を受けたのか」です。著者らは、研究の背景の箇所にも対象者の体験を記述する研究が少ないことに触れており、SARS曝露ならびに隔離というイベントが医療スタッフにどのような心理社会的影響をもたらしたのかを、対象者の言葉から記述したいと考え、質的研究を選択しています。半構成的な質問を用いたインタビューを実施し、グラウンデッド・セオリー・アプローチの原理を参考にしながら分析をしています。

標本抽出方法

標本抽出方法には、量的研究手法で用いられる無作為標本抽出、便宜的標本抽出がありますが、質的研究の多くは後者の便宜的、目的的標本抽出です。今回取り上げた研究でも、SARS患者を治療・ケアした病院に研究参加を呼びかけるポスターを貼り、研究対象候補者を募集しました。研究対象患者の取り込み基準として、SARS曝露後、隔離を受けた医療スタッフと限定しており、今回の目的に即した研究対象者にアクセスする努力をしていると思われます。このように目的的に研究対象候補者を集めていくことは、少人数の研究対象者であったとしても、豊かで深いインタビューができ、結果として研究者は多くの情報を手にすることができることになります。隔離の状況については、SARSの曝露の程度により、自宅待機のスタッフと病院までの通勤方法を公のものではなく、自家用車あるいはタクシーを使うよう指示されつつ勤務を続けたスタッフの2種類が設定されていました。その2種類の隔離状況を研究対象とした理由は明記されていませんでしたが、程度の異なる隔離を受けた研究対象者を含めることにより、結果に豊かさと多様性を盛り込もうとした研究者らの意図があったのかもしれません。

データ収集と管理方法

質的研究の場合、主にフィールド（データ収集場所）での観察、研究対象者へのインタビュー、既存の文書が主なデータ源になります。今回取り上げた論文では、インタビューを実施しています。通常、質的研究のデータ収集目的で実施されるインタビューは、答えが「はい／いいえ」となるような構成的な質問項目は使いません。Robertsonらは、インタビューに答えてくれる研究対象者がSARS曝露と隔離による個人的、職業人としての経験について自由に答えられるよう、半構成的な質問項目を用いています。インタビューそのものは、隔離状況に応じて、電話あるいは対面式で行われています。また、インタビュー内容は録音され、分析のために逐語記録をつくっています。

今回はRobertsonを始め4名の研究者らによって実施されています。この4名全員が10名の対象者のインタビューを実施したのか、あるいは1名のみが担当したのかは明記されていません。質的研究のデータ収集を行っていく場合、研究対象者から彼らの経験について豊かな情報を入手できるよう、観察やインタビューの場合は、事前に訓練を受けていることが求められます。

データ分析

グラウンデッド・セオリー・アプローチを方法論として使用する場合、特徴的なのが、データ分析はデータ収集と並行して行われていくことです。つまり、すべてのインタビューが終わった後にデータ分析に着手するのではなく、1つ目のインタビューが終了したら、すぐにそのインタビュー内容の分析を行います。その分析の結果次第で、次のインタビュー時に研究対象者に尋ねる項目や内容を変更したり、精選させたりしていきます。

Robertsonらは、分析方法についての箇所で、「分析はインタビュー期間内に行った」と記載しており、先述のデータ収集と並行してデータ分析を実施していったことが理解できます。

先に、グラウンデッド・セオリーはデータに根ざした理論構築を目的としていると説明しましたが、Robertsonらは理論構築までは実施せず、重要なテーマ、概念を導き出すまでで分析を終えています。インタビューの逐語記録を2名の研究者で数回読み、コード化を行ったと記載されています。まず2名の研究者で同一のインタビュー内容を分析していくことは、分析の妥当性、結果の信憑性を高めることになります。逐語記録を何度も読み返しながら、データからカテゴリーを抽出していく作業（コード化）を行っていることは、研究対象者のコンテクストから研究者が離れずに、常にデータと対話をしながら分析を進めていこうとする姿勢が見られています。

ただ、Robertsonらは、各研究対象者にインタビューを1回のみしか実施していません。データ分析、結果の信憑性を高めるためには、インタビュー内容を一度研究対象者に戻し、その内容について確認をする場を設けることが望ましいです。

結果の記述

Robertsonらの研究では、心理社会的影響に関する3つの主要なテーマとして、喪失、義務、そして葛藤が明らかになりました。1つ目のテーマの喪失の結果を、研究者らは以下のように記述しています。

SARS患者を治療した医療スタッフたちは、SARSに感染する可能性を「運の悪さ」「宿命」と捉えており、感染するかしないかは現実問題であると語っていた。SARSを発症した人を知ることは、医療スタッフの不安と恐怖を高めていった。Carolは、「宿命のようなものに思えます。なぜなら曝露はすでに受けてしまっているか、いないかですし…… 私は彼女が感染していると知ったので、とても驚きました」と語っていた。医療スタッフは自由がなくなっていくという体験をしつつ、隔離されることを刑務所に例えていた。「外に出られるかどうかということは、私は思うのですが、囚人が感じるのと一緒の思いよね」(Janet)。

このように、多くの質的研究の結果の中には考察が含まれていきます。そして、研究者がその概念を抽出してきた根拠として、実際の研究対象者の言葉を添えていきます。そのため、質的研究の結果は叙述的なものとなり、この叙述的な結果を1つのエビデンスとして読者にどのように理解させるかというのは、研究者がチャレンジする課題の1つです。

結果の適用

Robertsonらの研究のテーマはSARSによる曝露とその後の隔離による医療スタッフへの心理社会的影響に関するものでした。2004～2005年のシーズンはSARS問題は沈静していましたが、今後いつ再びSARSによるアウトブレイクが発生するかわかりません。その場合、日本の医療機関でもSARS患者の治療に当たらなければならなくなるでしょう。SARS治療に携わる医療スタッフが抱く不安、恐怖などは本研究論文の結果とおそらく同様のものとなることは容易に考えられます。この論文の結果を踏まえ、Robertsonらも結論の箇所で記述していることですが、医療スタッフ側の備えを充実させること、医療情報の伝達手段の充実を図ることなどは、私たちの医療現場でも必要なことであると思います。

また、SARSは新たな病原体によるアウトブレイクでした。今後、SARSのようにこれまで見られなかった病原体によるアウトブレイクが再び起こるかもしれません。その時、未知の病原体に感染した患者を治療する医療スタッフの心境についても、この論文から知ることができると思います。

おわりに

最後はRobertsonらの研究を取り上げ、質的研究のクリティークの仕方について述べました。これまであまり説明をしてこなかった質的研究についても、ごく簡単に触れました。興味のある方は、ぜひ専門書を参照していただければと思います。

本章では、さまざまなデザインを用いた臨床看護研究のクリティークについて説明をしてきました。クリティークを行う際のポイントは、Evidence-based medicine、Evidence-based nursingのテキストの中に書かれているものを中心にご紹介しました。自分が手にした研究論文の結果は、自分の臨床現場で「活用する」ことができるのかどうかという視点に立ったクリティークのためのポイントであったことは、ご理解いただけたのではないかと思っています。

ここでご紹介した以外にも、論文をクリティークする際の参考になる基準、ポイントは国内外で発表されています。ご興味のある方は、そちらも参照していただければと思います。

●引用・参考文献

1) Robertson, E., Hershenfield, K., Grace, S. L., & Stewart, D. E.：The psychosocial effects of being quarantined following exposure to SARS：A qualitative study of Toronto health care workers, Canadian Journal of Psychiatry, 49, p.403-407, 2004.
2) 岡部信彦：重症急性呼吸器症候群，日本医師会雑誌，130（5），p.805-810，2003.
3) 操華子：脅威の広がりをみせる感染症　SARSの猛威（重症急性呼吸器症候群），月刊ナーシング，23（7），p.92-97，2003.
4) 無藤隆・やまだようこ・南博文・麻生武・サトウタツヤ編：質的心理学　創造的に活用するコツ，新曜社，2004.
5) Tripp-Reimer, T. & Kelley, L. S.：Qualitative research. In J. J. Fitzpatrick (Ed.), Encyclopedia of nursing research, New York：Springer., 1998.
6) Leininger, M. M.：Nature, Nationale, and importance of qualitative research methods in nursing, In M. M. Leininger (Ed.), Qualitative research methods in nursing, Philadelphia, W. B. Saunders, 1985.
7) 岡村純：質的研究の看護領域への展開：社会調査方法論の視点から，沖縄県立看護大学紀要　5，p. 3-15，2004.
8) 操華子：定質的研究，見藤隆子・小玉香津子・菱沼典子総編集，看護学辞典，日本看護協会出版会，2003.
9) 前掲書4)
10) Woog, P.：慢性疾患の病みの軌跡　コービンとストラウスによる看護モデル，黒江ゆり子・市橋恵子・寶田穂訳，医学書院，1995.
11) Creswell, J. W.：Qualitative Inquiry and Research Design：Choosing among Five Traditions. Thousand Oaks： SAGE., 1997.
12) Strauss, A. & Corbin, J.：質的研究の基礎：グラウンデッド・セオリー開発の技法と手順（第２版），操華子・森岡崇訳，医学書院，2004.
13) Glaser, B. & Strauss, A.：データ対話型理論の発見，水野節夫訳，新曜社，1996.
14) Russell, D., Gregory, D., Ploeg, J., DiCenso, A., & Guyatt, G.：Qualitative research. In Dicenso, A., Guyatt, G., & Ciliska, D.（Eds.）：Evidence-based nursing：A guide to clinical practice, St. Luis： Elservier Mosby., 2005.
15) 前掲書12)

Point

- 質的研究は、「量的研究ではないもの」「数値、統計的手法を使わないもの」である
- 目的は、研究対象者の経験を豊かに深く理解することである
- 質的研究のクリティークは、そのタイプによって多様である
- 研究上の問いとデザイン、分析方法との関連、一貫性に注意
- 研究対象者は、その研究に適切な人たちが対象となっているかを確認

関連Q&A

→Q22、23、Q25へ

第Ⅱ部

臨床で直面する疑問に答える Q&A 57

第Ⅱ部では、現場のナースの方々からいただいた57の質問にお答えします。質問は、基本的には、研究のプロセスに沿って並べてあります。読者の皆さんが突き当たる疑問へのアドバイスにつながることを願っています。

1. なぜ研究するのか？ ―EBPの理解

Q1 EBM、EBNという単語を最近よく目にします。この単語は何を意味しているのですか？

A 日本の看護界に、Evidence-Based Medicine（EBM）、根拠に基づく医療[1]、あるいは実践という考えが紹介され、1990年代後半から注目をされてきています。そもそもEBMの考えは、「臨床疫学」という学問に端を発します。

EBMは臨床疫学から始まった

臨床疫学は、1970年代にカナダのハミルトンという町にあるマクマスター大学で初めて講座が立ち上げられた、比較的若い学問分野です。Fletcherらは、臨床疫学を「臨床医学の場で出会った問題に対する疫学の原理と方法の適用」であると定義しています[2]。1980年頃、マクマスター大学の臨床疫学者たちは、臨床医にデータ源である医学論文の読み方を助言するための雑誌連載を企画し、この連載の中で紹介された考えは「批判的吟味」と呼ばれました。

その後、彼らは、単に医学論文に目を通すだけでなく、眼前の患者の問題解決のためにその論文から得られた情報を用いるよう臨床医を動機づける必要性に気づきます。医学論文から得たエビデンスを批判的に吟味し、実際の患者ケアへ適用するプロセスを説明していきました。そして、1990年に、この考えはEvidence-Based Medicineと命名されたのです[3]。その後、マクマスター・グループは主に米国の臨床医とのつながりを持ち、国際的なグループ、「Evidence-Based Medicine Working Group」へと発展をしていきました。そして1993年から2000年までの間、「JAMA」という医学雑誌にこの国際グループのメンバーらによる論文が掲載され（“Users' Guides to the Medical Literature”）、また磁気化データベースによる情報検索や第二次情報が整備された結果、EBMの考えはより一層広がっていきました。

EBMからEBN、そしてEBPへ

このEBMの広がりの流れは周辺学問領域にも及び、1998年にはマクマスター大学の看護教員らが中心となって「Evidence-Based Nursing」という機関誌がイギリスで発行されました。日本においても1998年に「看護とEvidence-Based Medicine（EBM）」という題名で初めて雑誌で特集が組まれ[4]、2000年には「EB Nursing」が発刊されました[5]。

医学の領域ではEBM、看護学ではEBNと呼び方は異なりますが、基本的な考え方に違いはありません。現在、カナダのマクマスター大学では、EBM、EBNではなく、EBP(Evidence-Based Practice)あるいはEBCP(Evidence-Based Clinical Practice)という呼び方を用いています。

EBMとは、「個人の患者のマネジメントにおいて、現在の臨床研究から得ることができる最善のエビデンスを良心的に、思慮深く使うことである」と定義されています[6)]。ミネソタ大学のEvidence-Based Health Care Projectでは、EBNを「入手可能な最善のエビデンス、専門的技能を用い、患者の意向を考慮した上で、臨床上の意思決定を看護師が行っていくプロセス」と定義しています。この際、研究の解釈と活用(エビデンスを使う)、実践の評価(エビデンスを吟味する)、研究の実施(エビデンスをつくる)という3つの能力が、EBNを実施するためには求められます[7)]。

EBNに基づく実践に必要な5段階

EBNに基づいた実践を行っていくためには、次の5つのステップを踏む必要があります[8, 9)]。

1)患者の問題の定式化:①どのような患者(patient)で、②どのような介入(intervention)あるいは曝露(exposure)で、③何と比べ(comparison)、④どのようなアウトカム(outcome)について、どのような結果となるのか、という公式に当てはめて問題を明らかにしていきます。この問題の定式化を、英語表記の頭文字をとって“PICO”あるいは“PECO”と呼びます。

2)問題についての情報収集:磁気化データベースやインターネットなどの媒体を使い、問題に関連する研究論文を検索します。文献検索については、第Ⅱ部3.「文献」(p.156～)で詳しく説明をしていますので、参照してください。

3)得られた文献の妥当性の評価(批判的吟味):論文結果が妥当なものか、信じるに値するものなのかどうかを検討するために、論文を批判するための一定の基準を使って文献を読みます。文献の読み方についても、3.で説明をしています。

4)文献の結果を患者に適用することの妥当性の検討:自分が読んだ研究の結果が、眼前にいる自分の患者に適用できるものなのかどうかを判断します。研究論文の結果の実践への適用については、第Ⅱ部13.「実践に活かす」(p.269～)で説明をしています。

5)実践・評価:提供した医療、看護ケアが質のよいものであったのかどうかを評価します。

●引用・参考文献

1) 厚生省健康政策局研究開発振興課医療技術情報推進室監修:わかりやすいEBM講座, 厚生科学研究所, 2000.
2) Fletcher, R. H., Fletcher, S. W., & Wagner, E. H.:Clinical epidemiology;The essentials, Baltimore;Williams & Wilkins, 1982.
3) Guyatt, G. & Rennie D. (Eds):The Evidence-based Medicine Working Group, Users' guides to the medical literature;A manual for evidence-based clinical practice, JAMA & Archives;American Medical Association, 2002.
4) 特集　看護とEvidence-based Medicine(EBM), Quality Nursing, 4(7), 1998.
5) 特集　看護の常識とエビデンス, EB Nursing, 1(1), 2001.
6) Sackett, D. L., Rosenberg, W. M., Gray, J. A., Haynes, R. B., & Richardson, W. S.:Evidence-based medicine;what it is and what it isn't, BMJ, 312, p.71-72, 1996.
7) University of Minnesota, Evidence-based Health Care Project. http://evidence.ahc.umn.edu/ebn.htm
8) 名郷直樹:臨床における患者ケアの質とEBM/EBN, 日野原重明監修, 基本からわかるEBN, 医学書院, 2001.
9) 前掲書7)

Q2 “エビデンス流行り” のような気がします。エビデンスとはランダム化比較試験からしか得られないものなのですか?

A EBMの創始者の一人であるHaynesは根拠に基づく医療・実践を、「“実践家の専門的技能(clinical expertise)”を、限られた資源のもとで“患者の病態と置かれている環境(clinical state and circumstances)”、“患者の意向と行動(patient's preferences and actions)”、そして“研究の成果から得られたエビデンス(research evidence)”を統合して、患者にとって最も望ましい医療を提供するために意思決定を行うこと」[1]と定義しています(図1[1,2])。

エビデンスの源泉

この定義から、研究の成果は重要なエビデンスであることがわかります。と同時に、一人の臨床医が行った非系統的な観察も、実験室で行われるような生理学的な実験も、貴重なエビデンスの源泉であるとされています[3]。このように、さまざまな源泉からエビデンスは得られます。

しかしながら、100名の患者を対象としたランダム化比較試験(以下、RCT)から得られた成果と、一人の臨床医が行った非系統的な観察から得た結果を同等なエビデンスとして扱ってよいのでしょうか? すべてのエビデンスが客観性に優れ、一切のバイアスがなく、その推論にも問題がないということはありません。そこで、EBMの世界では、エビデンスのヒエラルキーがつくられました[4]。

図2[5]は、治療や介入の効果を見る場合のエビデンスのヒエラルキーを示したものです。RCTを対象に適切に実施された系統的レビュー(systematic review)、質の高いRCTが、強いエビデンスとなる研究デザインです。

研究デザインのバイアスについては、Q34で述べていますので、参考にしてください。研究デザインに伴うバイアスが大きくなればなるほど、研究の質が下がり、エビデンスとしては弱いものになるということを図2は示しています。

すべての研究でRCTが最善とは限らない

医学研究の領域においては、RCTがすでに50年以上前から実施されています。RCTの歴史が長い医学研究と比較すると、臨床看護研究ではエビデンス・レベルが高い研究の数が少ないことは否定できません。しかし、このヒエラルキー、つまり「RCTによる研究成果は一番エビデンスが強い」ということは、治療や介入の効果に関する研究課題、研究疑問以外には当てはまりません。

たしかに臨床看護研究においても、ケアの効果を証明するタイプの研究でRCTを研究デザインとして選択することは、強いエビデンスをつくり出すためには求められます。しかし、研究課題によっては倫理的問題も絡み、

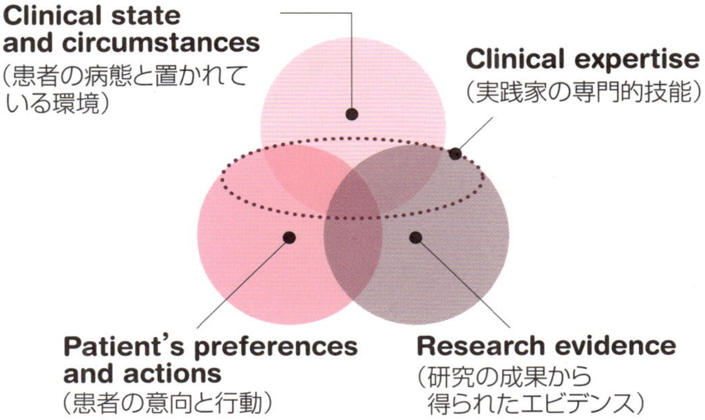

図1　臨床現場における意思決定モデル[1,2]

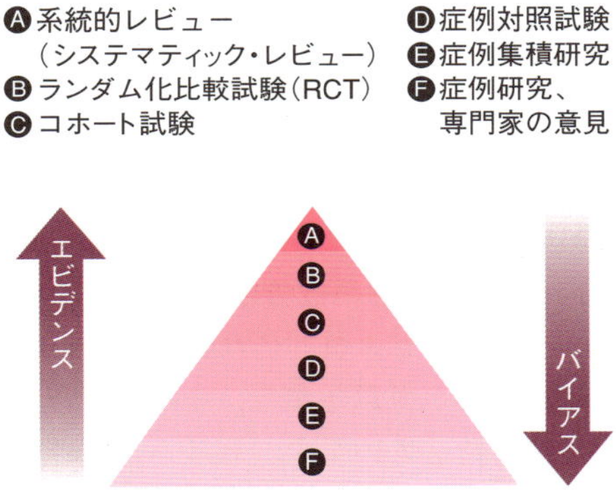

図2　治療に関する研究のエビデンスのヒエラルキー[5]

RCTを選択することが不適切な場合もあります。

EBMの世界ではエビデンス・レベルが低いとされる症例研究（事例研究）とは、「ある一定の時間の流れの中で少数の事例について、深く、じっくりとその特徴、要因などを検討するための研究方法」であり[6]、臨床における看護学の実践知をエビデンスとして得るには欠かすことのできない重要な研究方法です。上記のヒエラルキーには含まれていませんが、看護学においては質的研究手法を用いた臨床看護研究から得られた結果も、重要なエビデンスの源泉となります。

EBM/EBNの本来の目的は、患者に提供される医療・ケアの質の向上にあります。そのために利用可能な最善のエビデンスを探し、冒頭で紹介をしたHaynesの定義通り、患者の意向や状況に応じて適切に活用されることが求められます。つまり、エビデンスの強弱にとらわれるのではなく、眼前の患者に必要とされる、適切なエビデンスを探し、研究デザインによる長所・短所を踏まえつつ、活用していく姿勢が重要となるのです。

●引用・参考文献

1) Haynes, R.B., Devereaux, P. J., & Guyatt, G.H.：Clinical expertise in the era of evidence-based medicine and patient choice, ACP journal club, 136；A11-4, 2002.
2) Haynes, R.B., Devereaux, P.J., & Guyatt, G.H.：Physicians' and patients' choices in evidence based practice, BMJ, 7350, 1350, 2002.
3) Guyatt, G. & Rennie D.（Eds）：The Evidence-based Medicine Working Group, Users' guides to the medical literature；A manual for evidence-based clinical practice, JAMA & Archives；American Medical Association, 2002.
4) 前掲書3)
5) Craig, J.V. & Smyth R. L.(Eds)：The evidence-based practice manual for nurses, 斉尾武郎監訳, チェンジ・プラクティス；看護をかえるEBN, エルゼビア・ジャパン, p.99, 2003.
6) Newman, W. L.：Social research methods；Qualitative and quantitative approaches（Fifth edition）, Boston；Pearson Education Inc, 2003.

2. 問いと出会う ——研究テーマの設定

Q3 臨床現場での漠然とした疑問を形にしていく時の、具体的なプロセスについて教えてください。

A 臨床の場で疑問や興味・関心を抱いたテーマは、将来の研究課題の大切な種です。研究への最初の「とっかかり」は、この疑問やテーマを持つことから始まります。その「とっかかり」から、実際にどのようなプロセスで研究を計画する段階にまで至るのか、p.12の図5〈アイデアから研究課題への道すじ〉に示しましたのでご参照ください。

抽象度の高いアイデアを絞り込む

多くの場合、術後患者が訴える苦痛、離婚後の精神的落ち込み、喘息患者のコーピングなど、一般的で、抽象度が高いアイデアが頭に浮かんできます。量的な研究を実施する場合にはそのアイデアを絞り込んでいく必要があります。絞り込みの実際例は次節で紹介します。質的な研究の場合も、やはり抽象度の高いアイデアを具体的なレベルへと絞り込むことは必要です。例えば研究者が、質的な研究アプローチを用いて、兄弟姉妹を亡くした子どもの悲嘆過程について研究をしたいと思ったとします。研究者は暫定的なものでも構わないので「悲嘆過程」について定義をし、具体的な方法を検討します。一例として、患児の死後、残された兄弟姉妹の子どもたちにどのように感じ、その思いがどのように変化していったのかを語ってもらうことを計画するかもしれません。

「研究課題」と「研究方法」のどちらが先かということを度々質問されます。多くの研究者は、自分が得意とする、あるいは志向する方法論を持っています。とはいえ、研究課題をまず明らかにし、その課題を解決するためにはどのような研究方法が適切かということを考え、選択するのが原則です。時に、自分が得意とする研究方法に合った形に研究課題を変えてしまう研究者もいるようですが、それはあまりお勧めできません。

まずは文献に当たる

ではどうやって漠然としたアイデアや疑問を絞り込み、研究に適したものとしていくのでしょうか？　例えば、尿道カテーテルを留置している男性患者に行われている、抗生剤入りの軟膏を使った陰部ケアの方法に内科病棟に勤務するナースが疑問を抱いたとしましょう。同僚と話し合う中でそのナースは、この陰部ケアの方法が尿路感染を予防する上で有効な方法なのかどうかを知りたいということに気づきました。そこで図書館に行き、陰部ケア、尿道口のケアについての研究論文を探したところ、次の2つの文献を手に入れました。

「尿路カテーテル留置中の患者の感染予防；尿路感染防止に効果的な陰部ケアの検討」[1)]という題名の文献では、微温湯と石けんを用いての陰部洗浄後に0.05%ヘキザック®綿球で尿道口を消毒した群よりも、5%ポビドンヨード液で洗浄後にポビドンヨード原液にて消毒した場合のほうが、統計学上有意に尿路感染症の減少が見られたと結論づけています。

もう一方の文献、「尿路感染予防のための科学的根拠に基づいたケアの検討；尿路カテーテル装着患者に対する日常的な尿道口ケアの実態」[2)]では、金沢市内にある病院の154名の病棟責任者を対象に尿道口のケアについての質問紙調査を実施していました。考察の中で「軟膏などの塗布に関して、短期留置の患者に対するポビドンヨードゲル、抗生剤軟膏、スルファジアジン銀塗布によるカテーテル由来の尿路感染症予防効果を否定している報告もあり、適切なケア方法を今後検討する必要がある」という一文を目にしました。

1本目の研究結果とは逆のことを示唆していることに気づき、次に著者が論文内で引用していた報告書を読むことにしました。

その1つは、米国で行われた846名の患者を対象としたBurkeらの研究[3)]でした。因果関係を立証するのには一番よいデザインであるランダム化比較試験を行っており、抗生剤軟膏を使用して尿道口のケアを行った場合と行わなかった場合、尿道口を石けん洗浄した場合としなかった場合とを比べ、どちらの場合も何もしなかった群のほうが尿路感染症の発生が低かったと報告していました。

さらに、米国疾病管理予防センター（Centers for Disease Control and Prevention: CDC）から発表された尿路感染症予防のためのガイドライン[4)]でも、尿路感染症の発生を予防するという点からは抗生剤入りの軟膏の使用、石けん洗浄が尿道口ケアとして推奨されていないことを知り、病棟ミーティングにその結果を持ち帰り、とりあえず抗生剤軟膏の使用を廃止することを提案しました。

このケースは既存の文献、ガイドラインから疑問に対する答えを得たことになります。しかし、もし「米国人と日本人では体格も違うし、在院日数も明らかに違うから、同じことが言えるかどうかはわからない」と思ったなら、自分の病棟で研究に着手するという可能性は大いにあります。これも研究課題を見いだす1つの方法です。

文献から回答が得られなかったら

では次に、外科病棟に勤務するナースが、尿路カテーテルを抜去する前に行われるクランプ・テストと呼ばれる手技が本当に必要なのかどうか、疑問に思ったとしましょう。クランプ・テストとは、ランニング・チューブをコッヘルなどで止め、患者が尿意を訴えたのを確認してからランニング・チューブを開放し、尿を流出させる手技です。そのナースはまず図書館に行き、尿道留置カテーテルについての文献や教科書を読み進めるにつれ、排尿行動（尿意を感じ排尿するプロセス）、尿の洗い流し作用についての理解を深めました。そして、クランプ・テストはむしろこの尿の洗い流し作用を阻害し、尿路感染の発生を助長するものであると考えるようになりました。またクランプ・テストを行い尿意があるかどうかを確認するよりも、カテーテルが不要になった段階でただちに抜去することが感染を予防する点からは意義あることだと思うようになりました。

そこで図書館でコンピュータを使って包括的な文献検索を行いましたが、クランプ・テストの有効性について調査、検討をした文献を1つも見つけることができませんでした。そこで、このナースは、クランプ・テストを行った後に尿道留置カテーテルを抜去した人と、クランプ・テストをせずにカテーテルを抜去した人では、その後の経過で尿意の感じ方や排尿行動に何らかの違いが生じるのかどうかについて調べてみようと考えました。その際、手術後尿意を自覚する上で神経学的な障害が起こらないと考えられる、一般外科手術を受けた患者だけを対象とすることに決めました。

このケースでは、臨床で疑問に思ったことが過去の文献からでは答えを得ることができず、文献を読み進めることによって、問題がさらに明確となり、答えを見いだすために適切な対象患者についてまで絞り込むことができています。

絞り込みが難しい場合には、前述したp.12図5のフローチャートに沿って進んでみてください。そのテーマを追いかけ続けることへの正当な理由は、個人的な関心や興味でもいいのです。自分が考えているテーマを文章にしてみること、先輩や同僚とそのテーマについて話し合ってみること、そして過去にどのような研究がなされていたのかを文献検索することで、そのテーマ、問題についてすでに答えが出ていること、そして今後の研究で明らかにすべきことを明確にしていくことができるのです。

●引用・参考文献

1) 井口ゆき枝, 他：尿路カテーテル留置中の患者の感染予防；尿路感染防止に効果的な陰部ケアの検討, 看護の研究, 36, p.181-183, 1999.
2) 山田正己, 他：尿路感染予防のための科学的根拠に基づいたケアの検討；尿路カテーテル装着患者に対する日常的な尿道口ケアの実態, インフェクション・コントロール, 10(9), p.94-101, 2001.
3) Burke, J. P. et al.：Prevention of catheter-associated urinary tract infections；Efficacy of daily meatal care regimens, The American Journal of Medicine, 70, p.655-658, 1981.
4) Wong, E. S. et al.：Guideline for prevention of catheter-associated urinary tract infections, American Journal of Infection Control, 11, p.28-33, 1983.

Q4 現場で働いているとさまざまな疑問や問題がわいてきます。その素朴な疑問すべてを研究のテーマとすることに意味があるのか、自信が持てないのですが……。

A どんな内容でも、どんなレベルでも、疑問や問題を持つということは、その解決のために必要な第一歩です。私たちが「これはなぜ？」「どうして、こうなるの？」と感じるのは、食事をしている最中だったり、病棟の廊下を歩いている時だったり、通勤途中に車内広告を見ている時だったりと、特別な時ではないのです。

問題を捉える手がかり

では、問題とは何でしょうか？　問題とは「解決を要する問い、研究・議論して解決すべき事柄」[1)]と定義されています。森は、「看護本来の業務、看護のあり方を極めて良心的に、かつ学問的に見つめ考えようとする姿勢から看護研究が生まれ、看護学が体系づけられ、専門職としての価値が高められる」とし、このような科学の眼、向学心、学問的意欲が真の看護の問題を生み出すと述べています。さらに、問題を捉える時のいくつかの手がかりについて挙げています。

それは①1つの症例を大事に観察し、見つめること、②もっといい方法はないかと考えること、③現在の方法で十分患者のニーズを満足させているであろうかと反省すること、④失敗、苦悩、矛盾の原因を徹底的に追究すること、⑤なぜ、そうなのかと考えること、⑥文献の追試、比較検討、批判をすること、⑦新しい医学やその時の社会環境を知ること、⑧他部門からの注意・注文についての反省と考察、また⑨他部門への注意・注文です[2)]。

さて、ご質問の件ですが、すべての疑問・問題が研究テーマになり得るものではありません。“研究”によって回答を得ることが必要な問題や課題が、研究テーマとなるのです。以下の例は研究というプロセスをとらずに、疑問や問題を解決したケースです。

仲間と問題を共有する

筆者が産科病棟に勤務していた頃、分娩後のほぼ全員の褥婦に、子宮収縮剤であるメテルギン®が毎食後2錠ずつ1週間分処方されていました。その当時、日勤帯、準夜勤帯には「与薬」係がおり、その係の担当者は病棟の全入院患者の経口薬を一人分ずつ薬杯に入れて準備をし、毎食後各患者を訪れ、服薬を見届けるということをしていました。ある日、筆者がその当番の時、「お産後の褥婦さんは基本的には元気な人たちだ。退院後、自宅に戻れば服薬は自分で管理するのに、入院をしているということだけで、私たちが薬杯で薬を配る必要があるのか？」とふと思ったのです。

次第に筆者は「基本的には元気な褥婦さんたちに、ナースが薬を準備し、各患者を訪れ、その服薬を確認し、その後薬杯を全部洗うという仕事は時間がとられるので、改善したほうがいい」と思うようになりました。しかし、これはあくまでも筆者がそう思っているだけのことであり、他の同僚や先輩たちはどう思うかはわかりませんでした。

そこでまず、同僚にこの問題を説明し、「正常出産をした褥婦さんは、自宅に戻れば自分で服薬管理をするわけだし、それを入院中からやってもらうということは、不可能なことではないと思うのだけれど……」と、具体的な解決策も提案しつつ、この問題について共有していきました。彼女は筆者の改善策に乗ってくれ、その後、婦長（当時）にかけ合い、病棟内でのミーティングで話し合い、医師との話し合いも行い、入院患者の服薬の自己管理（セルフ・メディケーション）の体制づくりを行っていきました。

具体的なシステムづくり

まず、セルフ・メディケーションの適応外とする患者一覧や、具体的な服薬方法の手順をつくり、病棟内での共通理解を図っていきました。スタッフにとっては、業務の簡素化につながるため（特に薬杯洗いが皆嫌だったようです）、受け入れがよかったのを覚えています。しかし、薬袋に入れた薬を患者に渡し、服薬したかどうかをナースが確認しないままではよくないということで、服薬後は「残骸」を残してもらい、その「残骸」を確認した受け持ちナースがmedication sheet（与薬に関する記録用紙）に患者が服薬したことを記入するようにしました。このmedication sheetは、その当時医療記録の1種でしたが、その保管場所も薬袋と一緒に患者のベッドサイドとし、受け持ちナースが記録しやすいようにと考えました。

筆者と同僚はどのような方法が可能かを一緒に考えました。マグネット・ポケットを全ベッド分購入してもらうためのお金はなかったので、婦長に大きめのマグネット・クリップだけを購入してもらいました。どこからか大きな厚手の紙をもらってきて、それをmedication sheetの半分の大きさに切り分け、そのボードをマグネット・クリップで挟むという簡易版のマグネット板をつくりました。当時、全ベッドサイドに置いてあった床頭台はスチール製であり、マグネットを貼ることができたのです。そのマグネット板に患者の名前が記載されたmedication sheet、薬袋をはさみ、床頭台に貼り付けて、保管することにしました。この方法でのセルフ・メディケーションは、ずいぶんと時間が経過した現在でも行われています。

「問題をどう解決するか」が先決

上記の例は、筆者の素朴な疑問、問題意識から始まった業務改善でした。このように、臨床の場にいるとさまざまな疑問や問題が出てきます。その中にも、上記のように、研究ベースに乗せる必要はなく、病棟全体でその問題の解決を図れるものや、文献に戻ればその回答が得られるものがあります。自分の疑問や問題が文献を読んでも解決しない、回答を得ることができないと感じた時、初めて研究課題として取り組むことを考えてもいいのだと思います。最初から、「研究テーマ」として疑問や問題を探すのではなく、疑問や問題に感じたことをどう解決していけばいいのか？　という点で検討してみてください。

●引用・参考文献

1) 新村出編：広辞苑（第5版），岩波書店，1998.
2) 森日出男：問題のとらえ方と研究分野，看護研究，2（4），p.295-300，1969.

Q5 上司に研究タイトルを与えられましたが、全く興味がわきません。言われたテーマで研究をしたほうがよいのでしょうか？

A まず、研究者自身に興味も関心もないテーマで研究を開始することは、あまりお勧めできることではありません。ひと言で研究をすると言っても、そのプロセスに費やされるエネルギーや時間は相当なものです。研究者自身、その課題に自分の貴重な時間やエネルギーを費やす価値があるかどうかを検討することは重要なことです。

ただし、毎年各病棟で看護研究を行うことが義務づけられていたり、病棟に看護研究担当という役割分担がある病院もあるのではないでしょうか。このような時、ナースたちが研究に興味がなかったり、研究課題となるようなテーマが浮かばない場合、上司が研究課題の提案をすることもあるでしょう。

研究テーマの源泉となるもの

実践科学である看護研究のテーマの第一の源泉は、**①職業上の、あるいは個人的な経験**です。看護実践は、研究から引き出された知識に基づいている必要があり、そのために臨床実践は研究課題のとても重要な源泉である、と先人たちも述べています[1, 2]。一人の患者の症例をじっくりと観察することから、あるいは患者の記録を回顧することから、自分たちが行ったケアや医療への疑問、問題が浮かび上がってくることでしょう。

研究の初心者の場合、**②先輩研究者や同僚たちとの関わり**も有意義な源泉となります。先輩研究者や上司は、探求すべきテーマを時としていくつも持っていたりします。しかし、研究を行う当人に興味や関心がない場合、そこには葛藤が生じる場合もあるでしょう。StraussとCorbinは「このような方法で研究テーマにたどりついた場合、どんなテーマにせよ、本当に自分が興味あるテーマを研究できるまでは我慢が必要である」と述べています[3]。大学院生の場合、このようなテーマ選択が多いのかもしれませんが、彼らの場合は、先輩研究者に就いてその方法論を学びとっていくことが利点となるでしょう。しかし、病棟や外来で勤務しているナースが上司に研究テーマを与えられた場合、まず自分が関心のあるテーマかどうかを熟考することが必要です。臨床での業務以外に、自分の時間とエネルギーを費やすに値する、興味あるテーマでなければ、仕事と研究の両立は困難です。もし、上司から言われた研究テーマに心が動かされない場合、自分たちで研究テーマを探すことから始めてもいいのではないでしょうか。

同僚たちとの関わりは、自分が「問題」だと思ったことが他の人たちにはどう受け止められているのか、自分と同じように重大視しているのか、という点から自分の問題について再考する上で役に立ちます。問題を「問題である」と感じているのは、あくまでも自分の主観です。一時、問題を客観的に見ることも大切なことです。

③文献レビューは、既存の研究を検索し、検討することから、自分の関心領域においてすでにわかっていること、未だ明らかになっていないこと、研究結果間で矛盾が見られることなどを明らかにしてくれます。これは、研究の方向性を示してくれることになります。

④看護理論は「看護という現象について記述し説明するものである」と定義されています[4)]。理論そのものは、概念間の関係に関する論述、説明であり、この関係を研究によって検証していくことになります。逆に言えば、研究は理論上の関係を検証するための手段であり、理論構築のために必要となる概念や関係を導き出すための方法でもあるのです[5)]。理論の構成要素である概念間の関係についての説明を「命題」と言いますが、その命題や概念そのものについて研究によって検討することも可能です。

最後は、各学会や専門団体が最重要課題として優先的に研究助成を出す**⑤研究課題**です。厚生労働省の科学研究費のホームページを見てもわかるように、厚生労働省が研究者に取り組んでもらいたい研究課題、領域が並んでいます。つまり、言い方を変えると、まだまだ研究結果が乏しい領域であるからこそ、助成金を配布するわけです。

このように、研究テーマ、課題の源泉はいろいろとあります。上司から与えられたテーマに興味が持てない場合、異なる源泉からテーマ探しをしてみてはいかがでしょうか。

●引用・参考文献

1) Diers, D.：看護研究—ケアの場で行うための方法論, 小島通代, 岡部聰子, 金井和子訳, 日本看護協会出版会, 1986.
2) Burns, N. & Grove, S. K.：The practice of nursing research；Conduct, critique, & utilization（3rd ed.）, hiladelphia, W. B. Saunders, 1997.
3) Strauss, A. & Corbin, J.：質的研究の基礎—グラウンデッド・セオリーの技法と手順, 南裕子監訳, 操華子, 森岡崇, 志自岐康子, 竹崎久美子訳, 医学書院, 1999.
4) Barnum, B. J. S.：Nursing Theory；Analysis, application, evaluation（4th ed.）, Philadelphia, J. B. Lippincott, 1994.
5) Chinn, P. L. & Kramer, M.K.：Theory and nursing；A systematic approach（4th ed.）, New York, Mosby, 1995.

Q6 手術室や透析室など一般病棟との共通項が少ない部署では、研究テーマが特殊すぎるように思います。どんなテーマを選べばよいのでしょうか?

A 手術室や透析室は、一般病棟に比べ専門性が高い領域です。だからといって研究テーマが特殊すぎるということはないと思います。看護の専門性ということから言えば、放射線部門、糖尿病専門外来、高血圧専門外来、緩和ケア病棟なども含まれると思いますが、このような臨床現場でどんなことを問題と感じながら、ナースの皆さんは働いているのでしょうか？　まずは、一緒に働いている仲間、あるいは上司とざっくばらんに意見を交換してみてはいかがでしょうか。もしかしたら、同じようなことを疑問に思っているかもしれません。その疑問への答えを一緒に探したいと思った時、研究テーマを見つけるための第一歩を踏み出したことになります。

例えば手術室では……

現在、筆者は手術室部門のナースによる「周術期体温の変動ならびに体温管理に関する実態調査」という研究に、共同研究者として参加しています。手術中は麻酔の影響から体温が下がってしまいがちです。彼女たちは低体温予防のために術中から保温を行っていますが、回復室でシバリングを起こす患者、寒いと訴える患者が多いのに気づきました。そこで、実際にどのくらいの患者の体温が下がっているのだろうか、シバリングを訴える患者はどれくらいいるのだろうか、そして体温が下がる要因として何か特別なものがあるのではないかと、さまざまな疑問を持って、この研究に着手しました。最終的な目標は、周術期体温の管理をきちんとしたエビデンスに基づいて行いたいということでした。

透析室から始まった研究

また、透析室に勤務するナースや、臨床工学士の方々の研究の支援も行っています。筆者が勤務する病院には、腎臓内科外来と腎臓病クリニックがあり、どちらも腎不全患者の専門外来です。腎臓内科外来は、腎臓病専門医による診察が中心で、必要な時に栄養士やナースによる指導が行われています。

一方、腎臓病クリニックは腎不全・透析を専門とするナースによる専門外来で、受診患者は、腎臓病専門医の診察後、毎回ナースとの面接を受けます。ナースたちは、この2つの外来に通院している保存期慢性腎不全患者が、日常生活における自己管理のために必要な病気や治療に関する知識をどれだけ持っているのか、ということに興味を持ち、アンケートを作成し、調査をしました。日常生活上の自己管理のために必要な知識は、腎臓病クリニックに通院している患者のほうが腎臓内科外来に通院している患者よりも正確で、その点数は高かったという結果になりました[1)]。

このことは、決して腎臓専門医の診察のみでは保存期慢性腎不全患者の管理が不十分であるということを言っているのではありません。ナースたちは、患者が自己管理をきちんと普段から行うためには、まず疾患や治療に関する正しい認識があってできるものであるという前提に基づいています。今回は、実際の自己管理達成度については調査をしていません。もしかしたら、疾患や治療に関する正しい知識がなくても、きちんと節制をした生活を送れている患者もいるかもしれません。また、腎臓病クリニックのほうが、ナースが患者への療養指導に費やす時間が長いという要因もあります。何度も何度も聞けば、そのことが頭に入っているということも考えられるでしょう。

今回の結果を踏まえ、次のステップとしては、腎不全であると初めて診断を受けた患者を対象にして、腎臓病クリニックと腎臓内科外来に通院する患者の自己管理達成度について、1回のみのアンケート調査ではなく、数年にわたり調査し、両群の結果を比較することが必要でしょう。また、初診から透析導入までの期間の長さの比較も含めると、主観と客観の両側面から、2つの外来の比較が可能になります。

●引用・参考文献

1) 中澤真理子・中島由香・島本貴子・小松康宏・大岩孝誌・二つ山みゆき・操華子：慢性腎不全専門外来の患者は病気に積極的に取り組んでいる，第49回日本透析医学会学術集会（神戸6月），2004.

Q7 医師の指示で行っている処置等について、本当に効果があるのか疑問に思うこともあります。例えば、術前の呼吸訓練で使っている訓練器具の効果はあるのでしょうか？

A 術前の呼吸訓練で使っている訓練器具には、「クリニフロー」「インスピレックス」「シュレッショルド」「スーフル」「トリフロー」があります。オンライン上で文献検索が可能なデータベースの1つである医学中央雑誌を用いて、「術前管理」「呼吸訓練」というキーワードを使って検索を行い、「原著論文」「会議録」で絞ったところ、38件の文献が出てきました。そのリストの中に、「トリフロープログラムを用いた術前呼吸訓練の効果」という学会発表の抄録[1]をはじめトリフローを使っての術前の呼吸訓練について検討をしている研究がいくつかありました。

文献を元に医師に相談してみる

医師の指示のもと行っている処置やケアの効果に疑問を感じる場合、まず上記のようにその処置の効果について検討している文献を探してみることをお勧めします。そして、もしその処置やケアに効果がないとはっきりと言われているもの（例えば手術前日に行われる術野の剃毛については、すでに米国で研究が行われ、感染のリスクを増すことが報告されています。米国疾病予防管理センターから発表された手術部位感染予防のためのガイドラインでは、手術前日の剃毛は推奨していません。）があれば、それをエビデンスとして医師に相談してみるのはどうでしょうか？

効果について、まだ明らかな結果が出ていない処置やケアもあります。例えば、近年では気管内吸引時に使用されているキシロカインスプレーについては、管の挿入のしやすさという点で吸引時の必要物品に挙げられ、使用している施設もあるようです。その使用方法は、聞くところによると、ナースそれぞれのやり方があるようです。例えば、挿管部に直接スプレーをかける場合、手袋にスプレーをかけチューブ全体に塗る場合、スプレーを直接チューブに塗布する場合など。しかしながら、その使用に「待った」をかけた研究報告が出されています。気管内吸引時にキシロカインスプレーを使用すると摩擦係数が上がり、かえってカテーテルを挿入しにくくなるという結果を卯野木らが発表しました[2)]。このような場合、まずキシロカインスプレーを吸引時に使用するようになった経緯を調べることが必要です。呼吸器学会でそのような推奨があったのでしょうか？　米国のガイドラインで勧められている処置なのでしょうか？それらの情報を集めた後に、医師と話し合い、キシロカインスプレーの使用に関する方針を検討するのがよいと思います。

●引用・参考文献

1) 瀬古志桜，酒井文子，猿渡美香，松下伸子，永田十代子：トリフロープログラムを用いた術前呼吸訓練の効果，第32回日本看護学会論文集（成人看護Ⅱ），p.136-138，2002.
2) 卯野木健，木下佳子，水谷太郎，髙橋伸二，田村富美子，豊岡秀訓：気管内吸引時のキシロカインスプレー反復噴霧は気管チューブ内壁の摩擦力を増大させる，人工呼吸，20（2），p.146，2003.

3. 文献——図書館の利用

Q8 文献検索をする場合、何から手をつけたらよいか、わかりません。どのような情報源がありますか？

A 勤務先の施設に図書室があったら、まず、そこに相談してみてください。また、母校の図書館が、卒業生に対して、現在、どんなサービスを行っているかを問い合わせてみるのもよいでしょう。都道府県によっては、国立・公立の医療系教育機関の図書館が近隣の看護師にサービスを行っているところもあります。

図書館員は、利用者と一緒に検索テーマをはっきりさせることから、データベースや資料の選択、適切なキーワードの設定、希望する文献の入手まで、相談に応じることが仕事です。自分が、どのようなサービスを受けられるのかを確認してみましょう。

日本語で検索できるweb上の情報源

もし、身近に相談できる図書館・図書室がない時は、インターネット上の情報源を利用する方法があります。現在、医学や関連する領域について文献検索ができるサービスも増えています。（表1参照）

①JMEDPlus：専門職として、最もよく利用するのは、最新の研究成果が掲載される雑誌ではないかと思います。まず、あなたが日本看護協会の会員ならば、『JMEDPlus』で国内の医学全般の雑誌文献を検索することができます。これは科学技術振興機構（JST）が提供するデータベースで、国内の約1万の医学系雑誌の文献が蓄積されています。日本看護協会がJSTと契約しているので会員は無料で利用できます。日本看護協会の公式ホームページから、「会員ダイレクト」でユーザー登録をして利用します。JMED Plusのよさは、医学・看護学・薬学領域の学会の会議録全文へのリンクがあり、その場で閲覧・ダウンロードできる点です。

会議録とは、学会によっては、「予稿集」や「抄録集」、「講演集」などと呼ばれる資料です。文献にはいろいろな種類があり、適切に使い分ける必要があります。詳細は、Q9をご覧ください。

また看護師向けのわかりやすいガイド（参考文献の1）など）も出版されています。

→・**JDreamⅡ（JST文献検索サービス）**
http://pr. jst.go.jp/jdream2/index.html

②医中誌Web：国内医学文献のデータベー

表1　文献データベース

データベース名	作成者	収録年	領域	国	種類	収録誌数(内、採録中の誌数)	登録件数
JMEDPlus	科学技術振興機構(JST)	1981-	医学と関連領域(看護学を含む)	日本	雑誌文献	10,061 [07/03]	約479万件 [05/08]
医中誌Web	医学中央雑誌刊行会	1983-	医学と関連領域(看護学を含む)	日本	雑誌文献	5,000	約663万件 [08/02]
NDL-OPAC雑誌記事索引	国立国会図書館	1948-1958	人文社会科学	日本	雑誌文献	18,349 (10,097) [08/11]	—
		1959-	全般				
厚生労働科学研究成果データベース	国立保健医療科学院研究情報センター	1997-	保健医療、福祉、生活衛生、労働安全衛生等	日本	研究報告書	—	●概要版：12,325件 ●報告書本文：10,924件 [07/12]
PubMed	米国国立医学図書館(NLM)	1948-	医学と関連領域(看護学を含む)	米国と世界70カ国	雑誌文献	13,014 (5,246) [08/01]	約1,850万件 [08/12]
CINAHL	米国エブスコ社	1937-	看護と医療関連領域	米国・英国ほか	雑誌文献、図書、博士論文ほか多様な資料	4,113 (2,625) [08/05]	約100万件 [08/05]
EMBASE	オランダエルゼビア社	1947-	医学と関連領域(看護学を含む)	世界70カ国	雑誌文献	約7,000以上 (4,212) [08/04]	約1,900万件
PsycINFO	米国心理学会(APA)	1840-	心理学	世界50カ国	雑誌文献、図書、博士論文、テクニカルレポート	2,427 [08/11]	約3,258万件 [08/11]
The Cochrane Library	コクラン共同計画 米国ワイリー社	—	医学	英国、世界15カ所	雑誌文献ランダム化比較試験を選択)、システマティックレビュー	—	●Cochrane Reviews：5,546件 ●CENTRAL：約54.6万件 [08/10]

登録件数中の［yy/mm］は、確認できたデータの更新年月。記述のないものは制作者のサイトで確認できなかった。

スとしては、医学中央雑誌刊行会の『医中誌Web』もあります。約5千誌が収録されています。有料で、個人で接続する時は『医中誌パーソナルWeb』というサービスを利用します。例えばプロバイダのSo-net会員であれば、月6時間の契約で2,000円です。

→・**医学中央雑誌刊行会**
http://www.jamas.gr.jp/

③NDL-OPAC雑誌記事索引：医学以外の文献を探す時は、国立国会図書館の『NDL-OPAC』から雑誌記事索引の検索を行うとよい。国会図書館が所蔵する広く全領域から約1万8千誌ほど収録しています。1948年からデータ化されていますが、1974年までのデータは人文社会科学領域の文献が対象です。

→・**NDL-OPAC（国立国会図書館）**
http://opac.ndl.go.jp/index.html

④厚生労働科学研究成果データベース：雑誌文献以外の情報が検索できるものとして、まず『厚生労働科学研究成果データベース』があります。ここでは、厚生労働科学研究費補助金等で実施した研究報告書の概要版（抄録）と、画像ファイル（PDF）に取り込んだ報告書の全文を閲覧することができます。検索した文献を、その場で表示、印刷することができます。

→・**厚生労働科学研究成果データベースについて** http://mhlw-grants.niph.go.jp/

⑤Mindsと診療ガイドラインのリンク集（東邦大学医学メディアセンター）：診療ガイドラインの情報を集めて提供しているデータベースに『Minds』（日本医療機能評価機構）があります。現在、56のガイドラインが公開されています。このほか、関連情報として、コクラン・レビューのアブストラクト（抄録）の日本語訳、一般向けのガイドラインが提供されています。「コクラン・レビュー」とは、後述する『The Cochrane Library』に収録されたシステマティックレビューのことです。システマティックレビューは、多くの臨床研究の中から確かなものを系統的な方法で吟味・選択し、統合をして、診療における判断の方向性を示したものです。

東邦大学医学メディアセンターでは、主に学会で作成された日本の診療ガイドラインを網羅的に収集、疾患などの項目ごとにリストアップされています。項目には、「褥瘡」「院内感染」「医療事故防止」などがあります。

また、海外にはMindsのように診療ガイドラインを収録したデータベースが公開されていますが、その解説とアクセス先が載っています。

以下にMindsと東邦大のサイトを紹介します。

→・**Minds**
http://minds.jcqhc.or.jp/

→・**診療ガイドライン**
http://www.mnc.toho-u.ac.jp/mmc/guideline/

⑥メルクマニュアル：最近は、定評のある医学書を読むことができるサイトがあります。例えば、『メルクマニュアル』は、米国の医薬品会社による無料のサービスとして1899年の初版以来ほぼ5年ごとに改定され、現在、第17版です。ほぼすべての疾患が網羅され、診断と治療に関する最新の情報がコンパクトにまとめられています。米国、カナダを含む世界各国300人以上の専門医が執筆を担当し、14カ国語に翻訳されていて、日本語でも読むことができます。基本的な医学知識の確認、文献検索の下調べに利用できます。

こうしたツールでは他に『UpToDate』があります。有料で翻訳もされていませんが、診断や治療指針が、最新の研究成果によって具体的に述べられ、医師の信頼を得ています。

→・**メルクマニュアル**
http://www.banyu.co.jp/content/corporate/merckmanual/

海外の文献に挑戦する

①PubMed：外国の雑誌文献に挑戦するならば、世界最大の医学文献データベースであるMEDLINEを無料公開した『PubMed』を検索します。米国のほか70カ国の生物医学雑誌約1万3千誌を収録しています。PubMedは、よく使われるデータベースなので、インターネット上にさまざまな利用方法

の案内があります。日本語で解説したものでは、東邦大学医学メディアセンター『PubMedの使い方』や、東京慈恵会医科大学医学情報センター『PubMed利用ガイド』を見るとよいでしょう。いくつか、冊子として出版されているガイドもあります（参考文献2, 3）など）。

現在では、厚生労働科学研究成果データベースのように、書誌情報だけではなく、文献の全文が電子化され、提供されるようになってきています。PubMedの書誌情報には、電子ジャーナルへのリンク付けがされています。契約していないと閲覧できない電子ジャーナルが多いですが、中には、無料で見られるものもあります。

→・**PubMed**
http://www.ncbi.nlm.nih.gov/ pubmed/

→・**PubMedの使い方（東邦大学医学メディアセンター）** http://www.mnc.toho-u.ac.jp/mmc/pubmed/

・**PubMed利用ガイド（東京慈恵会医科大学医学情報センター）** http://www.jikei.ac.jp/micer/pubguide.htm

②CINAHL：看護と医療関連領域に絞ってカバーするデータベースに『CINAHL』があります。残念ながら有料です。CINAHLのよさは、MEDLINEが収録していない看護雑誌、または理学療法、言語療法など、コ・メディカルの領域の雑誌を収録していることです。適切な検索キーワードへと導く用語集（シソーラス）に看護関連の語が多く含まれ、きめ細やかにさがすことができます。ただ、日本国内では入手しにくい文献もヒットしてしまうため、CINAHLの長所が生かせない結果となることもあるようです。

→・**CINAHL Database**
http://www.ebscohost.com/cinahl/

③EMBASE：このほかの医学文献データベースに『EMBASE』があります。特徴は、医薬品・開発薬に関連する文献を網羅的に収集していることです。最近は、このEMBASEとMEDLINEのデータを合わせて提供する『EMBASE.com』というサービスも出ていますが、施設向けです。EMBASE単独の利用も、さまざまなアクセス方法がありますが、個人の臨床ナースがアクセスするにはハードルが高いようです。ただ、プロバイダの@niftyの会員であれば、Dialogというサービスを通じて、比較的簡単にアクセスできます。@nifty会員は、検索からタイトル一覧表示までは無料、詳細表示は1件あたり2.7ドルと手数料（25%）です。

→・**EMBASE.com** http://www.embase.com/

・**@nifty Dialogサービス** http://www.nifty.com/dialog/

④PsycINFO：心理学文献を検索できるデータベースに、『PsycINFO』があります。こちらも@niftyからDialog経由でアクセスすることができます。

→・**PsycINFO** http:// www.apa.org/psycinfo/

⑤The Cochrane Library：何万件という雑誌文献を網羅的に集積したデータベースを上手に使いこなし、適切なキーワードで文献を絞り込んでいくのは難しいものです。もし、何か有効なケアや治療・予防の方法、薬の効果などを探るような研究を探しているのであれば、『The Cochrane Library』を利用するとよいでしょう。The Cochrane Libraryは、世界のランダム化比較試験を収集し、系統的

な方法で吟味されたレビュー（システマティックレビュー）として提供するデータベースです。システマティックレビューを収録した“ The Cochrane Data-base of Systematic Reviews（Cochrane Reviews）”、システマティックレビュー作成のために、各地のボランティアグループが、ランダム化比較試験とみられる文献を収集した“The Cochrane central Register of Controlled Trials（CENTRAL）”など、合わせて7つのデータベースが含まれています。「レビュー」など、文献の種類と成り立ちについてはQ9をご覧ください。

このデータベースを提供する組織、コクラン共同計画（The Cochrane Collaboration）のサイトからアクセスできます。

→・The Cochrane Collaboration
http://www.cochrane.org/

“Cochrane Reviews”の一部は、アブストラクト（抄録）の日本語訳が、前述のMindsで公開されています。コクラン共同計画やThe Cochrane Libraryの成り立ちを知りたいときは、日本語で解説したものに以下のサイトがあります。

→・JANCOCホームページ
http://cochrane.umin.ac.jp/

●参考文献

1)　市古みどり他編：看護のためのJDream検索実践ガイド，科学技術振興機構，2005.
2)　阿部信一，奥出麻里：図解 PudMed の使い方　インターネットで医学文献を探す　第2版，日本医学図書館協会，2003.
3)　牛澤典子：若葉マークのPudMed，情報科学技術協会，2005.
4)　LITERIS　リテリス：図書館員によるウェブ医学医療情報リソース選集
http://www.hosplib.org/literis/
5)　佐藤淑子，和田佳代子編：ナースのためのWeb検索・文献検索テクニック，JJNスペシャル，76，2004.

Q9 文献検索のステップについて教えてください。膨大な情報にどのような順序で当たるとよいですか？

A 第Ⅰ部第1章2. では、〈アイデアから研究課題への道すじ〉を示しています（p.12図5参照）。この研究プロセスの各段階における文献の利用を考えてみましょう。

文献の拾い読み～ブラウジング

初めの一歩である「1文献の拾い読み」では、日常的に最新号が出たら必ず目を通す雑誌を決めておきます。自分が専門とする領域の雑誌から最新の情報を得る習慣を身に付けましょう。もし、そのような雑誌がわからない時は、週1回、月1回など定期的に身近な図書館に行き、雑誌の最新号が並べられた書架を眺めて、気になったものを手に取ってみるのもよいでしょう。看護雑誌の多くが、表紙を見れば目次や内容がわかるようになっています。テーマを決めずに書架を歩いて情報収集する方法を「ブラウジング（browsing）」

と言います。

図書館によっては目次をコピーし紙ファイルに綴じて一覧できるようにしているところがあります。あるいは、和雑誌によくある特集記事の一覧を新着情報として掲示板に張り出す、Web上で公開するといったサービスを行っているところもあります。例えば北里大学の図書館では、積極的に特集記事をデータベース化しWeb上で公開しています（北里大学　雑誌特集記事検索システム http://mlib.kitasato-u.ac.jp/pub/）。ここでは、キーワードによる検索ができますが、まずは雑誌名から検索して特集記事の確認をしてみましょう。

『最新看護索引』の一番新しい冊子1年分について、ざっと目を通してみるのもよいでしょう。キーワードが決まっていなくても、関連する領域を「文献主題分類」で見てみましょう。看護学の領域ごとに、文献のタイトルをブラウジングすることができます。（Q14参照）。

このように図書館が作成する目次・特集記事の速報などを使う方法は、その場で雑誌文献を読むわけではないので、厳密には「ブラウジング」とは言えないのですが、研究の動向をつかむことができます。興味のある文献が見つかったら、どんどん入手して読んでみましょう。

外国雑誌では、『MDLinx』というサイトがおすすめです。このサイトで“nursing”を選択すると、毎日100件近くの看護に関連した最新の雑誌記事、論文が紹介されています。抄録（要旨）が読め、出版者が提供するオンラインジャーナルにリンクされています（NurseLinx http://www.mdlinx.com/nurselinx/index.cfm）。

文献の検索と入手

「6その問いと関連のある文献を探す。手に入れる。読んでみる」ことや、「8包括的な文献検索」を実施する具体的なノウハウについては、別項で解説していますので、そちらを参照してください。まず、忙しい臨床で、解決したい問題に合致した情報を効率よく得るには、「どのような情報源があるのか」を知ること（Q8）が必要です。データベースを使いこなすために、キーワードをグルーピングして整理すること（Q15）、膨大な情報を絞り込むこと（Q16）を確認しておくとよいでしょう。

次に、例えば看護研究で包括的にもれなく検索をするためには、これらの事項に加えて、効果的なキーワードを見つけること（Q14）が重要になります。

最近、オンラインジャーナルが発達して、文献データベースとリンクするようになりました。パソコンの前に座ったまま、検索→入手へと進むことが実現しています。

ただ、国内文献は、現在のところ対応が遅れています。改めて文献を入手する作業をしなければなりません（Q10）。

投稿の準備

「7その答えについて論文を書いて投稿せよ」という段階では、発表する研究内容にふさわしい雑誌、媒体を選択します（Q46）。英文雑誌への投稿に挑戦したい方には、以下の資料が参考になります。

- Slaninka, SC [editor]. An author's guide to nursing journals. King of Prussia, PA: Health Management Publications, 1994.
- Bradigan, PS, et al. Writer's guide to

nursing and allied health journals. Washington: American Nurses Publishing, 1998.

残念ながら古い資料なので、これである程度、希望の雑誌が絞れたら、最新の情報を収集しましょう。Googleなどで雑誌名を入れて検索して、編集者・出版者が開設したサイトを確認します。“Aim” か “Scope” というところに刊行の趣旨が書かれています。“Authors' manual” など、“Author” という語が含まれる見出しのところでは投稿規定、手順がわかります。また、PuBMedやCINAHLで雑誌名で検索し、Publication Type（文献の種類）が “Editorial” であるものを選んで読むのも参考になるでしょう。雑誌が扱うテーマの傾向や想定している読者などがうかがえるからです。

学術情報はどのように伝えられていくのか

さて、もう少し視野を広げて、学術情報の成り立ちから、文献の利用を考えてみましょう。

学術情報の進展について時間を追ってみていくと（図3[1]）、まず、研究室やフィールドで研究が進められ、身近にいる指導者、同僚とのコミュニケーションによって、次第に研究の方向性が固まっていきます。この時点では、出版されておらず、「知る人ぞ知る」限られた範囲でしか情報が共有されていません。

少しまとまってくると、次にレター（「短報」と表現している雑誌もあります）として雑誌などに掲載する場合があります。自然科学で非常に競争が厳しい分野の研究者には、いち早く研究業績として公表する必要があり、レター誌のような媒体があります。もし、それが発明になるような研究であれば、研究全体を公表する前に特許を申請します。

次に学会発表となりますが、学会に先立って参加者に配布される資料を予稿集と言います。会議録とは、学会によっては、「抄録集」「講演集」と呼ばれる資料です。文献にはいろいろな種類があり適切に使い分ける必要があります。通常は、A4サイズ1枚程度の分量です。本格的な研究論文をまとめる前に、学会で発表し、研究者や専門職と意見交換をする際の配布資料です。予稿集、会議録、雑誌への再掲載など、厳密に分けられない場合が多いようです。

「研究報告」には、助成金などを得ている場合の報告、所属機関で課せられている報告、または学生であれば学位を取得するための論文が含まれます。有益な情報を含み、引用されることがあるのにもかかわらず、入手しにくく、以前は図書館泣かせの資料群でした。最近はデータベース化が進み、かなりの割合で所在がつかめるようになりました。

雑誌に投稿され、掲載され出版されると、広い範囲で情報が伝わります。出版されると、著者名、タイトル、出典となる雑誌名・資料名などの書誌情報、内容を表すキーワード、または要約した抄録とともにデータベース化されます。図書館の所蔵資料は目録情報として、個々の雑誌文献は、医中誌Web、JMED Plusや、PubMed、CINAHLなどの文献データベースを通じて提供されます。

SDI（selective dissemination of information）サービスとは、利用者から、予め情報収集したい領域・テーマについて聞き、取りまとめたプロファイルに従って選択し、新しい情報を定期的に知らせるというサービスです。報知サービス（alerting service）とも呼ばれま

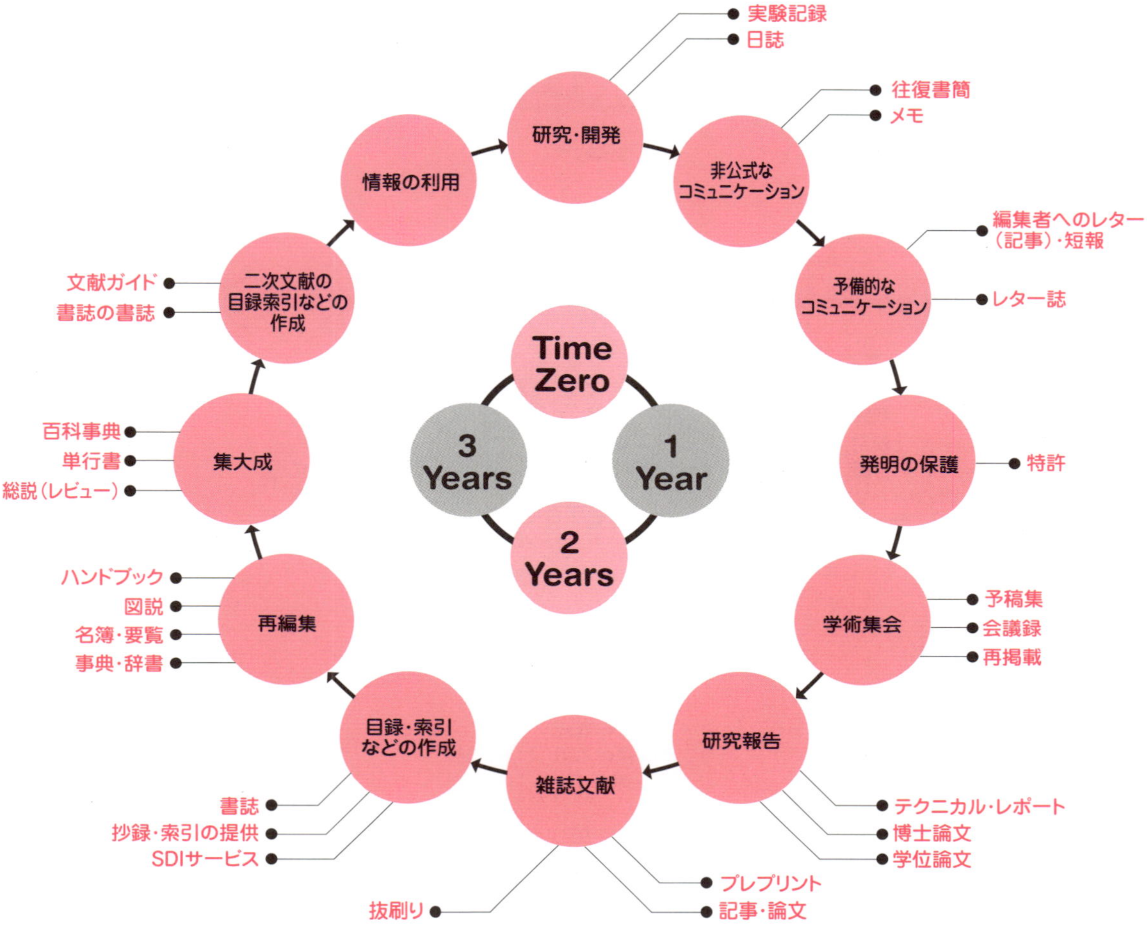

図3　学術情報の進展[1)]

す。図書館においては、新しく受け入れた資料から選択して知らせるサービスを行っているところがあります。最近は、文献データベースによっては、利用者自身が検索式を登録しておき、データ更新される度に自動的に電子メールで知らせるという機能があります。

研究の成果が裏付けられ、ある領域で認められるようになると、知識の確認や学習のために、ハンドブック、事典・辞書や、総説（レビュー）などに再編集され、さらに広い範囲の人々に伝えられるようになります。

情報収集はカヌーを漕ぐように

こうした情報流通を資料の構成別に捉え直したのが図4[2)]です。この中で聞き慣れない用語であるカレントアウェアネスサービス(current awareness service)とは、SDIなど、最新の情報を知らせるサービスの総称です。

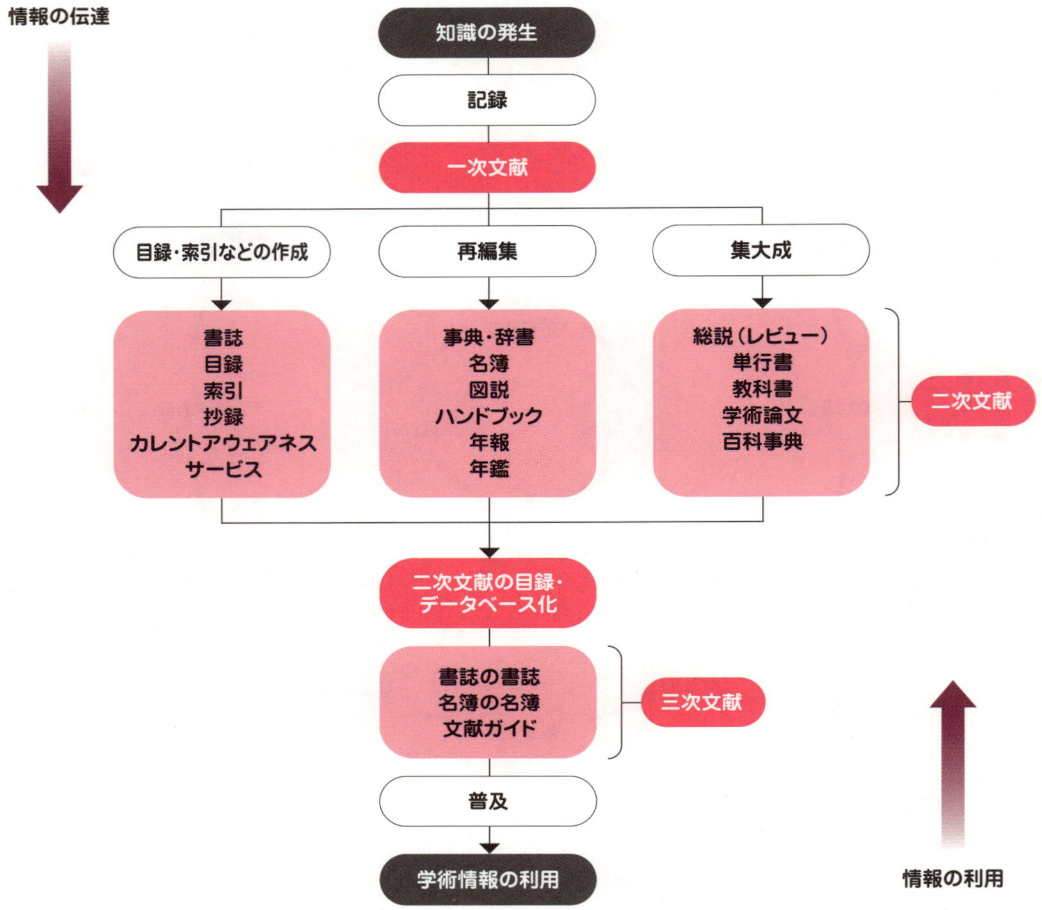

図4　学術情報の構成[2)]

先に紹介したMDLinxでは、利用者の登録をすると、毎日更新される度に、サイトにアップされた内容と同じ雑誌記事、論文の要約を電子メールで知らせるサービスも行っています。これもカレントアウェアネスサービスの1つと言えるでしょう。

もし、あなたが調べたいと思う領域のことをよく知らず、知識の確認や学習をしながら研究のアイデアをまとめていく時には、ある程度、確かだと認められ、そのテーマの研究動向を全体的に把握できる資料から当たります。つまり、情報収集の最初は、ハンドブックや事典・辞書や、総説（レビュー）という二次文献から論文や会議録という一次文献へ流れを遡っていく方向で探していきます。

それはまるでカヌー漕ぎのようで、流れのゆるやかな下流で練習して様子をつかみ、徐々に上流の急流に挑戦するという感じです。

●引用文献
1）　Subramanyam, Krishna. Scientific literature. In Kent, A., et al. eds. Encyclopedia of Library and Information Science. Vol. 26. N. Y.,Marcell Deckker, 1979. p.394,
2）　前掲書1), p.397.

●参考文献
1）　図書館情報学ハンドブック編集委員会：図書館情報学ハンドブック（第2版），丸善，1999.

Q10 図書館やインターネットが充実していない環境で、文献を入手するには、どうしたらよいのでしょうか？

A 文献検索は、インターネットである程度できるようになりましたが、読みたい文献の入手は難しい現状です。電子ジャーナルのシステムが発展しても、本当に読みたい文献の多くは読むための契約が必要となります。また、国内雑誌の電子化はあまり進んでいません。それでも、いくつか方法があります（表2）。

文献複写サービスを利用する

まず、日本看護協会の会員であれば、看護教育研究センター図書館の郵送文献複写サービスを利用することができます。また、文献データベースの提供者である、科学技術振興機構（JST）や医学中央雑誌刊行会でも、文献複写サービスを行っています。少し料金が高くなりますが、身近に図書館・図書室がない場合は、1つの手段となるでしょう。

JSTは、「調査研究の目的であること」「著作物の一部分を一人につき1部であること（発行後相当期間を経過した逐次刊行物に掲載された個々の著作物にあっては、その全部）」「複写物に関して著作権法上の問題が生じた場合には申込者が責任を負うこと」が条件ですが、誰でも申し込むことができます。

国際医学情報センター（IMIC）は、医療従事者ならば誰でもユーザー登録（無料）をすることができます。このほかに、代行検索が依頼できるサービスがあります。

国会図書館も便利に

国立国会図書館の複写サービスは、満18歳以上の国民であれば誰でも利用することができます。まず利用者登録をしておく必要がありますが、もし自宅でインターネットの接続をしていれば、国会図書館に出向かずに複写を申し込み、希望するところに郵送してもらえます。利用者登録をしていない、またはインターネットの環境がない場合でも、「国会図書館の所蔵資料であること」「資料中の複写希望箇所」の2つがわかっていれば、身近な図書館を通じて複写を申し込むことができます。お近くの図書館にて所定の用紙（国立国会図書館「郵送用資料複写申込書」）に必要事項をご記入の上、 その図書館に申し込みをしてください。

表2　雑誌文献の複写サービス（2008年7月調査）

サービス機関	利用資格	対象資料	料金	申込方法	複写物の送付方法	問合せ先
日本看護協会 看護教育研究センター図書館	日本看護協会会員に限定	日本看護協会の図書館所蔵資料。 申込書記入必須項目が正確であり、1または2に該当するもの 1.「最新看護索引」掲載文献 2. その他当館で申込書記入事項から、文献が特定できたもの	500円／1論文＋送料500円／1回の申し込みごと 例：4文献の申し込みは2,500円（500円×4文献＋送料500円）	郵送・ファクシミリ・インターネット	入金確認でき次第、送付先住所に宅急便	URL： http://www.nurse.or.jp/nursing/education/library/yuso.html 住所：〒204-0024 東京都清瀬市梅園1-2-3（社）日本看護協会 看護教育研究センター図書館 FAX： 0424-92-7090
科学技術振興機構（JST）	特になし	JSTが収集・保管している資料。 （納期：受付後約2～3営業日） JSTで所蔵のないものも他機関より取り寄せられる。 （納期：受付後約4～14営業日）	■所蔵資料 郵送：紙媒体838円＋9円×ページ数 FAX：紙媒体1,477円＋29円×ページ数＋著作権料 ■外部機関手配 郵送のみ：紙媒体838円＋9円×ページ数＋2,300円	郵送・ファクシミリ・インターネット	郵送・ファクシミリ、一部、電子メール	URL： http://pr.jst.go.jp/copy_s/copy.html 電話： 0120-004-381
国立国会図書館	18歳以上の国民	国立国会図書館の所蔵資料 ※請求記号を明記して申し込まないと時間がかかる	（国内発送） 紙資料 ■白黒 A4・B4：25.2円×枚数 A3：50.4円×枚数 A2：210円×枚数 ■カラー B4・A3：210円×枚数 ※合算後、小数点以下切り捨てた額 マイクロフィルムは別の料金体系	最寄の図書館を経由して申し込み、またはインターネット（利用者登録が必要）	郵送	URL： http://www.ndl.go.jp/jp/service/copy.html 電話： （関西館） 0774-98-1313 （東京本館） 03-3851-2534
IMIC（国際医学情報センター）	特になし	医学・薬学文献 IMICおよび提携図書館所蔵資料の逐次刊行物（雑誌）：約9,000タイトル、各種学会研究会抄録・プログラム集：約10,000冊、単行本：約100,000冊が複写可能 希望により国内外の機関へ外部手配	（インターネットで申し込んだ場合） 1論文あたり ■内部複写： 945円 ■至急処理： 1,155円 ■外部手配： 2,310円	郵送・ファクシミリ・インターネット	郵送・ファクシミリ	URL： http://www.imic.or.jp/services/copy.html 電話： 03-5361-7150 E-mail： copy@imic.or.jp

Q11 インターネットを利用したり、その情報をプリントアウトする時に注意すべきことはありますか？

A 現在、多くの公共図書館や大学図書館等で、インターネットを閲覧できるようになりました。そこで見つけた有益な文献をプリントアウトして持ち帰りたいという気持ちになるのは自然なことだと思います。ところが、これは著作権法では認められていません。

著作権法を理解する

インターネット上で公開されている情報は、無料で自由に見ることができるものであっても、著作権があります。著作権があるテキストや写真、音楽、動画等を無断で印刷することはできません。「著作権法」で定める著作者の権利（表3）のうち、「複製権」を侵害することになるからです。

それでは、家庭のプリンタで私的に行う印刷も著作権法違反なのでしょうか？　著作権法では、前述のように「著作者の権利」を定める一方で、一定の「例外的」な場合に限って、許諾を得ることなく利用できることを定めています（第30条〜第47条の3）。これは、著作物等を利用するすべての場合において、その都度、著作権者の許諾を受け、必要であれば使用料を支払わなければならないとすると、公正で円滑な利用が妨げられ、かえって文化の伝播や、学術情報の流通を滞らせることになるからです。文化を守り、その発展を促すことを目的とする著作権制度の趣旨に反します。

インターネット上に掲載されている文献をダウンロードすること、プリンタで印刷したりすることは、一般に著作物の「複製」に該当します。本来ならば、「複製権」をもつ著作者に許諾を得るところですが、私的に使うのであれば必要ありません。第30条「私的使用のための複製」において、家庭内で仕事以外の目的で使用すること、使用する本人がコピーすること、誰でも使える状態で設置してある機器を用いないことなどを条件に許可しています。

現在、当たり前に行われているコンビニエンスストア等で行われるコピーも、本当は違法です。ただし文献複写については、著作権者の了解を得るための仕組み（著作権の集中管理）が整っていないこと等の理由から、当分の間の暫定措置として、複製を認めることとしています（附則第5条の2）。

図書館での「複製」は合法

公共の場で恒久的に文献複写が認められているのは図書館です。第31条「図書館等における複製」によって、政令（施行令1条の3）で認められた図書館に限り、一定の条件の下に、利用者に提供するための複製、保存のための複製等を行うことができます。コピーサービスについては翻訳して提供することもできます。

表3 著作者の権利の内容 (条)としたのは著作権法の条文を示す

著作者の人格権（著作者の人格的利益を保護する権利）	公表権（18条）	未公表の著作物を公表するかどうか等を決定する権利
	氏名表示権（19条）	著作物に著作者名を付すかどうか、付す場合に名義をどうするかを決定する権利
	同一性保持権（20条）	著作物の内容や題号を著作者の意に反して改変されない権利
著作権（財産権）（著作物の利用を許諾したり禁止する権利）	複製権（21条）	著作物を印刷、写真、複写、録音、録画その他の方法により有形的に再製する権利
	上演権・演奏権（22条）	著作物を公に上演し、演奏する権利
	上映権（22条の2）	著作物を公に上映する権利
	公衆送信権等（23条）	著作物を公衆送信し、あるいは、公衆送信された著作物を公に伝達する権利
	口述権（24条）	著作物を口頭で公に伝える権利
	展示権（25条）	美術の著作物又は未発行の写真の著作物を原作品により公に展示する権利
	頒布権（26条）	映画の著作物を公に上映し、その複製物により頒布する権利
	譲渡権（26条の2）	映画の著作物を除く著作物をその原作品又は複製物の譲渡により公衆に提供する権利（一旦適法に譲渡された著作物のその後の譲渡には、譲渡権が及ばない）
	貸与権（26条の3）	映画の著作物を除く著作物をその複製物の貸与により公衆に提供する権利
	翻訳権・翻案権等（27条）	著作物を翻訳し、編曲し、変形し、脚色し、映画化し、その他翻案する権利
	二次的著作物の利用に関する権利（28条）	翻訳物、翻案物などの二次的著作物を利用する権利

表4 図書館での複製が認められる条件

1 複製行為の主体が図書館等であること

2 営利を目的としない事業として複製すること

3 図書館等が所蔵している資料を用いて複製すること

4 コピーサービスの場合には、利用者の求めに応じ、利用者の調査研究の目的のために、公表された著作物の一部分（発行後相当期間を経過し、通常の販売経路による入手が困難となった定期刊行物に掲載された1つの著作物についてはその全部も可）を一人につき1部提供するための複製であること

5 保存のための複製の場合には、汚損の激しい資料等の複製に限ること

6 他の図書館への提供のための複製の場合には、絶版等一般に入手することが困難である資料の複製を求められたものであること

それでは、なぜインターネット上の文献の複製は認められないのでしょうか？　図書館での複製は所蔵資料が対象となります(表4)。

インターネット上の文献は、図書館が所蔵している資料ではないため、複製、つまりダウンロードやプリンタでの印刷ができないのです。

以上、文献の複製について説明しました。このほか、ビデオテープ等のメディア、デジタル方式の録音録画機器の取り扱いについては、別に定められています。参考文献に挙げたサイトなどを確認して、正しく利用してください。

●参考文献

1) 文化庁：著作権，新たな文化のパスワード，<http://www.bunka.go.jp/1tyosaku/>（2005年6月21日）
2) 著作権情報センター：著作権情報センター，<http://www.cric.or.jp/>（2005年6月21日）

Q12 文献の読み方がわかりません。また、読んだ結果をどのように自分の研究に結び付けていけばよいのでしょうか？

A 文献とは何でしょうか。広辞苑によると「①（論語から）書き取られたものと賢者が記憶しているもの。書き伝えと言い伝え。②筆録または印刷されたもの。文書。③ある研究題目についての参考論文の書誌」と説明されています[1)]。①の定義によると、論語の世界では、書かれたものと語られていることの両方が文献や重要な資料として扱われてきているのでしょう。しかし、私たちが「文献」として頭に浮かべるものは、②あるいは③のように印刷された本や雑誌です。

文献を読む目的と、苦手とされる理由

文献は目的に応じて読まれます。それは、自分の目的に応じて必要な文献を“探す”のと同じです。「研究テーマのアイデアの源泉のため」「既存の知見を得て、自分の研究の意義を見つけ、また骨格を補強するため」「自分の研究結果を既存の研究の結果と比較するため」「自分の研究の独創性について検討するため」などを目的に文献は読まれます。しかしながら、文献検索、文献検討は、多くの研究者にとって、避けられるものなら避けて通りたい研究プロセスの1つのようです。

そのように思われる理由として、①文献検索の一般的な方法がわからない、②文献検索のための時間がない、③文献検索のための費用がかさむ、④文献が多くて読みきれない、⑤どの文献を利用してよいかわからない、⑥

文献の内容が理解できず、利用できない、などがあるようです[2]。①〜④を解決するためには、いかに効率よく自分の研究テーマに関する文献を検索し、入手するかを知ることだ思います。これらについては、Q8〜Q10、Q13〜Q16などで述べていますので、参考にしてください。ここでは、⑤、⑥についての問題を解決すべく、上記質問にお答えしようと思います。

文献をうまく利用するには

まずは、文献検索の結果、手にした文献が「読む価値のある文献かどうか」(有用性)を確認することが大切です。BrinkとWoodが、「あなたが一般的な背景情報としてその資料を使うつもりにせよ、研究計画書のなかで参考文献として使うつもりにせよ、また、その資料が研究報告であろうと理論的な論文であろうと、それは実際に役に立たなければならない」[3]と述べているように、どのような文献であっても、文献として価値があるものかどうかという、その真価をまず問う必要があります。

では、どのようにして、「読む価値のある文献かどうか」を決めればいいのでしょうか。この決め方には、読み手側の臨床と研究の経験が影響します。まずは「要旨」を読み、要旨がない場合は、「はじめに(緒言)」と「結論」を読み、そこで述べられていることが、自分の関心のあるテーマと関係しているかどうかを確認します。

この時点で「何か違うかな?」「目的と結論がずれている」などのような思いを抱いたり、その文献に興味がわかないのであれば、そこからさらに詳細にその文献を読み進める必要はないでしょう。しかし、決してその論文をゴミ箱に捨てないでください。一応、自分の関心のある研究テーマで検索をし、手にすることができた文献です。研究を進めていく際に、万が一役立つかもしれないので、文献ファイルや箱に入れておきましょう。その際、どういう経緯でその箱に入れたのかというメモをつけておくと、後で、その文献がなぜその箱に入っているのかを思い出すのに役立ちます。

批判的吟味を行う

次に、興味ある文献を詳細に読み進めていくには、ある基準、チェック項目を読み手が持っていることが必要です。EBM、EBNと呼ばれる根拠に基づく医療、看護(Evidence-based Medicine, Evidence-based Nursing)は、日本の医療界の中でも少しずつ広がりつつあります。このEBM、EBNに含まれているステップに、「批判的吟味」(critical appraisal)と呼ばれるものがあります。EBMやEBNのそもそもの目的は、文献から得られたエビデンスをどのように眼前の患者に効率的に活用し、応用するかです。この、エビデンスとなる研究論文をいかに効率よく読むかという技術を批判的吟味と呼び、これは私たちも利用することができます。

大きく分けて、①文献の結果は信頼できるもの(妥当なものか)であるか、②結果は何か、③眼前の患者の状況に当てはまるか(適用性)、の3側面から文献を分析していきます。研究デザインごとの長所や短所や、バイアス/偶然が関係してくるのは、結果の信頼性、妥当性を検討する①です。②の結果そのものを検討する時に、統計学や臨床疫学に関する知識が必要になります。治療と病因・副作用に関する文献を読むポイント集を表5、

表5　治療に関する文献を読む際のポイント(文献4)より引用、一部改変)

治療の文献のチェックポイント
(ランダム化比較試験、擬似ランダム化比較試験、非ランダム試験)

対象患者:	
検討した治療内容:	
比較した治療内容:	
評価基準としたアウトカム:	
文献の結果は信頼できるか?	
ランダム割付による比較試験か?	□はい □いいえ □不明
研究対象患者のすべてが評価の対象となっているか? 治療中の脱落症例はないか? 最初の割付通りに評価されているか?	□はい □いいえ □不明
→いいえの場合、それは結果を覆すほど重大か?	□はい □いいえ □不明
効果判定に当たっては、患者の治療内容を知らされていないまま治療評価をしているか?(盲検化)	□はい □いいえ □不明
試験の最初の段階で、両群の背景に差はなかったか?	□はい □いいえ □不明
→いいえの場合、それは結果を覆すほど重大か?	□はい □いいえ □不明
検討対象となった治療内容以外に、両群の治療内容に差はあったか?	□はい □いいえ □不明
→いいえの場合、それは結果を覆すほど重大か?	□はい □いいえ □不明
結果はどのようなものか? (検討した治療内容と転帰とをクロス表で整理)	
両群の転帰の差はどの程度のものか?	□改善 □差なし □悪化 □不明
その結果からの予測はどの程度正確と考えられるか? (通常、検討指標の信頼区間を算出して、検討する)	□正確 □まあまあ □あまり □不正確
文献の結果を、今の状況に当てはめられるか?	
研究対象は患者と同じような患者群か?	□はい □いいえ □不明
治療内容は、現行で行えるものか?	□はい □いいえ □不明
治療内容は、容認できるものか?	□はい □いいえ □不明

表6 病因・副作用の文献を読む際のポイント(文献5)より引用、一部改変)

病因・副作用の文献のチェックポイント
(ランダム化比較試験、コホート研究、症例対照研究)

対象患者：	
検討した危険因子、曝露内容：	
評価基準としたアウトカム：	
文献の結果は信頼できるか?	
比較している患者群は、その副作用の原因と考えられる要因以外では均一であったか?	□はい □いいえ □不明
その要因についても、アウトカムについても、両群で同じように評価されているか?	□はい □いいえ □不明
追跡は十分長く、完全に行われたか?	□はい □いいえ □不明
時間的前後関係は正しいか?	□はい □いいえ □不明
量反応関係が成り立つか?	□はい □いいえ □不明
結果はどのようなものか?(検討した治療内容と転帰とをクロス表で整理)	
要因と結果との間に強い関連があるか?	□強い □弱い □不明
危険性はどれほど正確に予測されるか?	□正確 □まあまあ □あまり □不正確
文献の結果を、今の状況に当てはめられるか?	
研究対象は患者と同じような患者群か?	□はい □いいえ □不明
危険はどの程度のものか?	□重大 □あまり重大ではない □軽微 □不明
その要因を排除すべきか?	□するべき □したほうがよい □しなくてよい □不明

表7　コホート研究の文献の読み方[6)]

エビデンスに関する記述	1 関心対象となっている曝露もしくは治療・介入は何か? 2 評価するアウトカムは何か? 3 研究デザインは何か? 4 研究対象集団は誰か? 5 主たる研究結果は何か?
内的妥当性	6 研究結果に、観察バイアスの影響がありそうか? 7 研究結果に、交絡因子の影響がありそうか? 8 研究結果に、偶然の影響がありそうか?
内的妥当性：因果性がある場合に考慮すべき点	9 時間的な関係において正しい関係があるか? 10 その関係は強いか? 11 量—反応関係があるか? 12 研究内で、結果が一貫しているか? 13 研究内で、特異性があるか?
外的妥当性：研究結果の一般化	14 研究結果は、研究対象と同様の集団に適用できるか? 15 研究結果は、母集団全体に適用できるか? 16 研究結果は、他の集団にも適用できるか?
他のエビデンスとの結果の比較	17 他のエビデンスと一致した結果であったか?　特に同様のデザインあるいはもっと強力な研究デザインを用いた研究から得られた結果と一致していたか? 18 すべてのエビデンスから見て、何らかの特異性が示唆されたか? 19 研究結果は、生物学的メカニズムの点で妥当なものか? 20 重要な影響・効果が見られた場合、曝露の分布と結果事象の分布は一致するか?

表6に挙げます[5)]。

研究デザインに応じた注意点

表5、6に挙げた評価ポイントは、文献の研究課題の種類（治療、診断、予後、副作用など）に応じて考案されたものです。研究デザインに応じてどういう点に注意すべきかについては、すでに第Ⅰ部第3章で述べていますので、そちらを参照してください。

研究デザインとして、コホート研究を採択している研究論文を読む際のポイントについては第Ⅰ部第3章3.（p.113～）で説明していますが、Elwoodによるクリティークのチェック項目について表7で一部紹介します[6)]。

このように1つずつ文献を読んでいったら、次は文献同士を比較したり、まとめたりします。文献レビューとも言われます。これを行うのに非常によい方法は、対象とする文献に関する文献マトリックスをつくることです。縦軸には1つひとつの文献が、その著者名か発表年順に並べられます。横軸には、著者名、発表年、研究デザイン、研究対象、研究対象数、検討された治療内容あるいは介入、アウトカム指標、結果が並びます。この表をつくることによって、文献間の比較が可能になります。例えば、高齢患者の廃用性症候群

表8 文献マトリックスの例（文献7）より一部抜粋）

Ⅰ.脳血管障害患者 慢性期・リハビリ期							
著者	年	デザイン	介入方法	評価（効果判定方法）	研究対象者	結果	倫理
今田，石塚，池原，他	2003	前向き調査	有働式腹臥位療法 1日1回 10－20分．期間不明	精神機能，排泄，身体機能（評価スケール）	脳血管障害で入院中の患者15名	精神機能：周囲への関心↑．コールが押せる等6名 排泄：改善傾向7名，関節拘縮の改善4／4名	○
佐治，手代木，目黒	2002	事例	腹臥位療法（有働式？）15分→1時間へ 2週間	情動面における変化	脳血管障害による長期臥床患者2名	言葉が増え表情が豊かになった1例．肯定，否定の反応を示すことができ，表情が豊かになった1例	○
上野，住居，小川，他	2001	事例	有働式腹臥位療法 全身チェック後10分→延長 14－81日間	廃用性症候群，ADL拡大（機能性自立度評価表，U式PPTスケール）	脳神経外科病棟に入院中の長期臥床患者10名	4名：顕著な効果（褥瘡・関節拘縮・排尿障害等の改善） 3名：わずかな変化（褥瘡，関節拘縮予防・改善，SpO2↑） 3名：疾患による症状悪化のための中止	○

を予防するために腹臥位療法を取り入れ、その効果を見ようと研究を計画したとします。その際、過去にどのような対象を相手に、どのような方法を用いて腹臥位が導入され、どのような指標を使ってその効果が測定されてきたのか、ということを文献レビューすることが必要です（表8[7]）。

●引用・参考文献

1） 新村出編：広辞苑（第5版），岩波書店，1998.
2） 金川克子：文献活用の意義と方法，看護研究，16（4），p.72-77，1983.
3） Brink, P. J. & Wood, M. J. ：看護研究計画書－作成の基本ステップ，小玉香津子，輪湖史子訳，日本看護協会出版会，1999.
4） 福岡敏雄：文献の読み方，日野原重明，井村裕夫監修，看護のための最新医学講座 第36巻－EBNと臨床研究，中山書店，p.80-81，2003.
5） 前掲書4）p.83-84
6） Elwood, M. ：Critical appraisal of epidemiological studies and clinical trials （2nd ed.），Oxford University Press, 1998.
7） 操華子：腹臥位療法研究をレビューする，看護学雑誌，68（6），2004.

4. 問いを深める ―キーワードの設定

Q13 疑問やテーマがはっきりした後、そこからキーワードを取り出す方法について教えてください。

A 臨床で出合う疑問から、有効なキーワードを取り出すことが上手にできたら、文献検索はほとんど成功したと言っていいでしょう。

筆者は、文献検索の相談を受ける時、最初にテーマを簡潔な文にして書いてもらい、相談者とお互いに確認し合います。

どこが見たいのかを明らかにする

その次に、こんな図を書いてみます。まず、研究対象である人・ことを大まかに明らかにします。

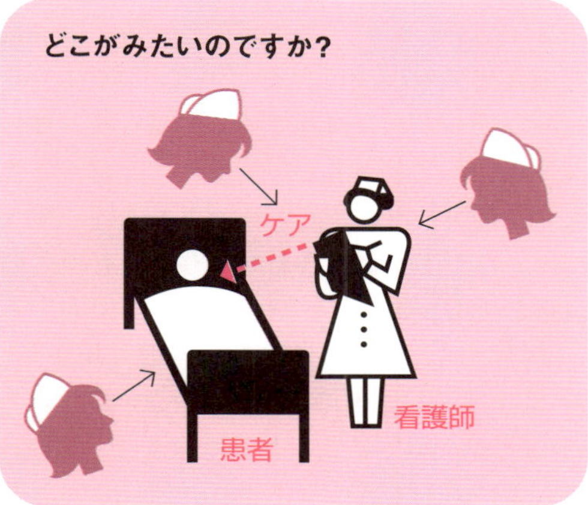

＊患者（または家族）が見たいのか？
＊看護師（または家族）が見たいのか？
＊ケア（または相互作用）が見たいのか？

看護の現場を知らない筆者が、課題を思い浮かべられるように始めたことですが、相談者にとっても、頭の中を整理する上で役に立っているようです。

ここで出てきた取り組む対象について、より具体的に表現できるようにインタビューしながら、言葉のリストをつくっていきます。

最も重要なのは「誰のために?」

また、EBMでは、“PI(E) CO”を明確にすることを勧めています（表9[1,2]）。もし、取り組む対象が、「ケア」であるならば、この4つの項目を考えることによって、キーワードを引き出すことができます。

ここでは、最も大切にすべきは、“P―誰のために？”であると述べられています。筆者はEBMの方法を学んでから、相談を受ける際に、PI(E)COを意識して確認するようにしていますが、看護における質問は、“P―誰のために？”は、はっきりしているのだけれど、“I”以下は決まらない場合が多いようです。

表9 PI(E)CO[1,2)]

Patient (or population) or Problem	**誰のために？ 何のために？** 自分の患者に似た患者群について書いてみる。 患者の最も重要な特性は？ 患者が抱える問題、疾患、または併存疾患など。 性別、年齢、あるいは人種など、診断・治療方針と関わる事項。
Intervention or **E**xposure	**何をすると？** 自分がしようとしていること、あるいは患者に起こったことを表現してみる。 関心のある介入、検査または曝露が何かを明らかにする。
Comparison intervention	**何と比べ？** 代わりになる介入を考える。 問題によっては特定の対照となる介入、検査または曝露があるとは限らない。
specific clinical **O**utcome(s)	**どのようになるのか？** 達成したいこと、測定したいこと、改善したいこと、回避したいことなど。

PI(E)COは、疑問やテーマからキーワードを思いつくきっかけとなります。また、キーワードを整理し、グルーピングすることができます（表10）。キーワードをグルーピングしておくと、『医中誌Web』やPubMedのようなデータベースにおいて検索の方針が立てやすくなります。“AND”や“OR”を使った検索式が作りやすくなります（Q15）。

また、「C－Comparison intervention－何と比べ？」は、「何もしない」あるいは「通常のケア」を設定し、あえてキーワードを設定しないほうがいい場合が多いようです。同様に「O－specific clinical Outcome(s)－どのようになるのか？」も限定しないことがしばしばです。

日常的な看護記録の中からも

第Ⅰ部第1章3. のエピソードにもありましたが、「ナースが図書館に文献を探しに来る場合、主題がワンフレーズであることが多い」のです。データベースが発達し、多くの情報を引き出せるようになった現在では、1つのキーワードのみの検索では、とても読みきれない膨大な文献リストが結果として返ってきます。解決したい疑問・テーマを適確に捉えたキーワードを組み合わせて有効なものに絞り込む必要があります（Q16）。

キーワードを見つけるための取り掛かり、疑問を明確にする項目は、必ずしも、PI(E)COではなくてもよく、例えば、5W1Hでもよいでしょう。またナースは日常的に看

表10 PI(E)COをもとにキーワードを整理した例

メモ	外来で化学療法を受けているがん患者に、吐き気軽減に効果があると知られている手首のツボ押しを勧めていた。ところが、ある患者から少しも効き目がないと言われた。そこで、本当に効果があるのか、また、どのようにしたら効果が上がるのかを調べたい。
臨床での疑問	化学療法に伴う吐き気の軽減に手首のツボの刺激は効果があるか？

	自分の言葉で表現	思いついた／下調べで見つけたキーワード	医学用語シソーラス	Medical Subject Headings (MeSH)
P Patient (or population) or Problem 誰のために？何のために？	化学療法を受けていて、吐き気のあるがん患者	嘔吐、vomiting 嘔気、吐き気、悪心、nausea がん、癌、cancer 化学療法	嘔吐 吐き気、悪心 腫瘍 抗がん剤	Vomiting Nausea Neoplasms Antineoplastic Agents
I(E) Intervention or exposure 何をすると？	手首のツボの刺激をすること	内関、Neiguan ツボ、つぼ 指圧	経穴 指圧	Acupuncture Points Acupressure
C Comparison intervention 何と比べ？	手首のツボの刺激しないこと	...	...	...
O specific clinical Outcome(s) どのようになるのか？	吐き気が抑えられるか	制吐効果 antiemetic	...	...

護記録の中で、患者の問題を明確に表現する作業をしています。その中の項目からキーワードを発想してもよいのではないでしょうか。

●引用文献

1) Centre for Evidence-Based Medicine,Focusing Clinical Questions,〈http://www.cebm.net/focus-quest.asp〉(参照 2006-01-06)

2) Craig. J.V.& Smyth.R.L,編． 斉尾武郎監訳：正しい疑問の立て方，チェンジ・プラクティス 看護をかえるEBN, エルゼビア・ジャパン，p.27-47, 2003.

Q14 思いついたキーワードが文献を漏れなく探すために有効かどうかを判断するには、どうすればよいのでしょうか?

A 文献を漏れなく探すために効果的なキーワードは、同じテーマであっても、

・探す人にとっての問題解決の優先順位
・探す情報源の特性(例:データベース/読みもの? 電子資料/印刷資料? シソーラスあり/なし? データの構成は?)
・探す文献の種類(例:図書/雑誌文献? 最新/歴史的? レビュー/原著?)

によって違ってきます。

正しい答えはありません。ここでは、主要な情報源である『医中誌Web』『最新看護索引』の例を通して、妥当なキーワードに近づくためのコツを紹介します。

すでに入手した文献のデータで確認する

すでに入手した文献の中に、テーマと合致しているものがあれば、データベースで、その文献のデータを呼び出してみましょう。できれば複数あるとよいです。該当文献の著者名や雑誌名、出版年などを組み合わせて検索し、その文献のデータの全項目を表示します。医中誌Webには「文献番号」、「タイトル」、「著者名(Author)」を含む9項目のデータが表示されます(表11)。このうち、「シソーラス用語」(医中誌Webの場合、「医中誌フリーキーワード」も)を見て、自分の入力したキーワードと比較してみましょう。

「シソーラス用語」に適切な語がない場合は、タイトル、抄録(Abstract)中にキーワードになりそうな語がないかどうか確認しましょう。

テーマと合致する文献が手元にない場合は、まず思いついたキーワードで検索してみる方法もあります。検索結果のリストの中に、「これは」と思う文献のデータを見つけたら、同じようにその文献のデータの全項目を表示し、「シソーラス用語」やタイトル、抄録(Abstract)中にキーワードになりそうな語がないかどうか確認します。

ただし、この方法は検索結果の件数が比較的少ない場合に有効です。思いついたキーワード、選択したデータベースの規模によっては結果が膨大な件数になります。目を通すことができないような場合は別の方法をとったほうが賢明です。

看護領域ごとに検索できる『最新看護索引』

テーマと合致する文献が手元にない場合、国内の看護文献であれば、手始めに『最新看護索引』を見てみるのはどうでしょうか?『最新看護索引』とは、日本看護協会図書館が編集・発行している、看護の雑誌文献が調べられる資料です。印刷資料として1987～2006年の間発行されました。巻末の「件名

表11 医中誌Webに掲載されたデータ例

#1
1.2002092772
患者・家族が真に医療者に求めていたものは? Total Painを抱える終末期癌患者の一例
Author:竹田佳代(聖路加国際病院), 伊藤美保, 中島陽子, 中村めぐみ
Source:聖路加看護学会誌(1344-1922)5巻2号 Page38-39(2001.09)
論文種類:原著論文
シソーラス用語:癌看護; 看護アセスメント; 医療従事者-患者関係; ターミナルケア; 患者の満足度; 末期患者; 家族看護; リエゾン看護
医中誌フリーキーワード:癌患者; 患者理解; 疼痛管理
チェックタグ:ヒト; 中年(45～64); 男
Abstract:52歳男. 多発性骨転移に対し, 放射線治療・鎮痛薬投与を開始したが, 痛みのコントロールが困難な為緩和ケア病棟へ転科となった. 家族関係が非常に密接な為, 医療者が家族内に介入することが難しく, 又, 患者の訴えを身体的な面だけでなく精神的・社会的・霊的な側面から捉え, Total Pain観点からアセスメントし, 様々な専門職の介入によるケアを行った. 内容は, 身体的苦痛に対しては医師・薬剤師・ペインコントロールナースが, 精神的苦痛にはリエゾンナースが各々介入した. 社会的苦痛には日々の清潔ケアを看護婦と家族で行い, 霊的苦痛には妻の支えとなる為チャプレンが介入した.

表12 『最新看護索引』文献主題分類

1 看護一般	16 看護過程	31 成人看護・成人保健
2 看護理論	17 アセスメント	32 小児看護・小児保健
3 看護事情	18 看護計画	33 母性看護・母性保健
4 看護歴史・看護職の伝記	19 看護記録	34 老人看護・老人保健
5 看護倫理・医の倫理	20 看護評価	35 精神疾患と看護
6 看護心理	21 対症看護	36 心身障害と看護
7 死と看護	22 看護技術	37 公衆衛生
8 看護管理	23 看護用具	38 地域保健・地域看護
9 看護労働	24 放射線と看護	39 訪問看護・在宅看護
10 看護制度・政策	25 ICU・CCU看護	40 産業保健
11 看護と情報科学	26 救急医療と看護	41 学校保健
12 看護研究	27 手術室看護・術前術後の看護	42 看護における性問題
13 看護教育	28 臨床検査と看護	43 医療制度・医療問題
14 日本看護協会	29 リハビリテーション	44 看護事故・医療過誤
15 看護関連団体	30 栄養と食事	45 健康科学

索引」を使えば、キーワードで探すこともできますが、活用してほしいのは「文献主題分類」（表12）から調べる方法です。

看護の領域に沿って分類されているので、自分が目指す文献がどこにあるのかが、発想しやすいのではないかと思います。該当する分類にある文献全体に目を通してみましょう。ここから得られた文献と、医中誌Webなど文献データベースの検索結果を比べます。もし、漏れてしまった文献があったら、その文献のデータを表示し、「シソーラス用語」を確認してみましょう。

ちなみに最新看護索引はWeb公開を機に年刊版（印刷資料）は終刊となりました。『最新看護索引Web』は、JMEDPlusと同様に、会員ダイレクトから利用することができます。

その他、いろいろな手がかりから…

文献検索をする時には、あまり視野を狭くしないことが大切です。

使い慣れた教科書やハンドブックの中にもキーワードが見つかるはずです。また、インターネットの検索エンジン、例えば、GoogleやYahoo! などを使って広く情報収集することも必要です。このような検索エンジンのよいところは、検索の対象が全文であることです。入力するのは必ずしもキーワードではなく、「疼痛緩和に効果」といったフレーズで検索することも可能ですので、取りかかりやすいのではないでしょうか。

さまざまな情報源の中に、首尾よくテーマと合致した情報を見つけた時は、文中での専門用語の使われ方、区切り方を見て、キーワードの設定に役立てます。また、引用・参考文献に、検索の第一歩になるものがないかどうかを確認します。後は、前述のように文献データベースに戻って試してみます。

キーワード検索、文献理解に役立つ「シソーラス」

さて、ここまで「シソーラス」という言葉が何度も出てきましたが、これはどのようなものでしょうか？　データベースの中には、収録対象とする領域で使用される専門用語を整備した用語集、「シソーラス」を備えているものがあります。

シソーラスは、著者によって、いろいろと言い換えられて表現されることを、1つの言葉に置きかえるための辞書です。その構築には、データベースが対象とする領域の専門的な知識が必要で、また維持に多大な労力がかかるため、すべてのデータベースに備えられているわけではありません。医学領域のデータベースは、他の領域と比較してシソーラスが整備されています。国内のデータベースでは、医中誌Web、JMEDはシソーラスがありますが、NDL-OPACにはありません。

シソーラスでは、同義語や関連語、上位語、下位語などを確認することができます（表13）。例えば、医中誌webにおける「医学用語シソーラス」では、「背痛」の上位語は「疼痛」であり、下位語には「腰痛」という用語があることがわかります。

このように用語を階層関係で並べる、または五十音順に並べるといった整理をして、目当てのキーワードをより見つけやすくする工夫がされています。

シソーラスを使うことによって、データベース作成者は、統一した用語を文献データに付け加えることができ、データを均質に保つ

表13　医中誌Webシソーラス（階層構造「疼痛」を中心として見た部分）

- **病理学的状態，症状，徴候（c23+）**
  - **徴候と症状（c23-20+）**
    - 疼痛（c23-20-140+）
      - 癌性疼痛（c23-20-140-10）
      - 関節痛（c23-20-140-20+）
        - 肩痛（c23-20-140-20-10）
      - 顔面痛（c23-20-140-30+）
        - 歯痛（c23-20-140-30-10）
      - 胸痛（c23-20-140-40）
      - 筋痛症（c23-20-140-50）
      - 頸部痛（c23-20-140-60）
      - 肩痛（c23-20-140-70）
      - 骨盤痛（c23-20-140-80+）
        - 月経困難症（c23-20-140-80-10）
      - 耳痛（c23-20-140-90）
      - 術後痛（c23-20-140-100）
      - 神経痛（c23-20-140-110+）
        - 坐骨神経痛（c23-20-140-110-10）
        - 神経痛-ヘルペス後（c23-20-140-110-20）
      - 陣痛（c23-20-140-120）
      - 頭痛（c23-20-140-130）
      - 舌痛（c23-20-140-140）
      - 側腹痛（c23-20-140-150）
      - 疼痛-神経因性（c23-20-140-160）
      - 疼痛-難治性（c23-20-140-170）
      - 背痛（c23-20-140-180+）
        - 腰痛（c23-20-140-180-10）
      - 腹痛（c23-20-140-190+）
        - 急性腹症（c23-20-140-190-10）
        - 疝痛（c23-20-140-190-20）

ことができます。

一方、データベース利用者は、シソーラスを参考にしてキーワードを選択すれば、あれこれと思いつく限り入れなくても、ほぼ網羅的に検索することができます。

シソーラスを確認する作業は、まず用語を探す検索をしてから改めて文献を探すという、一見、遠回りに思えます。実は、妥当なキーワードを見つけるために重要なプロセスです。テーマと合致した用語の位置づけを頭に入れておくと、関連する領域の概観をつかむことができ、文献を読む時、内容の理解に役に立ちます。

さらに、最近の検索システムには、利用者

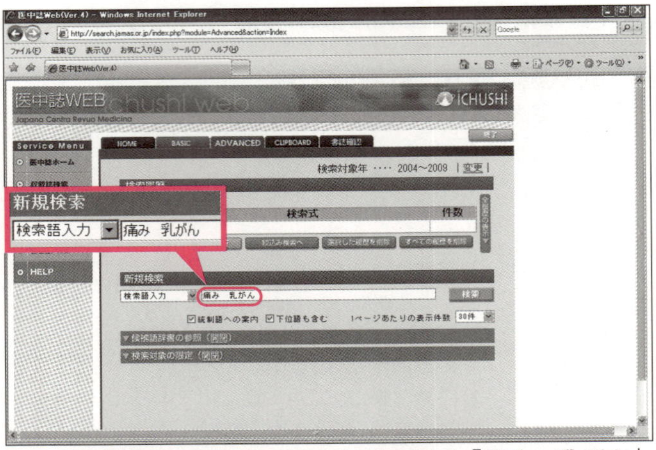

図5 医中誌Web ADBANCED MODEで「痛み 乳がん」と入力

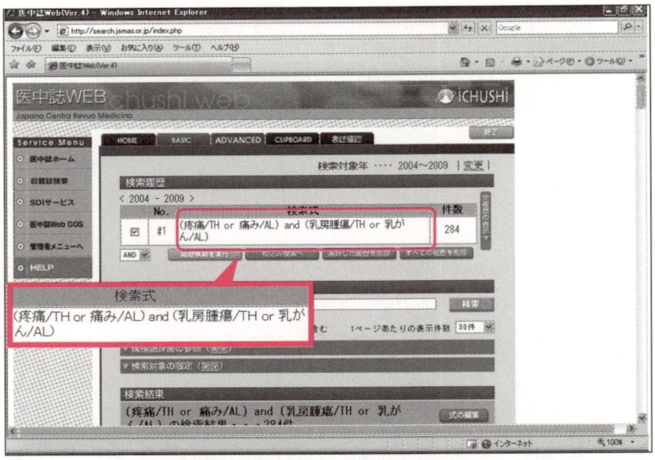

図6 シソーラス用語が自動的に付加されたところ

が思いついたキーワード(フリーキーワード)からシソーラス用語に誘導し、合わせて検索するマッピング機能があります。例えば医中誌WebのADVANCED MODEで、「痛み 乳がん」と入力すると(図5)、自動的に「(疼痛/TH or 痛み/AL) and (乳房腫瘍/TH or 乳がん/AL)」という検索をします(図6)。

これは、<シソーラス用語の項目で「疼痛」とあるもの>と<全項目で「痛み」という語を含むもの>を合わせた(or)文献の集まりと、<シソーラス用語で「乳房腫瘍」とあるもの>と<「乳がん」という語を含むもの>を合わせた(or)文献の集まりを掛け合わせる(and)という式です。

シソーラス用語は、データベースによって、「統制語」“Descriptor”、「件名標目」“Subject Headings”と呼ばれます。

最新の知見に有効な「フリーキーワード」

データベースを検索する時には、シソーラス用語以外にも「キー」となる語があります。例えば、文献データ内のタイトルや抄録の文中で頻繁に使われている語です。こうした語を「フリーキーワード」と呼ぶことがあります。「フリーキーワード」は、「シソーラス用語」が「統制語」と呼ばれるのに対して、「自然語」“Free Terms”と呼ばれます。

「フリーキーワード」の場合、著者が使用しそうな用語を思いつく限り入力しないと、網羅的に検索することができません。ただ新しい発見や実践方法、考え方などを扱った文献、または、出版されたばかりの巻、号に掲載された文献を探す場合には有効です。

シソーラスに用語が登録されるのは、よく使用されるようになってからです。医中誌Webでは、「医中誌フリーキーワード」という項目がありますが、これはシソーラス用語として登録する前の候補の用語です。CINAHLにも“Terms in Process”という項目があります。ある概念が定着してシソーラス用語になるまでは、フリーキーワードで検索することになります。

シソーラス用語を文献データに付与する作業（索引作業）では、作業の担当者が文献の内容を読んで入力しますので、公開までに時間がかかることがあります。最近は、電子的に出版作業を行えるようになり、執筆から編集、印刷、そしてデータベースとして公開されるまでの時間が短縮されています。PubMed、CINAHLや医中誌Webで、シソーラス用語を付ける前の文献のデータを“Pre…”として提供しています。新しい情報も合わせて拾っていくとなると、タイトルや抄録に含まれる語を使って検索することになります。

「シソーラス用語」と「フリーキーワード」、この2種類のキーワードを意識して、上手に組み合わせて使いましょう。

Q15　ANDやOR、NOTをどのように使い分けたらよいかわかりません。検索のコツを教えてください。

A それでは、ANDやOR、NOTの使い分けについて、図を使って説明していきましょう。

基本的なルール

＜AND＞論理積

ANDは、クロス検索と呼ばれることもあり、焦点を絞りたい時に使います（図7）。

＜OR＞論理和

一方ORは、いくつか言い換えられる語がある時、または並列していくつもの条件が当てはまる時に使います（図8）。

ANDに比べてイメージすることが難しく、勘違いしやすいようです（図9）。OR検索は「いずれかを含む」と表現されますが、それは「いずれか1つを含む」ということではな

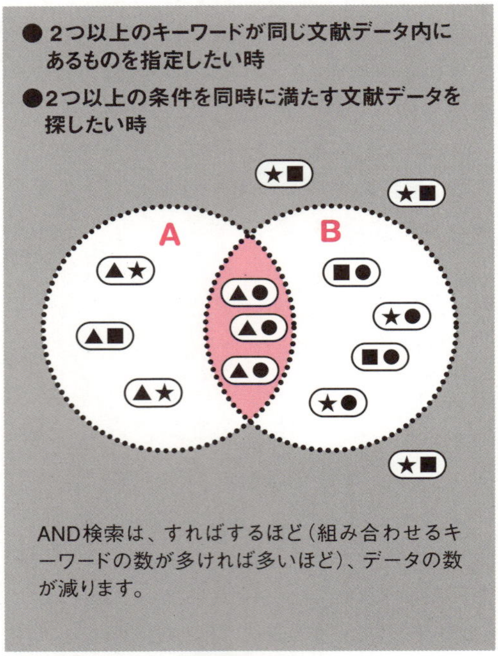

●2つ以上のキーワードが同じ文献データ内にあるものを指定したい時
●2つ以上の条件を同時に満たす文献データを探したい時
A
B
AND検索は、すればするほど（組み合わせるキーワードの数が多ければ多いほど）、データの数が減ります。

図7　A and B〈論理積〉

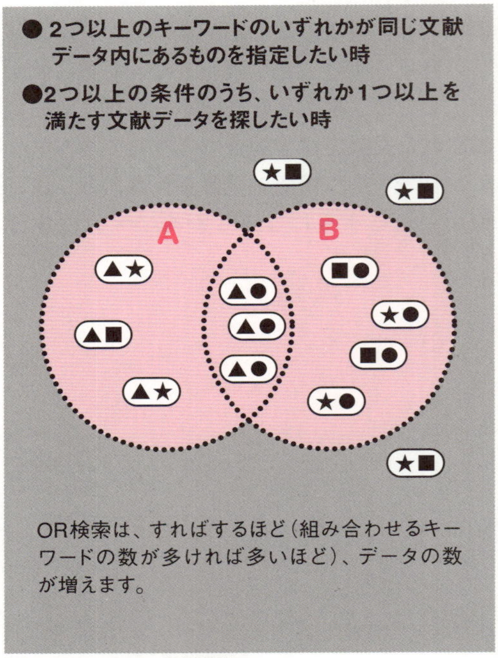

●2つ以上のキーワードのいずれかが同じ文献データ内にあるものを指定したい時
●2つ以上の条件のうち、いずれか1つ以上を満たす文献データを探したい時
A
B
OR検索は、すればするほど（組み合わせるキーワードの数が多ければ多いほど）、データの数が増えます。

図8　A or B〈論理和〉

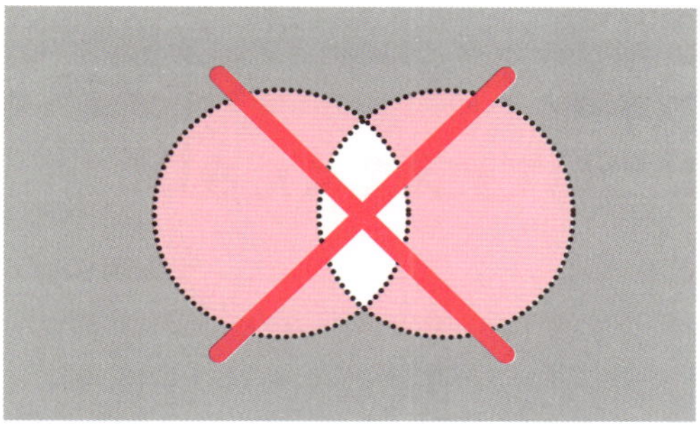

図9　間違えやすい〈A or B〉の領域

く、「いずれか含んでいればよい、1つでも、2つでも･･･」という意味です。

＜NOT＞論理差・否定

また、NOTは2つの条件を満たすという点ではANDの一種と考えられます。違う点は片方の条件が否定であるということです。このため、キーワードの順序を違えると全く別のものになってしまいます（図10）。

NOT検索をする時は、よく考えてから行

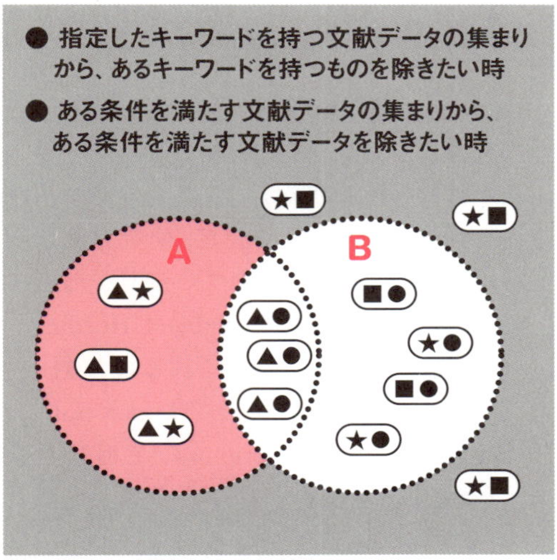

● 指定したキーワードを持つ文献データの集まりから、あるキーワードを持つものを除きたい時
● ある条件を満たす文献データの集まりから、ある条件を満たす文献データを除きたい時
A
B

図10　A not B〈論理差・否定〉

いましょう。例えば、“Adult”をキーワードとする文献を除くということは、“Adult”も“Child”も両方キーワードとしている文献も除いてしまうということです。

使い分けのコツとは

AND、OR、NOTの意味はわかるけれど、実際の検索につながらないという声をききます。その原因は、検索のテーマ、解決したい問題をあいまいにしたままということです。

膨大な情報の中から、解決したい問題に適合した情報を取り出すためには、少し作戦を練らなければなりません。問題が含むさまざまな要件をキーワードに読み換えて、使用する情報源・データベースに合わせた語を確認し、適切に組み合わせて検索式に反映させなければならないからです。次々と見つかるキーワードを端から入れ、思いつきで掛け合わせているうちに、最後には自分が何をしたいかわからなくなってしまうことが多いのではないでしょうか。

まず、[問題の明確化]→[検索戦略の決定／検索式の作成]の間では、①有効なキーワードの抽出、②抽出したキーワードのグルーピング、③検索式の作成、という作業をします。ここでグルーピングを明確に行っておくと、キーワードを組み合わせる時に迷わずに済みます（Q13）。

次に抽出してグルーピングしたキーワード群を適確に組み合わせて、有効なものに絞り込んでいく方法が、いくつかあります（Q16）。

実際に身近なテーマで試してみるとコツがわかってきます。

Q16 検索して得た膨大な文献リストを、有効なものに絞り込む方法について教えてください。

A 検索の結果、文献数が思いのほか多くなってしまった、または少なくなってしまった、ということがあります。それぞれについて、考えてみましょう。

文献数が思いのほか多くなってしまった時

文献数が思いのほか、多くなってしまった時は、以下のことを試みてください。

1.キーワードを長くしてみる

(「シソーラス用語」または文献中でよく使われる用語を参考に)

> 例："terminal" → "terminal care"
> 「末期」　→　「末期医療」
> 場合によっては「末期患者」

「シソーラス」とは、データベース検索のための用語集のことです（Q14）。著者によって、いろいろと言い換えられて表現されることを、1つの言葉に置きかえるための辞書の役割を持ちます。

2.検索項目を限定する

> 例：末期患者／TH
> ⇒医中誌Webで「末期患者」がシソーラス用語にある文献に限る場合
>
> terminal care[TI]
> ⇒PubMedで"terminal care"という語がタイトルにある文献に限る場合
>
> terminal care[MAJR]
> ⇒PubMedで"terminal care"という語が主題を表すシソーラス用語にある文献に限る場合

データベースの検索に慣れてきたら、検索項目（表14）を意識してみましょう。自分が入力したキーワードは、文献データのどの位置にあるでしょうか？　タイトルにある文献と、例えば抄録（Abstract）内の重要とは言えない文脈で1度だけ出てくる文献では、おそらく前者のほうが関連が深いと言えます。検索項目をタイトルに絞る方法があります。

PubMed（MEDLINE）やCINAHLでは、1件の文献に対して、約20語近くものシソーラス用語が付けられています。これらの語は主題を表す用語群と、背景や設定、研究方法に関する用語群の2つに分かれています。前者は"Major Topic""Major Subject Headings""Major Descriptors"と呼ばれるのに対し、後者は、"Minor Topic""Minor Subject Headings""Minor Descriptors"と呼ばれます。手始めに、あるキーワードを主題とするような文献をざっと一覧したい時などは"Major Topic""Major Subject Headings"に限定して検索します。

表14　主要データベースの検索項目一覧

医中誌Web	PubMed（MEDLINE）	CINAHL（CINAHLdirect）
統制語（TH）	Affiliation [AD]	Abstracts
著者名（AU）	All Fields [ALL]	Accession Number
収載誌名（JN）	Author [AU]	Author
所属機関名（IN）	Comment Correction Type	Author Affiliation
文献番号（UI）	Corporate Author [CN]	Contributor
ISSN（IS）	EC/RN Number [RN]	Corporate Author
タイトル（TI）	Entrez Date [EDAT]	Dist/Producer Address
抄録（AB）	Issue [IP]	Editor
All Field（AL）	Investigator [IR]	Full Journal Title
特集名（SP）	Journal Title [TA]	Full Text
タイトル＋抄録（TA）	Language [LA]	Grant Information
収載誌発行年	MeSH Date [MHDA]	Instrumentation
検索対象データ	MeSH Major Topic [MAJR]	ISBN
収載誌　巻・号・開始頁	MeSH Subheadings [SH]	ISSN
論文種類1	NLM Unique ID [JID]	Journal Subset
論文種類2	Other Term [OT]	Journal Title (abbr.)
論文言語	Pagination [PG]	Language
分類	Personal Name as Subject [PS]	Legal Cases
チェックタグ	Pharmacologic Action MeSH Terms [PA]	Medline Number (PMID)
研究デザイン	Place of Publication [PL]	Month
副標目	Publication Date [DP]	Named Person
	Publication Type [PT]	Names
	Secondary Source ID [SI]	Pages
	Subset [SB]	Publication Type
	Substance Name [NM]	References
	Text Words [TW]	Revised Date
	Title [TI]	Serial Identifier
	Title/Abstract [TIAB]	Series Title
	Unique Identifier [UID]	Source
	Volume [VI]	Specific Interest Categories
		Subject Headings
		Table of Contents
		Terms in Process
		Text Word
		Title
		UMI Number
		Update
		Volume
		Website
		Year

3.より絞り込むことができるキーワードがないかどうか検討する

シソーラスがあるデータベースならば、用語間の階層関係を見てみましょう。例えば、医中誌Webのシソーラスを見てみると、「ターミナルケア」は、このようになっています。

治療(e2+)
└患者管理(e2-100+)
　└ターミナルケア(e2-100-200+)
　　└ホスピスケア(e2-100-200-10)

保健医療の施設, 人的要員, サービス(n2+)
└保健医療サービス(n2-50+)
　└患者管理(n2-50-50+)
　　└ターミナルケア(n2-50-50-200+)
　　　└ホスピスケア(n2-50-50-200-10)

用語の横、(　) 内は、階層関係を整理するための記号です。ここでより狭い意味の用語、例えば「ホスピスケア」のほうがふさわしいと気づいたら検索式を変更します（図11)。

シソーラスは、医中誌Webの他にも、PubMed、CINAHL、PsycINFOなどのデータベースに備えられています。このうち、医中誌WebとCINAHLのシソーラスは、PubMedのシソーラス、MeSH（Medical Subject Headings）の階層構造を参考にしています。医中誌Webで用語間の関係をつかんでおくと、PubMed、CINAHLのシソーラス用語にも応用することができます（Q17)。

4.キーワードでの絞り込みをしたくない場合、「年代」や「論文種類」で限定する

文献データベースには、主に「絞り込み」、“Limit”という名称で、テーマではなく、論文の研究デザインや種類、出版年などによって絞り込むための画面が用意されています。

医中誌Webでは、「論文種類」というデータ項目で絞り込むことができます（表15)。「絞り込み」という画面を見てみましょう。

PubMedやCINAHLなどにも、類似のデータ項目として、“Publication Type”“Document Type”などがあります。

また、医中誌Webの「分類」は、雑誌を大まかに学問領域別に分けたもので、PubMedやCINAHLでは、“Journal Subset”という同様の項目があります。特にCINAHL

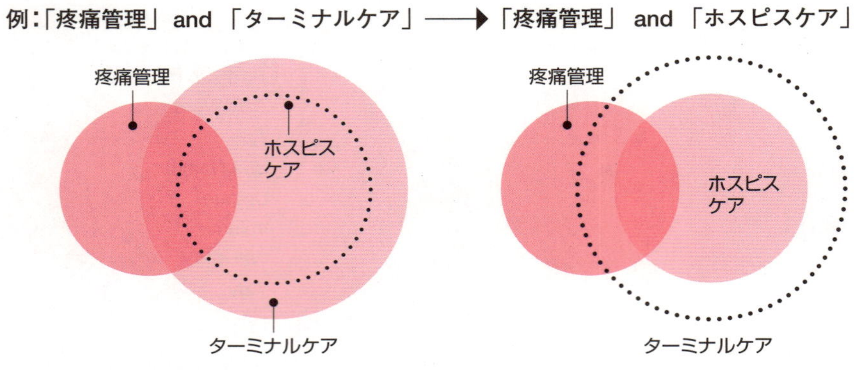

図11　検索式変更の概念図；掛け合わせるキーワードを替えてみる

表15　医中誌Webの絞り込み項目

論文種類1	症例報告　症例報告除く　特集
論文種類2	原著　総説　会議録　会議録除く　図説　講義　解説　一般
研究デザイン	メタアナリシス　ランダム化比較試験　比較臨床試験　比較研究
分類	看護　歯学　獣医学（2003年～）

には含まれる語句が多く、学問領域だけではなく、“Peer Reviewed”（査読がある）という絞り込みも可能です。

5.フィルターを使う

さらに、研究デザインに関する用語については、「論文種類」“Publication Type”に加え、「シソーラス用語」、タイトルや抄録中にも関連のあるキーワードが含まれます。いくつかの検索項目を駆使して網羅的に検索するには、複雑な検索式が必要になります。

データベースの中には、この複雑な検索式を予めセットして自動的に行えるようにしているものもあります。PubMedの“Clinical Query”はその一例です。“Clinical Query”は、“etiology”（病因）“diagnosis”（診断）“therapy”（治療）“prognosis”（予後）のカテゴリーで絞り込むことができます。どのような検索式がセットされているかは、“Clinical Filter's Table”[1]で確認することができます。短時間で精度の高い文献に絞り込む時、“specificity／sensivity”のうち、“specificity”を選んで行います。

また、マクマスター大学で考案されたフィルター[2]もあります。こちらは網羅的に検索するために、キーワード、検索項目ともに多様です。PubMedだけではなく、CINAHL、PsycINFO、EMBASEについても考えられています。

文献数が思いのほか少なくなってしまった時

反対に、文献数が思いのほか少なくなってしまうこともあるのではないでしょうか。その時には、次のことを試みてください。

1.さらにキーワードを分解してみる

例：「在宅ターミナル」→「在宅」and「ターミナル」

2.他に言い換える用語がないか探す

例：「ターミナル」→「ターミナル」or「末期」

「シソーラス」があるデータベースならば確認してみましょう。また、ある程度検索結果が出ているのであれば、文献リストを見ながら、タイトルで使われている語、各文献データに付けられているシソーラス用語の中から、適切なキーワードを探しましょう。

3.検索式を見直す

検索式を見直して掛け合わせる条件を減らしてみることも必要でしょう（図12）。

例：「末期患者」and「疼痛管理」and「緩和ケア」
→「末期患者」and「疼痛管理」 or 「末期患者」and「緩和ケア」

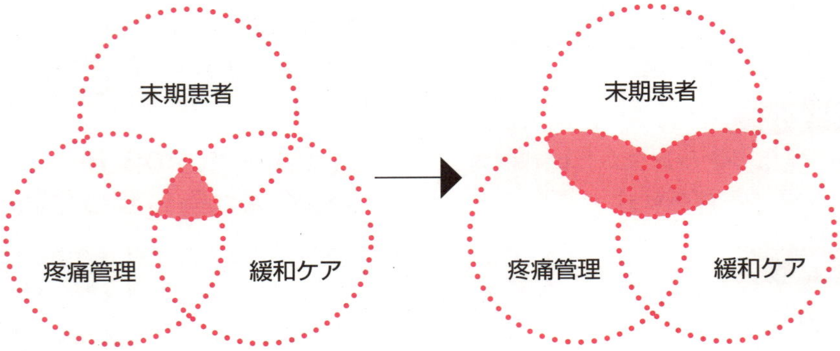

図12 検索式変更の概念図；AND、ORの組み替え

4.入力ミスがないか再確認

これは意外とあるものです。1つのキーワードを入力して、件数が極端に少ない時、例えば0件、ヒットしていても一桁であれば、まず、スペルミス、入力ミスを疑いましょう。検索結果が出ているからといって安心してはいけません。著者、編集者、データベース作成者もケアレスミスをすることがあって、ミスが一致してしまうことがあります。

また、“OR”と入力すべきところを“AND”と入力していることなどもあります。もう一度、チェックしてみましょう。

●参考文献

1) Clinical Queries using Research Methodology Filters. http://www.ncbi.nlm.nih.gov/entrez/query/static/clinicaltable.html.（参照：2005-01-31）.
2) McKibbon,Ann,Angela,Eady and Susan Marks:PDQ; evidence-based principles and practice,Hamilton,Ont.;B.C. Decker,Inc.,1999.

Q17 英語のデータベースに挑戦したいのですが、自信がありません。英語のキーワードを見つけるコツを教えてください。

A PubMed、CINAHLを使うのであれば、シソーラスを頼りにキーワードを探すことをお勧めします（Q14）。

まずはMeSHを使って検索してみる

PubMed（MEDLINE）のシソーラスであるMeSH（Medical Subject Headings）は、さまざまな医学関連のシソーラスに影響を与えています。CINAHLや医中誌Webのシソーラスは、それぞれのデータベースの特徴に合わせて用語が選択されていますが、階層構造の基本的な枠組みはMeSHとほぼ同じです。また、Cochrane LibraryはPubMedの文献データが使用されていることから、MeSHを使った検索が有効です。MeSHを知っていると、何かと応用できます。

そこで、英語が苦手という方は、検索する前に、医学用語シソーラスを参考にしながらMeSHの用語を調べておくとよいでしょう。

まず医中誌Webを、思いついたキーワードで検索します。検索結果のリストを見てテーマと一致する文献がないかどうかチェックします。検索結果のリストに、テーマと一致した文献が見つかったら、そのデータの全項目を表示させ、シソーラス用語を確認します。また、このような方法をとらなくても、医中誌Webには、利用者が思いついたキーワードからシソーラス用語（統制語）に誘導し、合わせて検索するマッピング機能があります。シソーラス用語に適切なものがあれば、階層構造を見て、用語の位置づけを知り、テーマと関連する領域の概観をつかんでおきます。

PubMedでの検索方法

次にPubMedの場合、MeSH BrowserでMeSHにも同様の語があるかどうか、同じ位置の階層を確認します。医中誌Webで見つけた用語が翻訳しにくい時、翻訳した語が見当たらない時は、上位語を翻訳して探してみるとよいでしょう。

では、実際の画面でどのように操作するのか、次項からの図を見ながら読み進めてください。

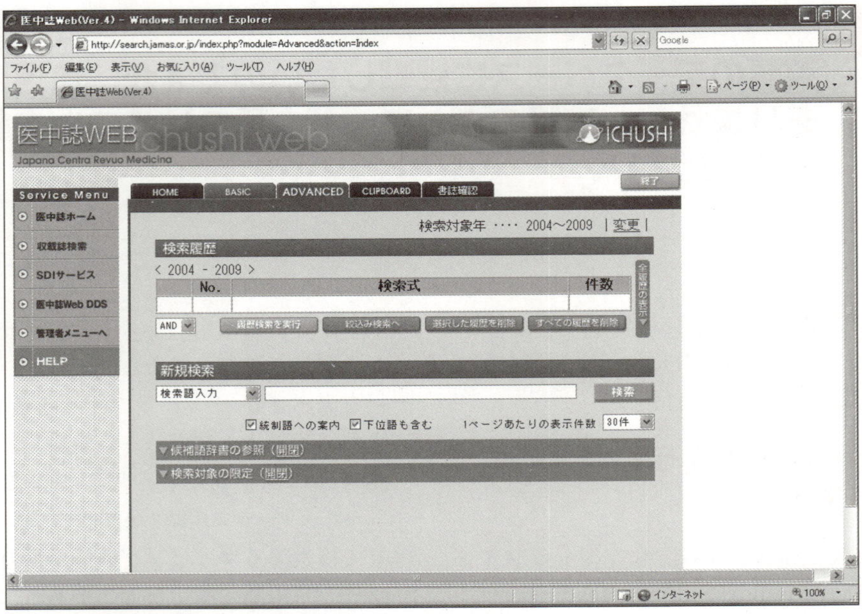

1　医中誌Web（ADVANCED MODE）です。

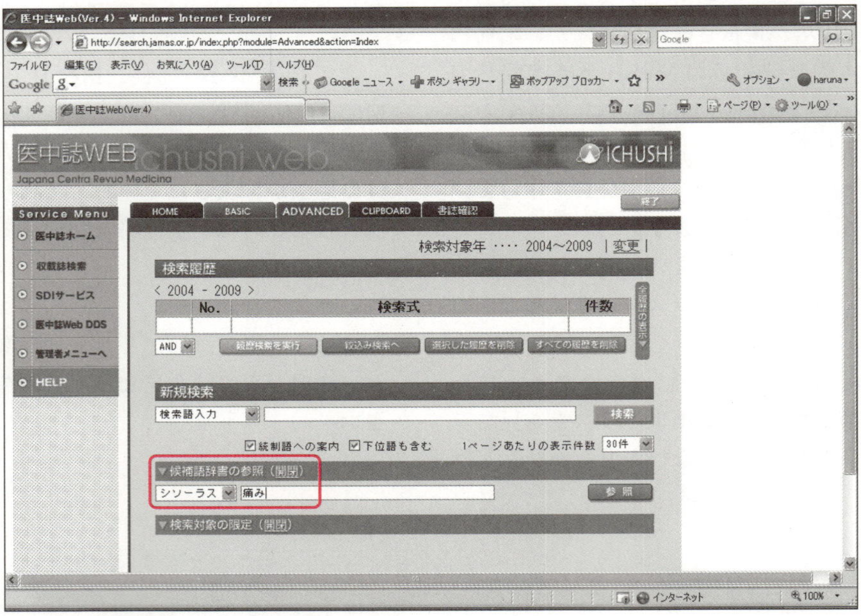

2　思いつく用語、例えば「痛み」と入れてみます。

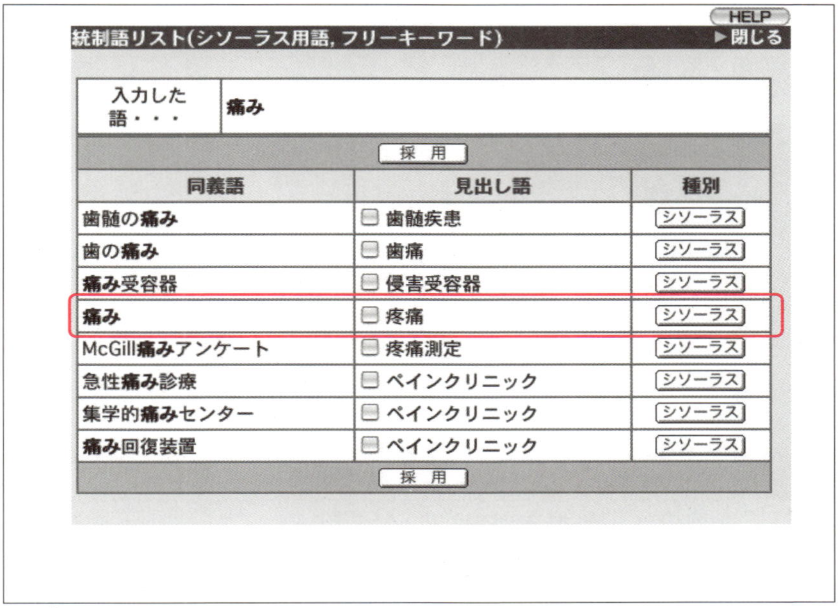

3 「痛み」を含む見出し語の一覧が表示されます。
「痛み」を表すシソーラス用語は「疼痛」なので、そのシソーラスボタンを押してみます。

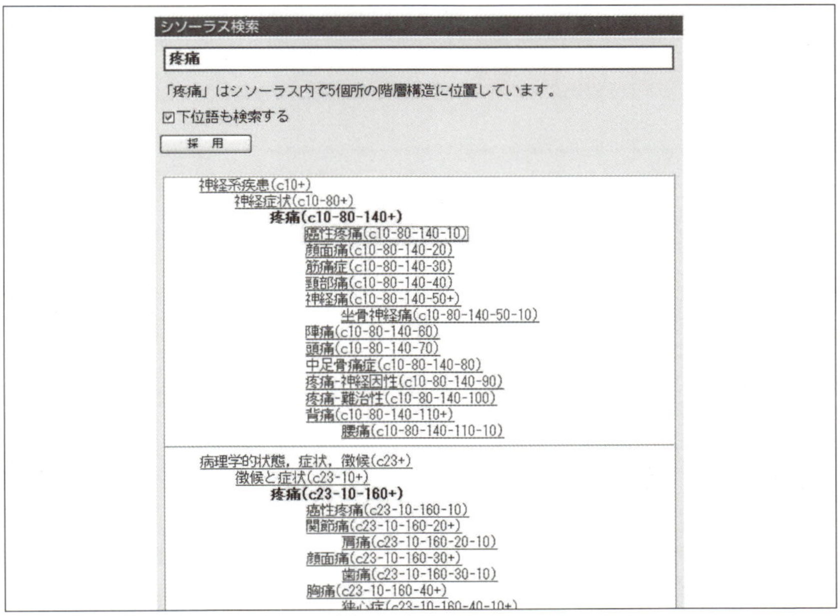

4 階層構造が示されるので、見て確認します。

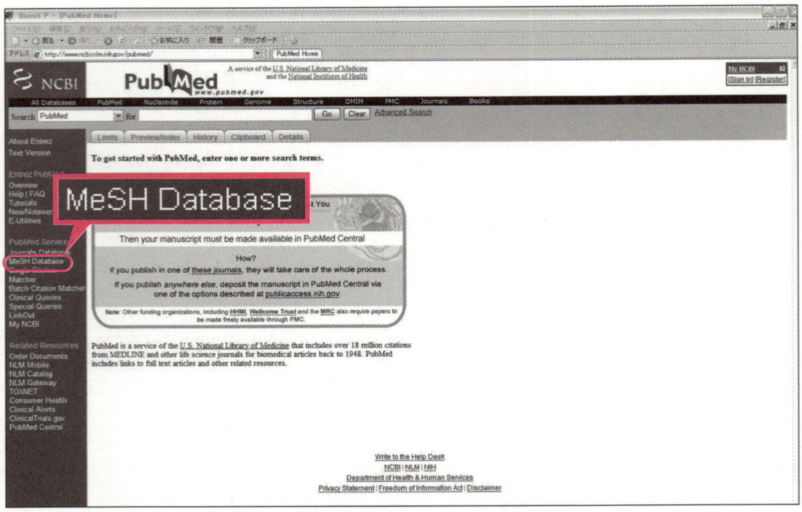

5 『Pub Med』で“MeSH Database”から入ります。

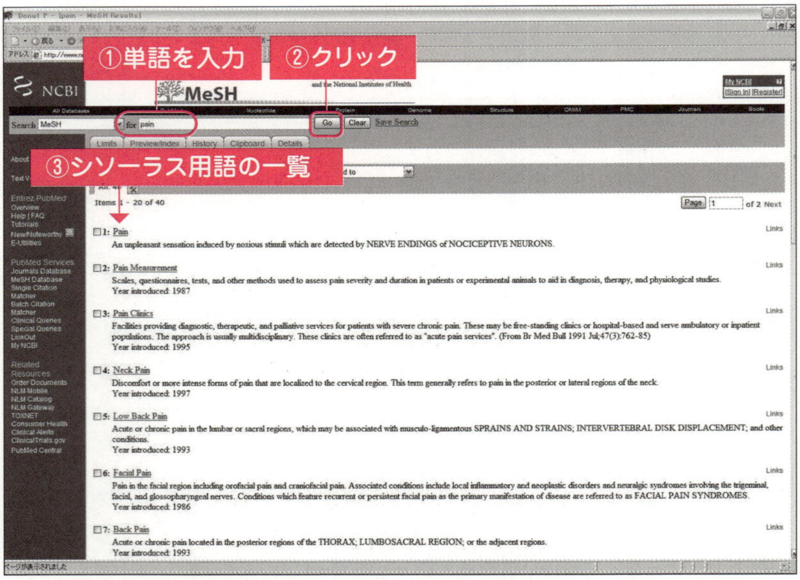

6 検索ボックスに「疼痛」にあたる“pain”という語を入れてGoというボタンを押します。“pain”という語を含むシソーラス用語の一覧が表示されます。
各シソーラス用語のリンクをクリックすると、階層構造を表示され、位置づけを確認できます。“pain”をクリックしてみます。

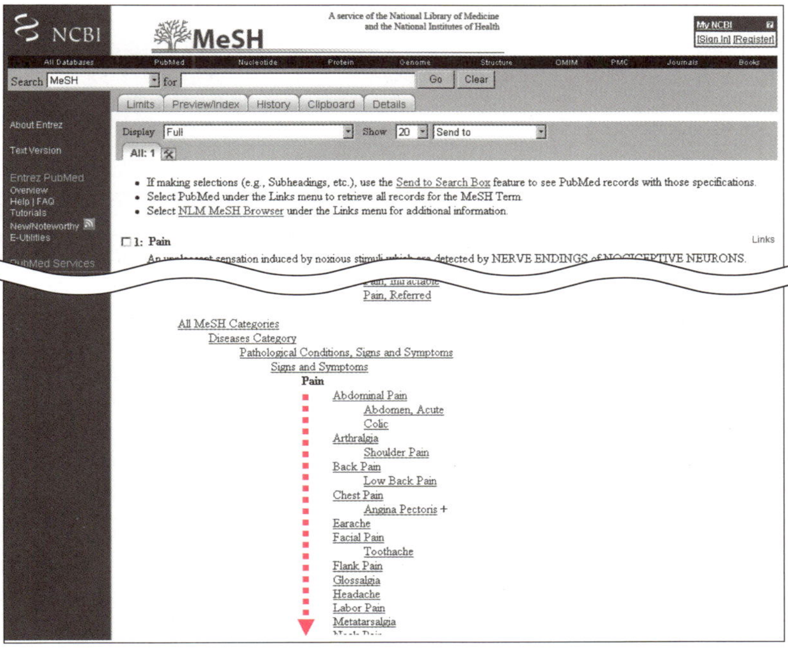

7　6で“pain”をクリックした時の画面です。

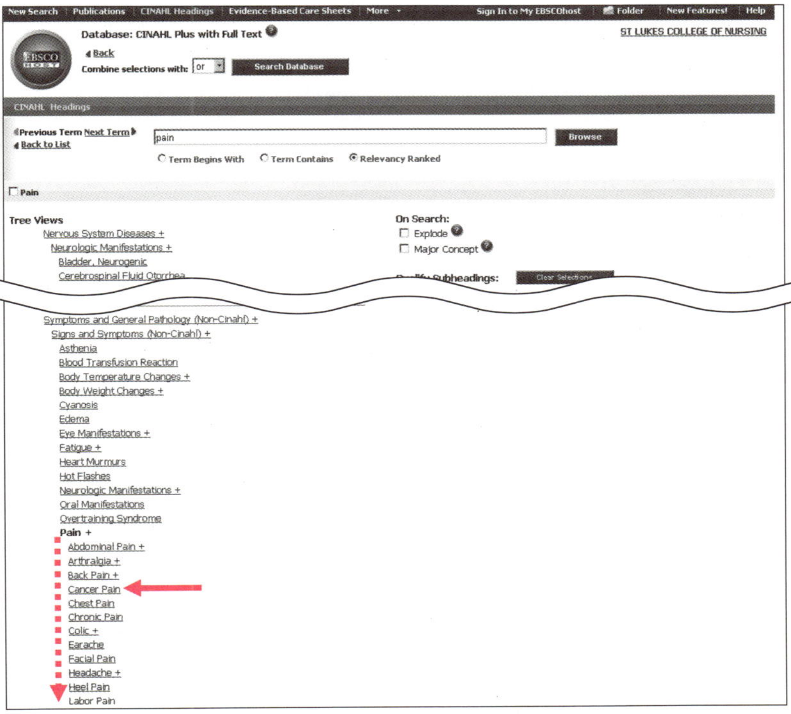

8　CINAHL Headings（シソーラス）の画面。MeSHと同じ用語で比較してください（例：“Pain”）。構造が似ています。また同時に、例えば“Pain”の下位語には、MeSHにはない“Cancer Pain”という語があるなど、CINAHLが対象とする文献（おもに看護学）に合わせて用語が選択されていることがわかります。

Q18 調べたいと思っていたことが、先行研究ですべてされているような気がした場合、どのように研究を継続すればよいのでしょうか？

A 臨床場面で「問題だ!」と思い、「さあ、調査してみよう!」と意気込んだところ、同様のテーマについての先行研究を見つけた時ほど、がっかりすることはないかもしれません。でも、実はそんなにがっかりすることではないのです。なぜならその先行研究の結果を踏まえ、次のステップに進むことができるからです。

「今さら実態調査？」と言われたら

まず研究テーマ例として、「手洗い」を挙げて考えてみましょう。手洗いあるいは手指消毒は、接触感染の予防に効果があります。では自分の病棟での実施率を調査してみようと思い上司に相談したところ、「手洗いの実態調査については、これまでたくさん研究がされているわ。ナースの場合、医師よりも手洗いの実施率は高く、研究にもよるけれど、だいたい40～60％くらいの実施率だったと思うわ。今さら実態調査もね……」という返事でした。このような場合、あなたならどうしますか？

① 上司から先行研究のことを聞かされ、調査を実施する意義がないと諦める。

② 上司が言っていたことが本当かどうか、図書館で手洗いの実態調査の文献を調べてみる。

これ以外にも選択肢があるかもしれませんが、意味のある次のステップに続く選択肢は②ではないでしょうか。上司の言葉を鵜呑みにせず自分で確かめるということは、ナースとして非常に大切な姿勢であると思います。

文献検索を進め、手洗いの実施率に関するPittetの総説論文を見つけたとしましょう[1)]。そこでは、手洗いは院内感染のリスクを減じるためには重要な手技であることは繰り返し強調されているものの、医療従事者が理解し、その手洗いを十分に医療現場で実施することはできていないと述べられていました。手洗いの遵守率、実施率は「コンプライアンス(compliance)」という単語で表現され、「実際の手洗いを行った回数÷手洗いをすべき場面の回数×100」で表されます。Pittetの論文には、これまで、このコンプライアンスについて調査をした11の論文の結果が掲載されており、一論文を除いて16～51％と、低い結果になっていました。

さて、Pittetの手洗いのコンプライアンスに関する総説論文を読んだあなたは、その後どのような選択肢を取りますか？

文献を読んだ後、次にどうする？

①「あー、師長さんが言っていた実施率とだいたい似ているなあ」と納得し、自分の中の疑問は解決されたとして、家路につく。

②「なぜ16～51％なのだろう？　必要性が理解されているのであれば、なぜもっと高い

実施率にならないのだろう？」という疑問を抱き、何が低コンプライアンスの原因なのかを探っていく。

Pittetの論文を読み続けると、既存の研究結果から明らかになっている低コンプライアンスの原因が整理されています。原因に含まれているものには、手洗い剤による皮膚の荒れ、手洗いよりも患者のニーズの優先、手洗い用の設備やシンクへのアクセスの悪さ、手袋の使用による手洗いの必要性に関する知識の欠如、ガイドラインやプロトコールに関する不適切な知識、ロール・モデルの欠如などがありました。手洗いのコンプライアンスに影響を与える要因が多岐にわたっていることを理解し、コンプライアンスを上昇させるためにはさまざまな介入を行うことが必要であることも理解することができました。

また、③の可能性として、論文を読み終えた後、もしかしたらあなたは、「Pittetの総説論文で引用されていた手洗い調査の多くはICUで実施されたものである。病院中の病棟を対象としたものは、Larson[2]とPittet[3]だけである。果たして、自分の病棟も同じような実施率なのだろうか？」という疑問を抱くかもしれません。そして、Pittetらが行った手洗いの実態調査について報告した研究論文を入手し読み進めることにしました。

Pittetらは、48病棟を対象にそこで働くすべてのスタッフを昼夜観察し、手洗いの実施と手洗いに影響を及ぼす因子に関して調査しました。その結果、2,834の観察場面における手洗いのコンプライアンスは48％であり、ICUだけでは36％であったと報告しています。この調査では、汚染の危険性が高い患者のケア前や、患者の重症度が高い場合に、特に手洗いの実施率が低くなっていることが明らかにされ、医療スタッフの業務量の多さと手洗いの実施率の低下との関係に関するエビデンスを示した意義ある研究結果となっていました。

追試を行う場合、その意義を明確にする

このPittetらが行った研究の手法を真似て、あなたは自分たちの病院の4つの内科病棟を対象に、業務量の多さと手洗いの実施率に関する調査をしてみようと考えました。これは、質問にもあるように、先行研究で使われたものと同じ方法論を使って、自分の病棟、病院で追試を行うことです。追試（replication of studies）とは、先行研究の結果と同様の結果を得ることができるかを決定するために、その研究を再現あるいは繰り返して行うことを指します[4]。さらにBeckは、表16に示す利点があるため、追試は知識発展のためには重要なものであるとも述べています[5]。

研究者によっては、先行研究の結果については同意をするが、先行研究とは違う状況で違う患者を対象とした場合はどうなのか？ということを知りたくて追試を行う者もいます。このような試みによって、先行研究の一般化可能性が検証されていくことになります。追試には、表17に示すように、大きく4つの種類があります[6,7]。

追試を行う場合、さらなる追試がなぜ必要なのか？　どのように追試をするのか？　ということをきちんと説明をしなければなりません。研究例に挙げた「手洗い」のように、すでにかなりの研究結果が明らかになっており、医療者の手洗いのコンプライアンスが低い原因も明らかになっている場合は、特に必要です。例に挙げた場合の追試は、米国で明

表16　追試の利点[5)]

1 結果に信憑性を持たせるため
2 適応できる事例や文脈の範囲を広げ、その結果の一般化可能性を拡大させるため
3 統計学的検定を実施する際の、第1種ならびに第2種の誤りを減少させるため
4 理論を発展させていく上でのサポートとなる根拠を得るため
5 膨大な結果を読み、受け入れるという手間を減らすため

表17　追試の種類[6, 7)]

Exact オリジナル研究と全く同一の追試	オリジナルの研究の結果を確認することを第1の目的としており、オリジナルの研究と全く同じ対象、同じ観察者、同じ手順、同じ測定方法で研究を行うもの。時に、場所や時間もオリジナルの研究と同一にすることが求められることもあり、実行が難しい。
Approximate オリジナル研究と同じ方法論を用いた追試	オリジナルの研究が実施されたのと同様の状況で、同一の方法論を用いて実施される追試。この場合の目的は、オリジナルの研究の結果が、多少の状況の変化があったとしても、支持されるかどうかを確認することである。
Concurrent 異なる状況で同じ方法論を同時に用いた追試	この追試は、オリジナルの研究結果の信頼性を確認するために行われることが多いものである。研究者たちは2つの異なる病院で、同じ手順でデータを同時期に収集し、結果を比較するというものである。この場合の一貫性は、結果に信憑性と一般化可能性を増すことになる。
Systematic extension オリジナル研究と同様の結果を得るために、異なる方法論を用いた追試	この追試の目的は、オリジナルの研究結果の適応範囲を広げ、一般化可能性の限界を検証することにある。この場合、研究者はオリジナルの研究の手順や方法論には従わず、オリジナルの結果を確証するための新しい方法を考案し、同様のテーマの探究を行う。

らかになった結果と、日本の自分の病棟での結果が同じになるのか、という結果の一般化可能性を検証するという目的で実施されるものであると言えるでしょう。

●引用・参考文献

1) Pittet, D. ：Improving compliance with hand hygiene in hospitals, Infection Control and Hospital Epidemiology, 21（6）, p.381-386, 2000.
2) Larson, E. ：Compliance with isolation technique, American Journal of Infection Control, 11, p.221-225, 1983.
3) Pittet, D., Mourouga, P., Perneger, T. V., & Members of the infection control program：Compliance with handwashing in a teaching hospital, Annals of Internal Medicine, 130, p.126-130, 1999.
4) Taunton, R. L. ：Replication；Key to research application, Dimensions of Critical Care Nursing, 8（3）, p.156-158, 1989.
5) Beck, C. T. ：Replication strategies for nursing research, Image；Journal of Nursing Scholarship, 26（3）, p.191-194, 1994.
6) 前掲書5)
7) Burns, N. & Grove, S. K. ：The practice of nursing research；Conduct, critique, & utilization. Philadelphia；W. B. Saunders, 1997.

5. 全体を見通す―研究計画書の作成

Q19 研究計画書とは何ですか？どのような内容を含めればよいのでしょうか？

A 研究計画書とは、研究課題、目的、枠組み、方法論、実際の手順など、研究の主要な項目について明記されたものを言います。研究計画書に含まれるべき項目、目次案は〈研究計画書の項目案（p.25, 表3）〉に示してあります。

建築で言えば「最終設計図」

研究計画書は、建築で例えると、最終設計図であると言えます。コンピュータ技術が進んでいる現在では、設計図だけでなく完成予定の建物のシミュレーションを画面上で見ることもできるようになりました。研究計画書にはここまでの内容を含めなければなりません。つまり、研究計画書の読み手が、研究者が何に関心があり、どのような目的でその研究を計画したのか、その研究を行うことの意義は何なのか、目的を達成するために、どのような手法を用いて、どのようなデータを集めるのか、研究対象者は誰か、どのように研究対象者を募るのか、研究対象者への倫理的配慮はどのようになされるのか、そして、どのようにデータを分析し、予測している結果はどのようなものなのか、について理解できるものでなければならないのです。

そのために、研究者は研究計画書完成までに研究全体に要するエネルギーの60％近くを投入する必要があるのです。いったん研究計画書、設計図が出来上がってしまえば、実際のデータ収集以降の研究の進行は、この計画書通りに進めていけばよいのです。

計画書作成の意義と機能

社会科学者の中には、熟考して事前に研究計画書をつくり上げることに重要な意味を持たないと考えている者もいるようですが、樋口はその意義を3つにまとめています[1,2)]。

①本研究に入る前に、研究テーマや内容について徹底的に検討する機会を持つことにより、研究の重要性、規模、時間的ならびに経済的な実行可能性について知ることができ、また研究に必要な器具や人的資源のすべてについて準備できる。

②テーマ設定から、結果の考察に至る本研究の進行過程や一貫性を予測可能にすることで、本研究によって解明される部分と解明されない部分を明らかにすることができる。

③注意深くプロセスを踏んで計画書を作成し

なければならないので、本研究の全体像、遂行されるべきプロセス、理論と実践の関係など、研究に必要な総合的知識と、研究を遂行していくのに必要な実際的な技術など、研究のすべてにわたって学習するよい機会となる。

またLockeらは、研究計画書の機能として、少なくとも次の3つがあると述べています[3)]。すなわち、①コミュニケーション、②計画、③契約です。研究者が研究を実施する際に迷ったり困ったりしないために研究計画書はつくられます。この目的以外にも文章化されたものを使って研究者間の見解を統一させたり、発展させたりするため、助成金を申請するため、または研究実施の承認を機関内審査委員会（IRB）やデータ収集予定場所の所属長から得るためにも必要となるものです。

また、よい計画書は、他の研究者がその研究を追試することができるほどに詳細に研究計画が立てられており、よく熟考されたものであるとも述べられています。そして、研究助成金を受けることになった研究計画書、機関内審査委員会から承認を受けた研究計画書は、結果として研究者と助成金団体あるいは機関内審査委員会との間で結ばれた契約となります。多くの助成金団体は、研究終了期間を設定しています。研究者はその研究期間内に終了するように研究計画を立てて申請をしますが、研究開始後、何らかの変更があった場合には、その変更を届け出る必要があります。

●引用・参考文献

1) 樋口康子：研究計画書作成にあたって-その1, 看護研究, 15(5), p.510-521, 1982.
2) 樋口康子：研究計画書作成にあたって-その2, 看護研究, 16(2), p.165-167, 1983.
3) Locke, L. F., Spirduso, W. W., & Silverman, S. J.: Proposals that work (3rd ed.), London, SAGE, 1993.

Q20 研究計画書は具体的にどのように書けばよいのですか？何かコツはありますか？

A 研究計画書の書き方については、書類提出時の諸注意の中で規定されていることが多いので、事前にそれらを読み、指示に従うことが必要です。

申請に厳しい米国事情

筆者がこれまで研究計画書の作成に一番時間とエネルギーを費やしたのは、米国の感染管理実践者の専門団体の研究助成に応募するため申請書類を準備した時です。A4判のレポート用紙10枚程度の研究計画書以外に、助成金の予算案とその使用用途の理由、研究のためのデータ収集予定場所の受け入れ態勢を証明する書類、機関内審査委員会（IRB）から承認を受けたという証明書類、筆者だけでなく共同研究者全員の履歴書を提出することが求められていました。

日本では、研究助成を申請する際に、当該

病院や大学の機関内審査委員会から承認を受けたことを証明する書類の提出を求められることはありませんが、米国においては必ず提出しなければならないものです。

読み手の興味を引く計画書づくりを

研究計画書には、〈研究計画書の項目案〉(p.25, 表3) にあるような内容を含めなければなりません。紙面制限や文字制限がある場合は、図や表を用いたり、字のフォントを変えたり下線を使ったりして、重要な箇所は強調するなどの工夫をしていくことが必要です。かつて、前述の表3に挙げた序論の問題の記述から方法論のデータ分析までの内容が、項目分けがなされないまま小論文のように書かれていた計画書を読んだことがあります。内容的に素晴らしいものであったとしても、このような計画書は非常に読みづらく、理解しづらいものです。読み手の興味、関心を引きつけるような研究計画書をつくることも、研究を上手に進めていく上での重要なコツの1つかもしれません。

これまで研究計画書を作成したことがない方にとっては、研究計画書の作成は、時として大ごとのように思えるかもしれません。ColeyとScheinbergは、作成途中でつまずいてしまうようなことがあったら、表18に示した内容を考えるようにと助言を与えてくれています[1)]。

団子に一本の串を通す

そして、書き上げた研究計画書を上司や先輩に読んでもらい、助言やコメントをもらうとよいでしょう。研究計画書は多くの場合、主任研究者が書き上げ、共同研究者たちがコメントや意見を出し合って、よりよいものへとつくり上げていくことが多いです。

先日、1つの研究計画書を5～6名のナースたちが分担して「はじめに」「文献検討」「研究方法」「対象者への利益と害」の箇所の文章をつくり、最後に1つの研究計画書としてまとめるという形で作業を進めることを体験しました。この場合、一番重要になってくるポイントは、論旨の一貫性です。それぞれのナースがそれぞれの視点、思いで文章をつく

表18　ColeyとScheinbergによる研究計画書作成にあたっての助言[1)]

- 大々的な計画書を書こうとすると、気が滅入って、圧倒されてしまう。
  ちょっとずつ、ちょっとずつ、つくっていけばいいのです。
- 書き始める前に、まず全体のアウトラインをつくってみましょう。
- 各セクションに含める内容について友人、同僚とブレイン・ストーミングしましょう。
- 自分自身に、自分はこれまで多くの著作をつくり出してきた作家であり、
  言葉は自然にあふれ出てくると言って聞かせましょう。
- 最も簡単と思われるセクションから書き始めましょう。
- 最初から完璧な計画書をつくり上げようなどとは思ってはいけません。
- 作成中、定期的に休憩をとりましょう。
- 次に何を書いていいのかわからず、「つまってしまった」ならば、そのことを言葉にしてみましょう。
  そして「私は何を言いたかったかというと……」に続けて言葉にして、それを書いてみましょう。

っていると、気づかないうちに内容がずれてしまっていることがあります。研究計画書のそれぞれのセクションが「団子」とすると、その団子に一本の串が通っていることが、よい研究計画書であると言えるでしょう。

●引用・参考文献

1）Coley，S.M.&Scheinberg，C.A.：Proposal writing，London，SAGE，1990.

Q21 研究助成金は取れたのですが、その後、研究を進めるために院内の機関内審査委員会に計画書の審査を依頼したところ、研究計画書の変更が必要という結果が戻ってきました。いったいどうしたらよいのでしょうか？

A 日本では、助成金申請をする場合に、当該病院・大学での倫理委員会あるいは研究倫理審査委員会（機関内審査委員会）からの承認を証明する書類の提出は不要なので、この質問のようなことが起こり得ます。米国の場合は、研究助成金の申請は、研究計画書とともに機関内審査委員会からの承認を受けたという書類を求められることが多いです。以下に、質問への答えの参考となるケースをご紹介しましょう。

助成金は交付、倫理委員会では非承認

かつて、ナース、医師、栄養士、薬剤師が協力体制を組み、入院患者を対象に大規模な疫学調査を実施するという企画が進められ、資金源を獲得するために公的な研究助成金への申請を行いました。研究計画書では、その疫学研究を実施する必要性を説明し、具体的な手順についても含めました。後日、助成金が交付されたことを聞き、メンバー一同、自分たちが選んだ研究テーマの重要性を審査委員の方々も理解してくれたのだと非常に喜びました。

しかし、その後、研究計画書をデータ収集場所として依頼していた病院の機関内審査委員会の審査にかけたところ、委員会から計画書を修正しなければ承認をしないという結果が届きました。さて、今後、この企画は中断されてしまうのでしょうか？

審査委員会の理解を得る努力を

まずは、審査委員会からのコメントを読み、委員会のメンバーが納得できるように計画書を修正しなければなりません。その病院でデータ収集を実施するならば、その病院内の審査委員会からの承認は不可欠だからです。審査委員会のメンバーは、それぞれ意見を持っ

ています。必ずしも研究者と一致するわけではないということを認識しておくことが大切です。

審査委員会から戻ってきたコメントについて、研究メンバー間で話し合うことで、修正できる箇所、修正したくない箇所が明らかになるでしょう。委員会からのコメント1つひとつに対して、どのような対処をしたのかを書いた文書を添付し、修正した計画書を審査委員会に再提出します。その後、委員会で再審議がなされることになります。委員会と研究者とのこのようなやりとりがあるために、研究の審査には予想していた以上の時間がかかることがあります。

しかし、せっかく助成金をいただいたのですから、諦めずに研究計画書の承認を得るまで頑張ることは大切です。最終的に審査委員会から承認を受け、研究を実施できる段階までもっていけたならば、研究助成金を交付してくれた企業あるいは団体に、研究計画の変更をあらかじめ伝えておくことが必要です。

6. デザインを決める——研究手法の選択

Q22 看護研究には、さまざまな研究手法のカテゴリーがありますが、それらは重要なのですか？

A Q19でも述べましたが、研究計画書は建築を行う際の設計図のようなものです。設計図は、単にビルや家屋の中身だけを設計すればいいのではなく、周囲との調和を考慮し、条例や規則に従ってつくられていくものです。その場合、その設計図が住居用なのか、オフィスビル用なのか、遊園地用なのかによって、許可される建物の高さ、建物と道との距離や建物の強度などがおのずと変わってきますね。研究デザインとはまさにこの建築物の種類と言えるのではないでしょうか。

研究デザインを決定する要素

BurnsとGroveは、研究デザインを、研究遂行のために明らかにされた構造であると捉えています[1)]。

研究デザインを決定する要素として、介入（実験）の有無、グループ数（例えば、実験群と対照群の2つ）、実際の測定の回数とタイミング、標本抽出方法、データ収集のための時間、コントロールすべき外生変数の存在の有無などが挙げられます[2)]。

逆に言えば、研究デザインを見ただけで上記の要素についておおよそ推測することができ、同時にその研究の長所・短所についても見当がつくのです。研究論文を読む場合、研究デザインを見ただけでどのような点に注意をしてその研究をクリティークしなければならないのかもわかります。

看護ならびにその周辺領域の文献で見られる研究デザインを、2つの表にまとめました。表19は主に疫学的アプローチをとる場合のデザイン、表20はこれまで看護研究でよく使われてきたデザインです。ランダム化比較試験と従来の実験研究は表現方法が異なるだけで内容は同じデザインを指しています。

●引用・参考文献

1) Burns, N. & Grove, S. K.：The practice of nursing research；Conduct, critique, & utilization (4th ed.), Philadelphia；W. B. Saunders, 2001.
2) 前掲書 1)

表19 疫学的研究デザインの分類

研究デザイン・スタイル		主な特徴
介入研究	ランダム化比較試験	一定の条件を満たした対象者を、くじ引きや乱数表を用いて無作為に介入群あるいは非介入群に割り付ける。介入の盲検化を行い、介入後の予後や経過を比較し、介入の差によって効果に差が見られるかどうかという、因果関係を探求する研究
	非ランダム化比較試験	介入を受けた群と介入を受けなかった群間で、介入後の予後や経過を比較し、介入とその効果との関係を探求する研究
	クロスオーバー試験	同一の対象者に複数の介入を交互に行い、その効果を比較する研究
非実験研究（観察研究）：分析研究	コホート研究	定められた条件にある集団を時間の経過とともに追い、関心のある疾患群と非疾患群間に分け、比較することによって、ある要因（例：喫煙）と疾患発生（例：肺がん）との関連を探求する研究
	症例対照研究	関心のある疾患（結果）が見られている群（症例群）と、見られていない群（対照群）を比較することによって、要因と疾患発生との関連を探求する研究
非実験研究（観察研究）：記述研究	生態学的研究（地域相関研究）	個人ではなく集団や人口を対象とし、その調査結果の指標を比べることで、疾患の原因を明らかにしようとする研究
	時系列研究	集団の経時的な変化と、その前後でその集団に加わった要因との関連から、疾患の原因を検討する研究
	事例報告（事例集積報告）	集団や人口ではなく少数の特徴的な事例を対象とし、事例を詳細に記述し、事例間に共通して見られる要因、その経過などから疾患の原因や行った治療やケアの有効性を検討する研究
	横断研究	定められた条件にある集団を対象に、ある一時期における要因と疾患発生の関連を検討する研究

●参考文献

・Last，J. M. A dictionary of epidemiology，Oxford University Press，2001.
・Course syllabus of Epidemiology & Biostatistics 190 Introduction to Epidemiology，University of California，San Francisco，1999-2000.
・福岡敏雄：文献の読み方，看護のための最新医学講座 第36巻 EBNと臨床研究（日野原重明・井村裕夫監修），中山書店，p.68-85，2003.

表20 看護研究で用いられる研究デザインの分類

研究デザイン	目的と主な特徴
実験研究	変数間の因果関係を確立し、普遍的法則を見いだすことを目的とする。①実験的操作（介入）、②対照群の設定、③無作為化の3条件を満たしている研究デザイン
準実験研究	変数間の関係を説明、あるいは予測することを目的とする。実験研究に必要な上記3つの条件のうち無作為化を行わない場合、あるいは3つのうち、どれか2つの条件を満たしている場合
非実験研究	①相関研究デザインと②記述的研究デザインがある。①は2つあるいはそれ以上の変数間の関係を系統的に探求する。②は何が問題なのか、そこで何が起こっているのかということを明らかにする
その他	調査研究／評価研究（プロセス分析、結果分析、影響分析、費用効果分析）／ニーズ・アセスメント／アウトカム研究（ヘルスケア・サービスの効果の記述を目的）／二次分析／メタ分析／デルファイ調査／方法論的研究（測定用具や手技の開発、妥当性・信頼性の評価）／内容分析研究（叙述的、質的データの数量化）

●参考文献
・Burns, N. & Grove, S. K.：The practice of nursing research；Conduct, critique, & utilization（4th ed.）, Philadelphia；W. B. Saunders, 2002.
・操華子：臨床研究のスタイル，川島みどり・菱沼典子監修，ケアに生かせる新しい臨床看護研究，Nursing Today, 10(11), p.26-33, 1995.
・Polit, D. F. & Hungler, B. P.：Nursing research；Principles and methods（6 th ed.）, Philadelphia；Lippincott, 1999.

Q23 看護研究では研究手法のカテゴリーにこだわりますが、他の領域ではあまりこだわらないように思います。これは文化の違いなのでしょうか？

A 他の領域というのが、どの領域を指しているのかがわからないのですが、Q22の答えでも既述しましたとおり、どのような研究デザイン、研究手法を選択したのかという記述は、研究者自身ならびに論文の読み手である読者にとっても非常に有用な情報です。

研究デザインの長所・短所

それぞれの研究デザイン、手法には長所と短所があります。表21と表22に各研究デザインの主な長所と短所を載せます。

これらの長所や短所や調査を踏まえ、研究者は自分の研究課題を探求するのに適当なデザインを選択し、そのデザインで研究計画を立てていく際に注意すべき約束事をできる限り守ることによって、実施する臨床研究を質の高いものにしていこうと努力しているのです。

一方、論文の読み手にとっては、研究デザインが明記されていることによって、どのような点に注意しながら、その論文の結果、考察を読めばいいのか、批判的吟味あるいはク

表21　主な疫学的研究のデザイン：長所と短所

研究デザイン	長所	短所
ランダム化比較試験	・研究対象患者の背景がそろっている ・因果関係を検証するためには最もよいデザインである	・倫理性、実行可能性においてこの方法が適さない場合がある
コホート研究	・追跡観察を行うので、事象の発生順序がわかる ・複数のアウトカムを同時に調査できる ・発生率、リスク比、リスク差に関する情報が得られる	・一般的に多くの研究対象者を必要とする ・稀に発生するような事象、疾患には適さない
前向きコホート研究	・研究開始前に対象者の選択をコントロールできる ・研究において重要な要因を正確に測定することができる ・測定バイアスによる影響を受けにくい	・稀な疾患の研究では効率が悪く、費用がかさむ ・研究期間が長期に及ぶので脱落者が生じることがある
後ろ向きコホート研究	・測定バイアスによる影響を受けにくい ・前向きコホート研究に比べ、費用や時間が少なくてすむ	・要因、アウトカムのすべての測定が過去に完了してしまっているために、データの内容や質のコントロールができない ・多くの場合、研究目的で集められたデータではないために、データが不完全、不正確であることがある
症例対照研究	・比較的少ない研究対象者から多くの情報を得ることができる ・稀な疾患に適している ・一度に数多くの要因とアウトカムの関連を調べることができるので、仮説を立てるのに有用である ・研究期間が比較的短い ・経費があまりかからない	・過去にさかのぼって情報を得るために、得られる情報が限られている ・1つのアウトカムに限定される ・サンプリングバイアスを受けやすい ・事象の発生順序がわからない
生態学的研究	・複数のアウトカムを同時に調査できる	・事象の発生順序はわからない ・因果関係を導くことはできない
横断研究	・複数のアウトカムを同時に調査できる ・費用をかけずに手早く研究が行える ・多くの因子について一度に調査でき、因子間の相互関係を探求できる	・因果関係を導き出すことはできない。事象の発生順序がわからない ・測定バイアスの影響を受けやすい ・発生率ではなく、有病率のみを知ることができ、疾患の予後、自然史、病因などを知ることができない ・稀に発生する事象には向かない

●参考文献

・Course syllabus of Epidemiology & Biostatistics 190 Introduction to Epidemiology, University of California, San Francisco, 1999-2000.
・福岡敏雄：文献の読み方 看護のための最新医学講座 第36巻，EBNと臨床研究，日野原重明，井村裕夫監修，中山書店，p.68-85，2003.
・Hulley, S. B., Cummings, S. R., Browner, W. S., Grady, D., Hearst, N., & Newman, T. B.：Designing clinical research；An epidemiologic approach（2nd ed.), Lippincott Williams & Wilkins, 2001.

表22　主な看護研究で用いられるデザイン：長所と短所

研究デザイン	長所	短所
実験研究	・因果関係を検証するには最もよいデザインである ・対照群と実験群の背景はそろっている ・結果の一般化可能性がある	・1回に扱える変数が限られる ・実験的に操作できない要因、変数が多く存在する ・倫理的な面から実験的に操作を行うことができない場合がある ・実験が実際的ではなく、人工的であるという理由から受け入れられない場合がある ・ホーソン効果（注）を受けやすい
準実験研究	・実験研究に比べ、実施にあたっての実用性、簡易性がある ・ある程度の結果の一般化可能性がある	・無作為化、対照群が設定されていないことにより、実験の効果が判定しにくい（内的妥当性が脅かされやすいため）
遡及的研究 相関的研究	・大量のデータを収集するのに効率的な方法である ・研究期間が短くて済む ・操作を加えないため、あるがままの現実について調査するのに適している	・サンプリングバイアス、選択バイアスの影響を結果が受けやすい ・操作を行っていないため、出てきた結果を誤って解釈する可能性がある ・因果関係を導くことはできない
調査研究	・一時期に広範囲にわたり、多くの対象者からデータを得ることができる ・複数のアウトカムを扱うことができる ・多くの要因について同時期に調査できる	・得られたデータの信憑性の問題がある ・因果関係を導くことができない ・思った以上に経費がかかる
事例研究	・限定された数例の事例、症例に関する詳細な記述をもとにしているので、濃密な研究ができる	・結果の一般化が難しい ・研究者と対象者との関係性において、研究者が客観性を維持しにくい
2次分析	・入手可能なデータを扱うので、時間、経費がかからない ・簡便である	・他の目的で収集されたデータを用いて、自分の仮説の検証を行うため、データ上の不備や不正確さが起こりやすい

●参考文献

・Burns, N. & Grove, S. K.：The practice of nursing research；Conduct, critique, & utilization (4th.ed.), Philadelphia；W. B. Saunders, 2001.
・Polit, D. F. & Hungler, B. P.：Nursing research；Principles and methods (6 th ed.), Philadelphia；Lippincott, 1999.

注：ホーソン効果（Harthorne effect）とは、研究対象者が、実験に参加しているということを意識することによって、普段とは違う行動をとってしまい、アウトカム変数（従属変数）に影響を及ぼしてしまうことを言う。例えば、標準体重よりもやや太り気味の人々を対象に食事療法の効果を調べる研究を実施していると仮定する。通常の食事を取る人と、栄養士らによって定められた食事療法を受けている人とは研究対象者には一目瞭然である。食事療法を受けている研究対象者は、「自分は今ダイエットのための実験中である」と意識をすると、普段ならばエレベータを使うところを階段でという行動変容が現れる。運動量の変化は、食事療法の効果を判定する際の体重やBMIの値に大きく影響を与える。

リティークのポイントを再認識することができます。もし、「研究デザイン」として論文要旨や本文に書かれていなくても、研究方法の項を読むことによって、読者は研究者がどのようなデザインを採択したのかを理解できるはずです。

Q24 研究の目的を達成するためには、どのような研究デザインを選択するのがよいのでしょうか？

A Q22では、いろいろな研究デザインを挙げました。では、この中から自分の研究課題、目的に適しているデザインをどのように選択すればよいのでしょうか。

この選択は、実は研究課題がしっかりと明らかになっていれば、そんなに難しくはありません。

研究課題のレベルを見極める

BrinkとWoodは、絞り込んだ研究課題・研究問題には3つのレベルがあり、それらのどのレベルに自分の研究課題が該当するのかを見極めることが大切であると述べています(p.23表2〈BrinkとWoodによる研究課題の3つのレベル〉参照)。自分の研究課題のレベルが明らかになると、研究デザインが自然と導かれるのです。

さて、あなたの研究課題のレベルは、以下のどれに該当するのでしょうか?

レベルⅠ　○○とは何か?
レベルⅡ　○○と△△の関係は何か?
レベルⅢ　○○が☆☆という状況になるのは、なぜか?

それさえ見つけてしまえば、表2を用いて、適切な研究デザインを選択することができます。

具体的な例は第Ⅰ部6. を参照してください。

Q25 自分たちが身近で体験した看護事例を掘り下げる「事例研究」は、研究として認められないのでしょうか？

A 看護の臨床はまさに事例・症例の宝庫とも言えるでしょう。矛盾や問題を感じた事例・症例について、その経過の振り返り、問題点、解決方略などを病棟カンファレンスで検討することが多いと思います。

少ない症例から新たな知見を得る手法

事例研究という用語は、法学、医学、心理学研究の伝統から生まれたものであり[1]、

「ある一定の時間の流れの中で、個々の少数の事例についての詳細な記述を基に、深く、じっくりとその特徴、要因（あるいは疾病、犯罪、障害の動態および病理）などを検討・説明するための研究方法」です[2, 3]。事例研究とは、実験研究のような研究手法が使えず、観察的な手法を用いたとしても対照となる事例を立てての比較が行えないような、これまであまり厳密な研究手法で検討がなされていない新しい現象を調査するのに適した手法です[4, 5]。少ない個々の症例から新たな知見、知識を得ることをその前提としています。

研究課題が決まった後は、2つの進め方があります[6]。1つは、研究を開始する段階から具体的な研究課題を設定し、それらの課題への答えを見いだすために事例を集め分析していく方法、もう1つは、その場でどのようなことが起きているのか、その介入の影響が特徴的に表れていることは何かといった、漠然とした疑問を持つことから始める方法です。

どちらの場合においても、事例を選択する前には検討する目的を明確にし、分析のための要因をいくつかに絞り、それらを中心に論理的な一貫性を保ちつつ事例を分析していく必要があります。いくつもの事例に共通して見られる特徴や要因は、定理や仮説として表され、その後次の段階でそれらの検証が行われていきます。

医療におけるエビデンス連鎖の入り口

Jenicekは、症例報告が因果関係に関する医学におけるエビデンスとして最も弱いものであることを指摘しつつ、「何が起こったのか」ということを示す最良のエビデンスになり得るものであると述べています[7]。

また、医学において、最初は数名の症例を対象としていた事例研究が、その後の大規模な研究の端を発していることが少なくありません（図13）。

例えば、2003年の冬に地球規模で大流行したSARS（重症急性呼吸器症候群）の研究は、2002年11月に中国で異型肺炎が発生しWHOに報告されたことに始まったものです。その後2003年2月に中国広東省から香港に入った男性医師が体調を崩し、この男性から3名に広がり、この3名の患者を看護したナースを含めた6名へと広がっていきました[8]。香港、ベトナム、カナダでも、SARSの広がりの経路やその疾患自体を知るために、発端症例を含めた最初の数例の患者に関する詳細な記述が報告されました。

このように、医療におけるエビデンスの連鎖の入り口としての役割を、事例研究、症例報告は担っているので[9]、その後の研究の方向性を導くためにも、「何が起こったのか」を明示する最良のエビデンスにならなければならないのです。

Jenicekは、事例研究、症例報告が第一級のエビデンスとして、つまり学術的価値のある研究手法となるためには、守らなければならないルールがあるとし、日常の診療の場で行われている経過報告や退院時報告とは区別しています。「適切な焦点（問題点や疑問）を持ち、健全で、構成がしっかりとしており、既知の手続きを踏んでおり、伝える内容が読者に合致していて明瞭である」ことが、エビデンスとしての価値を持つ事例研究には必要であると述べています[10]。

利点と限界を知る

PopeとMaysは、事例研究を行う際、研究

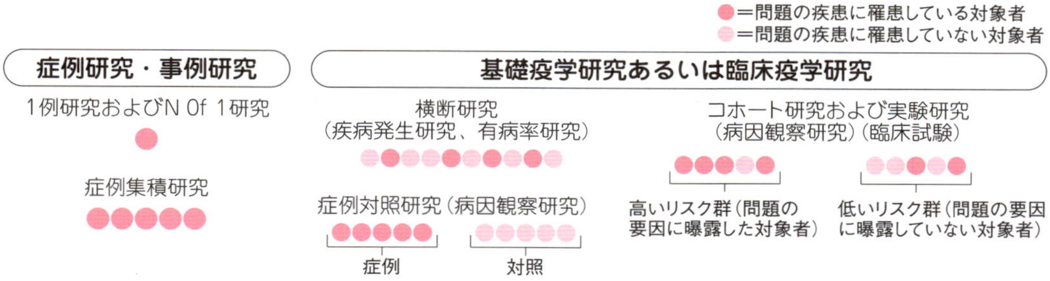

図13　対象者別にみた医学研究とエビデンスの系（文献3）より引用、筆者一部改変）

対象とする事例の選び方に注意する必要があると指摘しています[11]。事前にどのような事例を対象にするかを定義しますが、多くの場合「目的」的に選択されます。また、分析対象となるデータについて、分析結果の妥当性、信頼性を高めるために、何種類ものデータを活用することがあります。例えば、子宮がん再発でうつ病を発症してしまった患者の問題行動について事例研究をしようとした場合、その事例の診療記録、看護記録だけでなく、問題行動が出現した時に開いた病棟カンファレンスの記録もデータ源として使用し、分析を進めていくことになるでしょう。

このように事例研究は、研究対象が限定されるため、濃密な研究ができる点が利点として挙げられます。しかしながら、事例研究の結果の一般化可能性については、分析をする研究者のバイアスを完全に取り去ることはできないために、限界があると言われています[12,13]。その限界を踏まえつつ、上述したとおり、事例研究、症例報告だけが担える役割があることを覚えておいてください。

●引用・参考文献

1) Rothe, J. P.：Qualitative research；A practical guide, Heidelberg and Toronto；RCI/PDE Publications, Cited from Jenicek, M., EBM時代の症例報告, 西信雄, 川村孝訳, 医学書院, 2002.
2) Newman, W. L.：Social research methods；Qualitative and quantitative approaches (3rd ed.), Allyn and Bacon, 1997.
3) Jenicek, M.：EBM時代の症例報告, 西信雄, 川村孝訳, 医学書院, p.51, 2002.
4) Polit, D. F. & Hungler, B. P.：Nursing research；Principles and methods (6 th ed.), Philadelphia；Lippincott, 1999.
5) Pope, C. & Mays, N. (Eds)：質的研究実践ガイド, 大滝純司監訳, 医学書院, 2001.
6) 前掲書5)
7) 前掲書3)
8) 操華子：驚異の広がりをみせる感染症―SARS（重症急性呼吸器症候群）の猛威, 月刊ナーシング, 23 (7), p.92-97, 2003.
9) 前掲書3)
10) 前掲書3)
11) 前掲書5)
12) 前掲書2)
13) Grbich, C.：保健医療職のための質的研究入門, 上田礼子, 上田敏, 今西康子訳, 医学書院, 2003.

Q26 「何を明らかにしたいか?」ではなく「アンケート調査や実験を行うこと」が目的になっているケースを目にします。また、“グラウンデッド・セオリー”“現象学的方法”など高度な研究スタイルを選ぶ初心者がいるのも気になります。

A この質問は方法論が先か、研究テーマが先かということが論点だと思います。この点については一様の見解はないようです。しかし原則は、研究目的・研究課題が明らかになり、その目的を達成するために、あるいはその問いへの答えを見い出すために適切な研究手法が選ばれることです。

研究者による着眼点の違い

同じ現象を見る、あるいは研究をする場合、各研究者の専門によってその着眼点が異なってきます。以前、ナースらによる、糖尿病患者を対象とした縦断的研究の研究計画について、ある医師から次のようなコメントをもらいました。

「この研究は、患者の自己管理能力、セルフケア能力について調べようとしているね。合併症発生とか、転帰まで追いかけないの？血糖値やHbA1cなども時々調べているけど、これらは真のエンドポイントじゃないから、面白くないよ。合併症発生までの期間が大きく違うとか言えるといいんだけどね」

このコメントに対して主任研究者のナースは、「私たちが興味があるのは、自分たちの診療、ケアのアウトカムだけでなく、むしろそのプロセスなのです。患者さんたちがどのように自己管理能力を身に付けていってくれているか、その点を見たいのです」と反論しました。つまり、医師はアウトカムのみに関心がいき、ナースはむしろプロセスを重視しているという、視点の違いが明らかになった一例でした。

量的研究と質的研究、さらにミックス法へ

医師とナースの視点の違いのように、量的研究者と質的研究者では、同じ現象であっても、その現象へのアプローチの仕方が異なります。

つまり、量的研究を志向するナースは、量的なアプローチで解決できるような研究課題を選び（あるいはつくり）、質的研究を志向するナースは、数字ではなく言葉を使って分析ができるような研究課題を選ぶ傾向があることは、否定できません。

しかしながら、社会科学者の中には、「優れた研究、すなわち科学的な研究は、スタイルの面においては、定量的（量的）であってもよいし、定性的（質的）であってもよい」と述べています。そして「定性的研究もしくは定量的研究のどちらか一方がぴったりと収まる研究は、ほとんどない。最も優れた研究

は両者の特徴を備えているものである」と続けています[1)]。

この意味では、1つの研究プロジェクトで量的手法と質的手法の両方を用いること（トライアンギュレーション［triangulation］、マルチメソッド；多元的方法、ミックス法）[2−4)]は、データそのものの質が高まり、分析結果の妥当性も保持されることになります。トライアンギュレーションあるいはマルチメソッド、ミックス法は、研究者間同士の縄張り争いを乗り越え、専門の違う研究者が協力し合うことによって、互いの得意とする技法の弱点を補い合いつつ、それぞれの持つ技法の長所をより有効に生かしていくことを目指して考案されてきたものです。

ただ、ご質問にあるように、初めての研究でグラウンデッド・セオリー・アプローチや現象学的方法を用いることは、ちょっと勇気が必要なことかもしれません。量的研究における統計的手法を一朝一夕で理解することが難しいように、これらの手法についてもじっくりと本を読んで学び、その後、きちんとした指導者に就いて実際のデータ収集や分析の仕方について伝授してもらうことが不可欠です。

●引用・参考文献

1) King, G., Keohane, R. O., & Verba, S.：社会科学のリサーチ・デザイン-定性的研究における科学的推論，真渕勝監訳，頸草書房，2004.
2) 佐藤郁哉：フィールドワーク；書を持って街へ出よう，新曜社，1992.
3) Tashakkori, A. & Teddlie, C. (Eds.)：Handbook of mixed methods in social & behavioral research, SAGE；Thousand Oaks,2003.
4) Creswell, J.W.：Reseach design;Qualitative, quantitative,and mixed methods approachs(2nd ed),SAGE；Thousand Oaks, 2003

Q27 現在病棟でルーティンで行っている、ある看護ケアに効果が見られないと仮定し、それを検証する際、そのケアを実施する群としない群とに分けて研究してもよいのでしょうか？

A 効果がないと思われる現行の看護ケアは、果たして本当に効果がないのか、まず文献で調べてみる必要があります。そして、すでに文献で効果がないと報告されているのであれば、その文献結果を用いて病棟の看護ケアを変更することは可能です。しかし文献を検索した結果、適当な文献が見当たらず、自分たちの考えが正しいのかどうか判断に困る場合、その看護ケアの効果を検証する必要が出てきます。

患者の不利益が明らかな研究デザインは選択しない

しかしながら、まず考えるべきことは、現行で行われているケアと、何を比較するのかということです。筆者はかつて、尿路カテーテルを抜去する前に実施されるカテーテルクランプの是非について、調査を実施したことがあります[1)]。生理学的に分析すると、カテーテルクランプの実施は尿路感染を助長することになりますが、本当にそうであるのかを検討するために科学的に分析を行いました。しかし、この場合は、カテーテルクランプを実施する群と実施しない群とに分けることなく、実施する前の尿路中の細菌数とカテーテルクランプを実施した後の尿路中の細菌数との変化を見ました。さまざまな要因による影響はありつつも、実施する必要のない患者にカテーテルクランプを実施することによって、尿路中の細菌数は増加し、尿路感染を引き起こす可能性が高まるという結論に至りました。

この調査においては、「カテーテルクランプを実施する群」と「実施しない群」を設定することは倫理的問題となり、不適切なのではないかと考えました。なぜならば生理学的に、すでにカテーテルクランプは尿路感染を助長するという知見が得られていたからです。このような場合、カテーテルクランプを実施する群としない群を設定することは、実施する群に割り付けられた患者はそうでない患者と比べ尿路感染を引き起こす可能性が高まることは明らかです。このように、患者が研究に協力することによって被るであろう不利益が利益よりも明らかに上回る場合は、2群を設定し、そのケアの効果を比較するという研究デザインは適切ではありません。

「効果に差がない」ことを証明する必要がある場合

質問の内容では、どのような看護ケアが効果がないものであると考えられているのかがわかりませんが、効果がないと思われる看護ケアについて「やっぱり効果がなかった」という結果を導くために、「現行ケアを実施する群」と「何もケアを実施しない群」を設定し、研究対象者に協力をしてもらい、研究者の多くの時間とエネルギーを費やす価値があるのかどうかは、研究を計画する段階でよく考えるべきことだと思います。

しかしながら、「効果に差がない」ということを証明することも時に重要なことであると指摘される読者の方もおられるでしょう。例えば、米国では人工股関節置換術の抗菌薬の予防投与は１日で十分とされていますが、日本の場合まだまだ数日間投与されることが一般的です。数年前は予防投与期間は５〜６日でした。それを３日以内にしても問題ないのではないか？　という問題意識を持ち、研究を行う場合、４日以上の期間の予防投与を行った群と、３日以内の期間の予防投与を実施した群間で、術後の手術部位感染（SSIs）の発生率、ならびにその他の術後の感染の発生率を比較することができます。つまり、この抗菌薬の投与期間の違いに関係なく、感染の発生率に「差がない」ということを証明したいのです。無駄な抗菌薬投与は、耐性の問題からもよくないことが指摘されています。３日以内の予防投与期間でも問題ないという結論は、患者にとっても、医療界にとってもポジティブ、「＋」の結果を導きます。

その研究にどんな意義があるのかを考える

では、先の例の「効果のない看護ケア」の例はどうでしょうか。看護師たちが効果がないと思っている現行の看護ケアを実施した群としなかった群において、統計学上有意な結果を得ることができなければ、「やはり効果がない看護ケア」であると結論づけられます。先のカテーテルクランプのように、実施することでかえって患者に感染を引き起こすような、害をもたらすようなケアは廃止していく必要があり、患者、医療界にとって「十」の意義を持っています。

果たして、あなたが効果がないと思っている看護ケアの効果を検証することが、患者にとって、医療界にとって、そして研究者であるあなたにとって意義あることかどうかを考えてください。もしかしたら業務の簡素化という点では非常に有意義なことなのかもしれませんが、あえて研究というプロセスをとる必要があるのかという点から考えてください。むしろ、せっかく研究をするのであれば、現行の看護ケアと効果があると思われる看護ケアを比較するような研究を行うことをお勧めします。このような場合、「現行で行っているルーティンのケア方法と新しく導入しようとしているケア方法との効果」について調査することになります。そして研究デザインは、既存の研究でその新しいケアの効果についてどれほど明らかにされているのかどうかで変わってきます。

目的に応じた研究デザインを選ぶ

別項でも述べていますが、実験研究あるいはランダム化比較試験を実施する際、既存の研究結果から「劣っている」ことがわかっているケアや処置を実施することはできません。あくまでも、現在ルーティンに行っているケアと、新しく導入しようと考えているケア（あるいは治療）のどちらが有効なのかわからない場合に限り、実験研究あるいはランダム化比較試験の両群への無作為割付の実施を計画することができます。そして、研究対象者が研究者の説明を理解し、納得した上で無作為割付を受け入れた場合に限り、実施することができるのです。

また臨床研究における倫理原則の「無害」という原則（p.32表4〈臨床研究における倫理原則〉参照）においては、ルーティンのケアを行っている群（対照群）から、有効であるとわかっている処置やケアを受ける機会を奪うことはしてはならないのです[2)]。従って、質問にあるように、現在ルーティンで行っているケアが効果がないとわかった上で、①従来のケアを行う群、②他の効果があるケアを行う群を設定して、新しいケア・処置の効果を検討する研究計画は非倫理的なものとなります。この場合、選択される研究デザインとしては、非ランダム化の準実験研究となるでしょう。

●引用・参考文献
1) 操華子：尿路感染を起こさせない技術ーカテーテルクランプの是非②科学的分析，Nursing Today，11(2)，p.34-37, 1996.
2) Hulley, S. B. & Cummings, S. R., Browner, W. S., Grady, D., Hearst, N., & Newman, T. B. ： Designing clinical research (2nd ed.), Philadelphia ; Lippincott Williams & Wilkins, 2001.

7. 姿勢を正す——研究倫理の認識

Q28 院内研究における研究倫理について詳しく教えてください。

A 研究とは、新たな知識の発見あるいは一般化された知識体系に寄与するために計画された体系的な調査（開発、検証、評価を含む）のことです。院内研究とは研究の1つの形態であり、病棟などの各看護単位が順番で行ったり、現任教育の一環として職員に課されているものを指します[1]。

すべての研究が、患者・クライエントあるいはその家族、医職スタッフを対象とするわけではありませんが、もしこれらを研究対象とするならば、その研究は「臨床研究」と呼ばれます。院内研究であろうと院外研究であろうと、その名称にかかわらず、臨床研究に着手する上で研究者が守らなければならない原則は同じです。

優れた研究が満たすべき要件

一般に臨床研究と言われるものの中には、個人やグループを扱った質問紙調査やインタビュー調査、診療記録のレビュー調査、組織・体液・DNA検体などの分析、薬物や生物医科学的媒体を試験するためにデザインされているものなどが含まれます。いかなるデザインの研究であっても、院内・院外研究に関わらず、その研究を行うだけの価値があるかどうかを検討しなければなりません。

HulleyとCummingsは、優れた研究が満たすべき5つの要件を挙げています（表23）[2]。この要件の1つに、その研究が「倫理的であること」が含まれています。倫理とは、①人として踏み行うべき道（ethics）、②人間の内面にある道徳意識に基づいて人間を秩序づけるきまり（moral）です[3]。つまり倫理とは、人の行動の基になるものであり、どのように生き、どのように行動すべきか、あるいはなぜ生き、なぜ行動するのかという疑問への回答であると言われています[4]。臨床看護研究における研究倫理とは、研究において正しいことは何か、どうすることがよいことか、研究者として何をなすべきかを問い、答えていくことだと言えます。臨床看護研究を含め、すべての臨床研究では、その実施にあたり守らなければならないことがあります。それが人間への不可侵性、安全、尊厳、選択の自由です[5]。研究者は、自分の得たい結果のために、患者やクライエントを手段として使ってはならず、研究対象者を「ヒト」として、尊重、保護する姿勢が不可欠です。しかし、こ

表23　優れた研究（研究課題）が満たすべき5つの要件[2]

Feasible—実行可能なものである
- 十分な参加者数
- 研究者の十分な専門技能
- 十分な時間と研究資金
- 将来にわたっての管理可能

Interesting—興味深いものである
- 研究者にとって興味深いテーマである

Novel—斬新なものである
- 既存の知見を確認、または否定するもの
- 既存の知見を発展させるもの
- 新しい知見を発見するもの

Ethical—倫理的である

Relevant—関連性のあるものである
- 科学的知識、臨床や医療政策、将来の研究との関連性が高いもの

れまでの歴史を振り返ると、医学の発展という名の下に、第二次世界大戦中に行われた核実験や人体実験をはじめとする、人権がはなはだしく侵害された研究が行われてきた背景があります[6–8]。

国際的な倫理規定と研究の実状

人を対象とした場合の医学実験（研究）の倫理規定が国際的に初めてなされたのは、1947年に制定された「ニュールンベルグ綱領」です。その後、1964年には第52回世界医師会総会で「ヘルシンキ宣言」が出され、人を対象とする医学研究の倫理的原則が定められました。

しかしながら、ニュールンベルグ綱領が発表された20年後、米国の医学研究がいかに非倫理的に実施されてきているかという論文が発表されました[9]。この論文の発表前後にも、米国においてはユダヤ人慢性疾患病院研究、権威への服従に関するミルグラム研究、サン・アントニオ避妊研究、タスキギ梅毒研究など、被験者の人権が無視された研究が行われていました。

特にタスキギ梅毒研究は、1932年から1972年にわたって、米国公衆衛生総局が未治療の梅毒の自然史を調べるために資金を提供していました。この研究の途中、ペニシリンが発見され、梅毒の治療に効果があるとわかった後でも、研究対象者は治療されないまま経過観察を続けられました。また、研究対象者が自分の治療のための検査と信じていた腰椎穿刺などは、単に研究の目的だけに実施されていたことが後に判明しましたが、そのことについて対象者には何も説明されていませんでした。このタスキギ梅毒研究は、メディアによって暴露され、世論の激しい抗議を受けることとなり、その結果1972年に中止されるに至ったのです[10,11]。

被験者保護のための倫理原則の礎

この世論の抗議を受けて、米国の連邦政府は1974年に国家研究条例（National Research Act）を成立させ、この法律により生物医学・行動研究における被験者保護のた

めの国家委員会（National Commission for the Protection of Human Subjects of Biomedical and Behavioral Research）が設立されました。この国家委員会の最初のタスクが、人間を対象とした研究の倫理的ガイドラインを作成することであり、1979年に「被験者保護のための倫理原則とガイドライン」（Principles and Guidelines for the Protection of Human Subjcets）が発表されたのです。

この原則は後に「ベルモント・レポート」と呼ばれるようになり、現在においても臨床研究における被験者保護のための倫理原則の礎となっています[12]。ベルモント・レポートでは、人間を対象とした研究を実施する際の基本的な倫理原則として、①人権尊重（自律性）、②善意、③公正の3つを挙げています。

看護界においては、1996年に国際看護婦協会（ICN）が「看護研究のための倫理のガイドライン」を発表し、2003年に改訂されています（「看護研究のための倫理指針」）。日本看護科学学会でも看護倫理検討委員会がつくられ、臨床研究の倫理審査体制に関する試案を検討してきています。そして、2002年には文部科学省・厚生労働省から「疫学研究に関する倫理指針」（2004年改正）が、2003年には厚生労働省から「臨床研究に関する倫理指針」が発表されました。2004年には、日本看護協会からも「看護研究における倫理指針」が出されています（表24）。

研究対象者に与えられる4つの権利

ICNから発表された「看護研究のための倫理指針」[13, 14]から抜粋した倫理原則をp.32表4〈臨床研究における倫理原則〉に載せています。その6つの倫理原則を踏まえ、研究対象者（被験者）には以下の4つの権利が与えられています[13-15]。

1）危害を加えられない権利

研究対象者には、研究に参加することによって不利益を受けないという権利が与えられています。過去に実施された同様の研究をレビューすることにより、既存の知見についての知識を得、当該研究の意義を明確にすることは、研究対象者への負担、不利益との兼ね合いを計り、本当に実施する価値のある研究かどうかを判断するために必要なことです。では、患者が被るであろう不利益にはどのようなものがあるのでしょうか。

(1) 予測していなかった副作用、身体的侵襲

乳がん患者を対象に、化学療法の副作用による顔のくすみやむくみを少しでも軽減するための「コスメプログラム」の導入を計画していたナースがいました。彼女は使用予定の化粧品類が患者の皮膚アレルギーを引き起こす原因になり得るのではないかと考え、事前のアレルギーテストの実施予定や同意説明文にその危険性について明記していました。

(2) 心理的負担、疲労

5年以上の経験を持つ助産師が提出した研究計画書を、機関内審査委員会で審議した時のことです。質問紙とインタビューを組み合わせての調査でしたが、委員会に提出された計画書では、分娩後1週間の入院期間に合計5回、各1時間程度の面接が計画されていました。一人の委員が、「5年の経験を持つ助産師が考えた計画とは思えない。産後お母さんがどれほど忙しく、疲れているかを考慮に入れていないように思う」とコメントしました。看護研究の場合、直接的な介入がなくても、質問紙やインタビューによって心理的負

表24 研究倫理に関する主な指針

	海外	日本
1947	ニュールンベルグ綱領：人間を対象とする医学実験のための10か条	
1948	国際連合：「世界人権宣言」	
1953	国際看護婦協会(ICN)：「看護道徳国際律」の採択(各国代表者会議、ブラジル)	
1964	ヘルシンキ宣言(世界医師会)：人を対象とする医学研究の倫理原則	
1966	国際連合：「国際人権規約」	
1973	国際看護婦協会：「看護婦の規律：看護に適用される倫理的概念」(各国代表者会議、メキシコシティー)	
1975	世界医師会 第29回世界医学総会でヘルシンキ宣言を修正	
1978	アメリカ政府 保健・教育・福祉省：「医療・保健業務のための倫理指針勧告書」	
1983	世界医師会 第35回世界医学総会でヘルシンキ宣言を修正	
1985	アメリカ看護婦協会：「臨床や他の看護研究のための人権擁護ガイドライン」	
1988		日本看護協会：「看護婦の倫理規定」
1989	世界医師会 第41回世界医学総会でヘルシンキ宣言を修正	
1991	国際医科学評議会(CIOMS)：「疫学研究の倫理審査のための国際的指針」	
1993	CIOMSとWHO共同：「被験者に対する生物医学研究についての国際的倫理指針」	
1994		日本看護協会・学会検討委員会：「看護研究における倫理的配慮に関する提言(中間答申案)」
1995		日本看護科学学会・看護倫理検討委員会：学会誌発表抄録における倫理的配慮の記載に関する報告、研究計画書の段階での倫理審査の必要性の提言
1996	国際看護婦協会：「看護研究のための倫理のガイドライン」 世界医師会 第48回世界医学総会でヘルシンキ宣言を修正	
1997		厚生省：「医薬品の臨床試験の実施の基準(新GCP)」(省令、完全実施は1998年4月)
1998		日本看護科学学会・看護倫理検討委員会：「看護系大学における研究の倫理審査体制の試案」 厚生省：「手術等で摘出されたヒト組織を用いた研究開発のあり方について」(審議会答申)
2000	世界医師会 第52回世界医学総会でヘルシンキ宣言を修正 WHO：「生物医学研究評価のための倫理委員会の実務的ガイドライン」	
2001		文部科学省・厚生労働省・経済産業省：「ヒトゲノム・遺伝子解析研究に関する倫理指針」
2002	欧州疫学協会：「適切な疫学研究のための指針(案)」	文部科学省・厚生労働省：「遺伝子治療臨床研究に関する指針」 文部科学省・厚生労働省：「疫学研究に関する倫理指針」
2003	国際看護婦協会：「看護研究のための倫理指針」(「看護研究のための倫理のガイドライン」改訂)	厚生労働省：「臨床研究に関する倫理指針」 日本看護協会：「看護者の倫理綱領」(「看護婦の倫理規定」改訂)
2004		日本看護協会：「看護研究における倫理指針」

担をかけることも考え、実際のデータ収集方法を計画することが必要です。臨床研究の場合、特に配慮しなければならないのは、研究対象となる患者・クライエントがその研究による身体的ならびに心理的な負担に耐えることができるかということです。

(3) 心理的・情緒的ストレス

小児がん患児を持つ母親のストレスを評価するための質問紙を開発している方がいました。この場合、母親が質問紙に答えることによって、児を失うことへの恐怖や、これまで抑えてきた悲しみなどが噴出し、最悪の場合にはカウンセリングが必要となる場合があるかもしれないというような予測が全くされていませんでした。

その他、経済的負担、プライバシーの侵害、時間の拘束などが不利益として考慮されなければなりません[16]。

2) 全面的な情報開示を受ける権利

研究対象者には、研究の潜在的リスクと利益に関する情報を得る権利があります。研究計画を立てる段階で、研究対象者が被るであろう、すべての不利益と利益とを明確にし、同意説明書ならびに研究計画書に明記することが必要です。

3) 自己決定の権利

研究対象者には、研究に参加するか否かについて自己決定をする権利が与えられています。完全な情報公開の権利と自己決定の権利は、研究対象者の人間としての尊厳を研究者が厳守しているかどうかに関わることです。そしてインフォームド・コンセントは、研究対象者が研究に参加した場合被るであろう不利益と利益とを理解し、参加しない権利についても知らされており、研究参加への強要はないことを研究者が保証する過程です[13,14]。

研究計画書には、研究対象候補者に対し、いつ、誰が、どのように研究に関する説明をし、同意を得るかに関する具体的方法を明記し、同意説明書と同意書を添付しなければなりません。

意識不明の患者、小児、知的障害者の患者の場合、インフォームド・コンセントを本人から得ることができません。研究に関する情報が公開されても、それを完全に理解することができず、自分で研究に参加するか否かを決定することができないからです。このような場合、研究者は同意を得る方法を工夫したり、同意を誰から得るかを検討することが必要となります。

4) プライバシー、匿名性、機密性の保護の権利

研究対象者が同意した後であっても、プライバシーに関わる内容については情報提供を拒否する権利が与えられています。また、研究者が研究結果を公にする際、患者個人が特定できないように匿名性に考慮し、研究者は収集した情報については機密性を保護しなければなりません。

上述した被験者の権利を研究者が守ることによって、被験者の人権ならびに自律性を尊重していくことになります。自律性の尊重とは「ヒトは他人からの支配的束縛なしに自由を選択し、行動すべきである」という原則をさします[17]。研究者はこれらの倫理原則を守り、研究対象者が研究に参加するか否かを決定するのに必要な情報を与え、研究対象者がその参加へのいかなる強制をも受けないよう保護することが求められます。そして、研究

対象者は自分の任意で意思決定をし、その意思決定を研究者は尊重しなければなりません。この一連のプロセスをインフォームド・コンセントと呼びます。

●引用・参考文献

1) 数間恵子：概観 臨床研究支援のための環境づくり,看護,55（12）,p.40-43,2003.
2) Hulley,S. B. & Cummings,S. R., Browner,W. S., Grady,D., Hearst,N., & Newman, T. B.：Designing clinical research（2nd ed.）, Philadelphia；Lippincott Williams & Wilkins, 2001.
3) 梅棹忠夫・金田一春彦・阪倉篤義・日野原重明監修：日本語大辞典,講談社,1989.
4) Gallin, J. I. 編：NIH臨床研究の基本と実際,井村裕夫監修,竹内正弘・藤原康弘・渡辺亨監訳,丸善,2004.
5) 前掲書4）
6) 浅井篤：医学研究における倫理的問題,臨床倫理学入門,福井次矢・浅井篤・大西基喜編集,医学書院, 2003.
7) Burns, N. & Grove, S. K. ：The practice of nursing research；Conduct, critique, & utilization （4th ed.）, Philadelphia；W. B. Saunders, 2001.
8) U.S.Department of Health and Human Services, National Institute of Health, Human Participant Protections Education for Research Teams, http://69.5.4.33/c01 （e-learning course May 1, 2004）.
9) Beecher, H. K. ：The ethics of clinical research, New England Journal of Medicine, 274（24）, p.1354-1360, 1966.
10) 前掲書8）.
11) Amdur, R. J.：IRBハンドブック,栗原千絵子,斉尾武郎訳,中山書店,p.12,2003.
12) 前掲書11）.
13) International Council of Nurses：Ethical guidelines for nursing research, Geneva；Author,2003.
14) 国際看護師協会：看護研究のための倫理指針,インターナショナル ナーシング レビュー,28（5）,71-89,2005.
15) International Council of Nurse （Holzemer, W. L. Ed.）：Practical guide for nursing research, Geneva；Author, 1998.
16) Polit, D. F. & Hungler, B. P. ：Nursing research；Principles and methods （6th ed.）, Philadelphia：Lippincott, 1999.
17) Faden, R.R.&Beauchamp, T.L.:インフォームド・コンセント 患者の選択, 酒井忠昭・秦洋一訳, みすず書房, p.8, 1994.

Q29 「倫理的配慮」について周囲の関心が低く困っています。一方で、倫理的配慮に基づいたインフォームド・コンセントを行うほど、調査・研究がやりにくくなると思いますが……。

A インフォームド・コンセントとは、「同意と説明」「説明・理解と同意」「（医療従事者の）十分な説明と（患者の）理解に基づく同意」などさまざまな訳語が用いられてきました[1)]。本質的には人権尊重に基づくものであり、特に個々人の自立性、あるいは人生における各人の目標とその目標達成のために計画された意思決定を行う能力と権利を尊重することに根ざしたものです[2)]。

「研究対象者がその研究に参加するにあたり予想されるリスクと利益を理解していること、参加しない権利についても知らされていること、その情報がすべて強要されることなく提供されていることを研究者が保証する過程である」と国際看護師協会の指針では定義されています[3)]。

インフォームド・コンセントのプロセス

つまり、研究におけるインフォームド・コ

ンセントとは、単に研究に関する情報を正確に十分に研究対象者に伝えることではなく、研究に参加することにより予想されるリスクや利益、代替案などについても伝え、対象候補者からの質問に答え、最終的に対象候補者が研究に参加するかどうかの意思決定を自らできることまでを含めた、一連のプロセスです。

時に、インフォームド・コンセントは研究対象者から研究参加への同意を得るだけのプロセスと捉えられがちですが、実はその過程は2段階に分けて考えられています[4]。

最初の段階は、同意説明文、同意書を添付した計画書を機関内審査委員会（IRB）に提出し承認を得る段階。次の段階は、承認を受けた同意説明文を用いて研究対象者に研究内容について説明をし、理解してもらい、その上で参加意思の表明を行ってもらうという段階です。この2段階のプロセスがきちんと行われているかどうかが倫理的側面から重要となってきます。一般的に、どのような内容をインフォームド・コンセントに含めるべきかを表25に示します[5]。

押さえておくべき6つのポイント

きちんとしたインフォームド・コンセントを得るために、次の6つの点について考慮することが必要です[6]。

①インフォームド・コンセントのプロセスを始めるにあたり、研究対象者がその能力を持っていることを確認すること。高齢、疾患、障害などの理由により研究対象者から同意を得ることが不可能である場合、追加条件を課すか、あるいはその対象者を研究対象から外します。

倫理規則における研究対象者の権利は、研究対象者が独自に意思決定をするのに十分な精神機能を備えていることを前提としています。小児や意識のない患者など、自身で研究への参加の意思表示ができない場合（「法的無能力者」「身体的または精神的不能力者」「未成年者」）、患者に代わって「誰に」説明をし、同意を得るかという問題が出てきます。

②研究チームは、研究対象者に対していかなる情報をも公表しなければなりません。研究対象者が自ら研究に参加するかどうかを判断するのに十分な情報を提供していきます。

③研究対象者は与えられた情報について理解していなければなりません。研究者あるいは研究チームは、研究対象者が参加予定の研究についてきちんと理解できるかどうか、その能力について査定することが必要です。

④研究対象者は研究に参加することで行われる介入、実験、治療に関して同意しなければなりません。

⑤その研究対象者の同意は自らが意思決定したものであって、誰からも強制されるものであってはなりません。

主任研究者が看護職者の場合、ケア提供者＝研究者という立場になってしまうことがあります。そうすると、患者が研究対象の場合、知らず知らずのうちに研究への参加を強制している関係となってしまいます。これは、学生を対象とした研究の場合も同様です。命を預けている入院患者、患者を入院させている家族、成績をつけられる立場の学生、いずれも弱い立場にある存在であることを忘れて

表25 同意説明文に含めるべき項目（米国保健福祉省連邦行政令45CRF46．116からの引用）[5]

1	この調査が研究的要素を含むという言明
2	研究目的の説明、協力依頼と研究対象者の選択理由の説明、予定研究参加期間
3	実施手順の記述、研究対象者に対してどれが調査目的で実施される手順であり、どれが標準的に実施されているケアであるかの説明。無作為割付やプラセボを使用すること、ならびにその方法の説明
4	研究対象者が被るであろうと予期されるリスクあるいは不都合についての記載、それらの予測できる程度、そのリスクあるいは不都合を未然に防ぐため、最小限とするための手段についての記載
5	対象者あるいは他の者がその研究によって得られると合理的に期待することができる利益、ならびにその程度についての記載
6	研究対象者にとって有利であるかもしれない、治療の処置やコースの代替案に関する情報提供
7	対象者が特定できるような記録についての秘密がどの程度守られるのかに関する言明。これには病院関係者やFDA（米国食品医薬品局）あるいは製薬会社の人間など、対象者の記録にアクセスする可能性のある人間を挙げることも含める
8	研究が最小限以上のリスクを含む場合、万が一研究対象者に傷害が起った場合に保証があるのかどうか、なんらかの治療を受けることができるのかどうか、さらにどのような内容のものを受けられるのか、傷害が起きた場合に誰に連絡をとればよいのかに関する説明
9	研究や研究参加者の権利に関する質問への回答を得たい場合の連絡方法の説明（主任研究者の名前、電話番号）
10	研究への参加は自由意思であり、いつでも参加を拒否することができ、拒否することでいかなる不利益をも受けない、拒否しなかった場合に得られるはずの利益を失うことがないということの言明
11	研究対象者が研究に参加するかどうかの意思決定をし、彼らの署名は、提示された情報を読み、意見交換をした結果、研究に参加することを承諾したことを意味する

（筆者翻訳、一部改変）

はなりません。

⑥研究対象者はいつ何時でも、その参加を撤回することができます。その撤回によっていかなる不利益も受けないことが保証されていなければなりません。

科学的厳密性と倫理的配慮の共存

研究対象者の人権尊重を重んじれば重んじるほど、臨床の場での調査やデータ収集がしづらくなるのではないか？　という話をこれまで何度か聞いてきました。倫理的原則を守った上で研究を遂行することは、決して研究者の意欲や熱意をそぐものではありません。研究は「科学的であるのと同時に倫理的である」ことが必要なのです。

時として、研究者は自分の思い入れが強いために、被験者の負担を考慮に入れていない研究計画を立てたり、自分の都合のいいようにデータを改ざんしたり、多くの研究対象者をリクルートし、そのまま調査に残ってもらいたいために多額の謝礼を払ったりということが行われてきた経緯があります。このような研究は、Q28で述べた倫理原則を踏みにじるものです。このような研究から得られた結果が、果たしてその学問領域における新しい知識への貢献となるのでしょうか？　科学的厳密性と倫理的配慮とは相反するものではなく、共存して初めて「よい」臨床研究が行われていくのだと思います。

●引用・参考文献
1）厚生省健康政策局総務課監修：元気がでるインフォームド・コンセント,中央法規, 1996.
2）U.S.Department of Health and Human Services, National Institute of Health, Human Participant Protections Education for Research Teams, http://69.5.4.33/c01 （e-learning course May 1, 2004）.
3）国際看護師協会：看護研究のための倫理指針, インターナショナル ナーシング レビュー,28（5）, p.71−89, 2005.
4）前掲書3）
5）U.S.Department of Health and Human Services, National Institute of Health, Office for Protection from Research Risks, Code of Federal Regulations, Title 45 Public Welfare Part 46 Protection of Human Subjects, 2001. http://ohrp.osophs.dhhs.gov/humansubjcets/guidance/45cfr46.htm （May 1, 2004）.
6）前掲書2）

Q30 機関内審査委員会を通さなければならない研究には、どのようなものがありますか?

A 原則として、ヒトを対象とする研究はすべて倫理委員会、機関内審査委員会（IRB）、あるいは研究審査委員会に審議を申請しなければなりません。ただし、各施設によっては、審査を免除される研究、審査委員会のメンバー全員ではなく、数人のみの審査でよいとされる研究（簡易あるいは迅速審査対象研究）が決められていることがあります。

審査が免除されるケース

筆者が勤務する病院では、業務調査の範囲内に入るものは、審査が免除されています。しかし、内容的に業務調査なのか、あるいは調査研究なのか、その判定に迷うこともあります。このような場合は、事前に研究審査委員会の委員長あるいは事務局に相談することを勧めています。このように自分の研究がどれに該当するかの判断は、研究者一人で行うのではなく、審査を担当する委員会に事前に相談をするとよいでしょう。

米国の連邦行政令では、同意をとらないことで生じる問題がほとんどないと思われる研究、あるいはすべての人から同意をとるには莫大な費用と時間がかかってしまい、そのために研究の実施が困難になるであろうと予測される研究は、審査を免除してもよいとしています（表26）[1]。

表26 米国において倫理審査委員会の審議が免除される研究[1)]

人々の行動に関する調査、面接、観察を行う研究で、以下の条件を満たす場合

①対象者の同定が直接的にも間接的にも不可能な場合
②個人情報がたとえ漏れたとしても、研究対象者の法的責任や社会的信用、あるいは収入や雇用機会を損なう可能性がない場合

既存のデータ、記録、試料を取り扱う研究で、以下の条件を満たす場合

①試料がすでに存在しており、公的に入手可能な場合
（例：州や連邦政府機関が公開するデータベースやデータバンク、死亡診断など）
②対象者の同定が直接的にも間接的にも不可能な形式で情報が収集されている場合。ただし、なんらかの方法でコードから個人名がわかってしまう場合は除外となる

正規の教育的行為に関する研究

事例報告こそ慎重な倫理的配慮を

また、事例報告は、米国の連邦行政令では審査を免除されます。連邦政府は研究を「新たな知識の発見あるいは一般化された知識体系に寄与するために計画された体系的な調査（開発、検証、評価を含む）」と定義しています[2)]。事例報告は、限られた数の患者の回顧的な分析であり、系統的調査ではないため、ケーススタディ研究という用語を使用しない限り、審査免除の対象となります[3)]。

しかし、筆者は事例報告、症例報告ほど、きちんと倫理的に審議をしてもらうことが重要なのではないかと思っています。というのも、事例報告では数例の患者や症例について詳細に記述し、分析し、報告していきます。数例しか対象としていないからこそ、匿名性の確保が破られる可能性が高いのではないかと思います。以前、米国で研究者をしている知人が、「ある学会のシンポジウムに参加し、シンポジストのスライドを見ていたら、事例紹介のところでいきなり自分の友人の顔が何のぼかしもなくアップで出てきたの。これほど驚いたことはなかったわ。彼女があんな難病にかかっているなんて、ちっとも知らなかったわ。こういうことがあるから、患者の写真を安易に使うことは問題なのよね」と言っていました。

筆者がこれまで支援してきた事例報告・事例研究のどれもが、脆弱な立場にいる患者やその家族を対象としており、患者およびその家族からのインフォームド・コンセントを得る方法に工夫が必要であったために、いずれも院内の研究審査委員会の審議を受けてもらいました。

●引用・参考文献

1) Hulley, S. B. & Cummings, S. R., Browner, W. S., Grady, D., Hearst, N., & Newman, T. B. Designing clinical research (2nd ed.), Philadelphia ; Lippincott Williams & Wilkins, 2001.
2) U.S. Department of Health and Human Services, National Institute of Health, Office for Protection from Research Risks, Code of Federal Regulations, Title 45 Public Welfare Part 46 Protection of Human Subjects, 2001. http://ohrp.osophs.dhhs.gov/humansubjcets/guidance/45cfr46.htm (May 1, 2004).
3) グレッグ美鈴：看護研究における倫理的課題―質的研究を中心に, 日本看護研究学会雑誌, 26 (1) ,p.23-29, 2003.

Q31 患者の許可を得て実験研究を行いたいのですが、実際に承諾が得られるのか、どのくらいの症例数が取れるのかが不安です。

A 実験研究、あるいはランダム化比較試験は、人を対象とした研究です。そのために、実験室で動物を対象とした場合とは違い（米国においては動物実験についても動物愛護団体からかなり厳しい指摘を受けていますが）、研究者は研究対象者の人権を尊重するために倫理的責任が課せられることになります。

実験研究において特に注意すべき点は、①既存の研究などから「優れていない、劣っている」とわかっている処置やケアを介入として行ってはいけない、②研究対象者には実験研究に関するあらゆる情報（利益とリスク、副作用なども含め）について十分に説明をし、同意を得た上で研究に参加するという意思表示をしてもらう（インフォームド・コンセント）、③いったん研究に参加するという意思表示をしたとしても、研究の途中でいつでも撤回することができることを保証する、の3つです[1]。

予定標本数を算定する

どんな研究デザインにおいても、研究計画書の中に「予定標本数」、つまりどれだけの人数の患者を対象にするかを明記することが必要です。実験研究、あるいはランダム化比較試験の場合、自分の研究の主要な要因とアウトカムを選び、その関連の強さを仮定します（これを効果量、effect sizeと呼びます）。この効果量を用いて、標本数の算定を行わなければなりません。

この効果量の決定のために、既存の文献で必要な情報を得たり、あるいは臨床的に意味があると思われる最小の効果量を選ぶというやり方もあります。標本数の算定は、複雑な統計学的知識が求められるので、相談ができる人がそばにいる場合は、早目に相談するとよいでしょう。

では、なぜ予定標本数を算定する必要があるのでしょうか？　丹後が、「倫理的には、多すぎても少なすぎてもいけなく、必要最小限の症例数をリクルートする努力が大事である」と述べているように[2]、標本数の算出の時に、有意水準を5%と設定したならば、主要な要因とアウトカムの結果はその有意水準前後であることが望ましいからです。「1%以下になった！」と喜ぶ前に必要以上の症例を取ったのかもしれないし（対象数が増えれば、検出力が増します）、事前の標本数の算定が間違っていたと、まずは反省をしなければならないのです。

●引用・参考文献

1) 丹後俊郎：無作為化比較試験；デザインと統計解析，朝倉書店，2003.

2) 前掲書1)

8. データを読む ―統計資料の活用

Q32 統計処理でわからないことがたくさんあります。どの段階で専門家にアドバイスをもらえばよいのでしょうか？

A コンピュータに入力済みのデータや回答済みの質問紙票を持って、「この後、どうすればいいのでしょうか？」と助けを求めに来る方がよくいらっしゃいます。このような場合、質問紙の回答が入力されているデータセットが保存されているフロッピーディスクやUSBメモリーだけでは、適切な統計処理を選択し、分析を進めていくことはできません。

適切な統計処理方法を選択する時には、研究目的や仮説、選択された研究デザイン、データ収集方法、そして実際収集したデータそのものを考慮していきます。つまり、実施された研究全体の概要について理解していなければ、適切な統計処理の方法を選択、決定することはできないのです。

目的、デザイン、データによって統計手法は異なる

例えば、退院後1カ月以内の新生児で、母乳栄養群と混合栄養群での体重増加についての違いを調べたいと思ったとしましょう。

まずは、退院後1カ月健診時のそれぞれの群の新生児の体重を測定し、両群の平均体重が違っているのかどうかを検討したい場合は、2グループの母平均値の差の検定（student t-test）を行います。そうではなく、研究者が退院時の体重と健診時の体重を比較し、その増加分の違いを見たいと思った場合は、対応のある場合の2グループの母平均値の差の検定（paired t-test）を選びます。あるいは研究者が健診時の体重が理想体重の範囲内である新生児と理想体重の10パーセンタイル値以下であった新生児とに分類をし、それぞれの群における母乳栄養と混合栄養の割合の違いを検討したいと思った場合、カイ2乗検定（chi-square test）を行います。

このように、栄養方法と新生児の体重増加という1つのテーマであっても、研究目的、研究デザイン、データ収集方法そしてデータそのものによって、使用される統計手法が違ってくるのです。

研究計画書の作成段階から相談を

さらに、t検定や分散分析のようなパラメトリック検定では、以下の3つの前提条件が

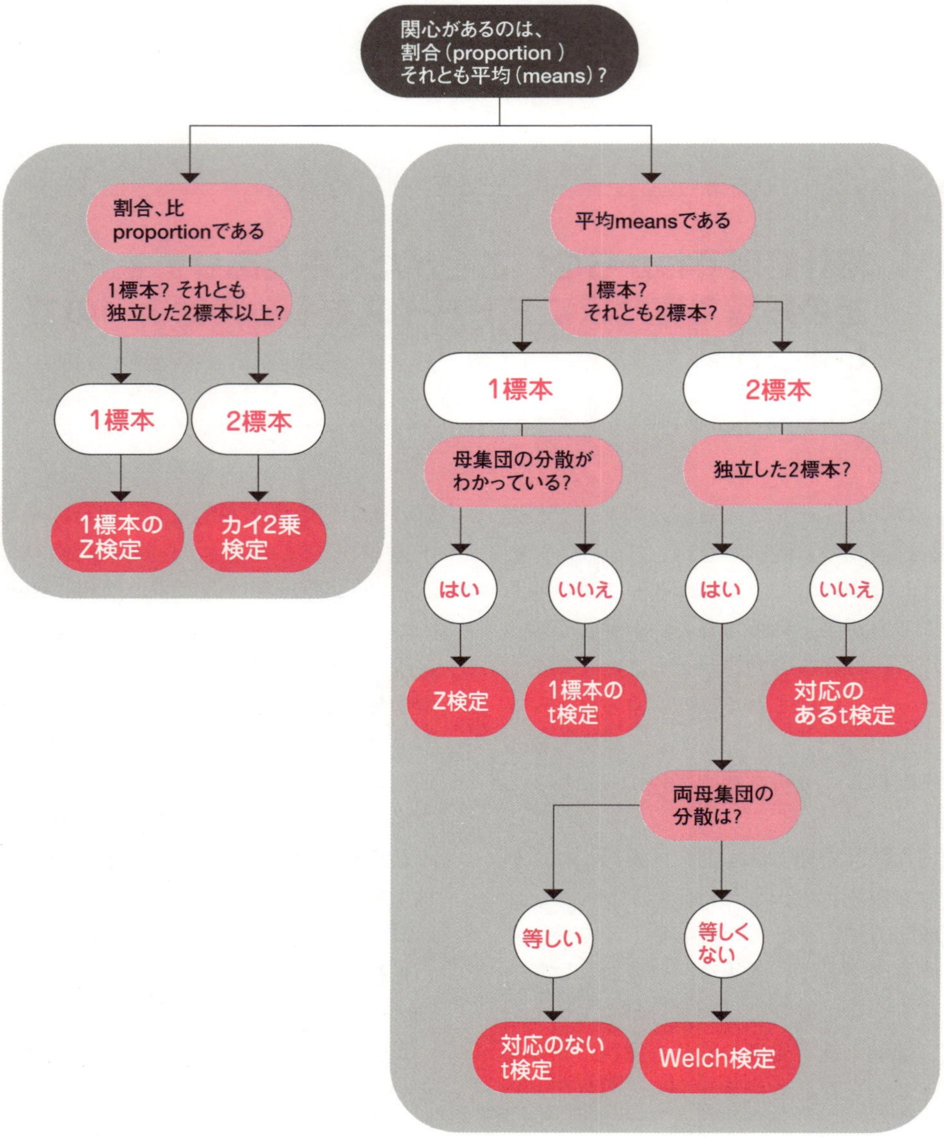

図14　割合、あるいは平均の検定[2)]

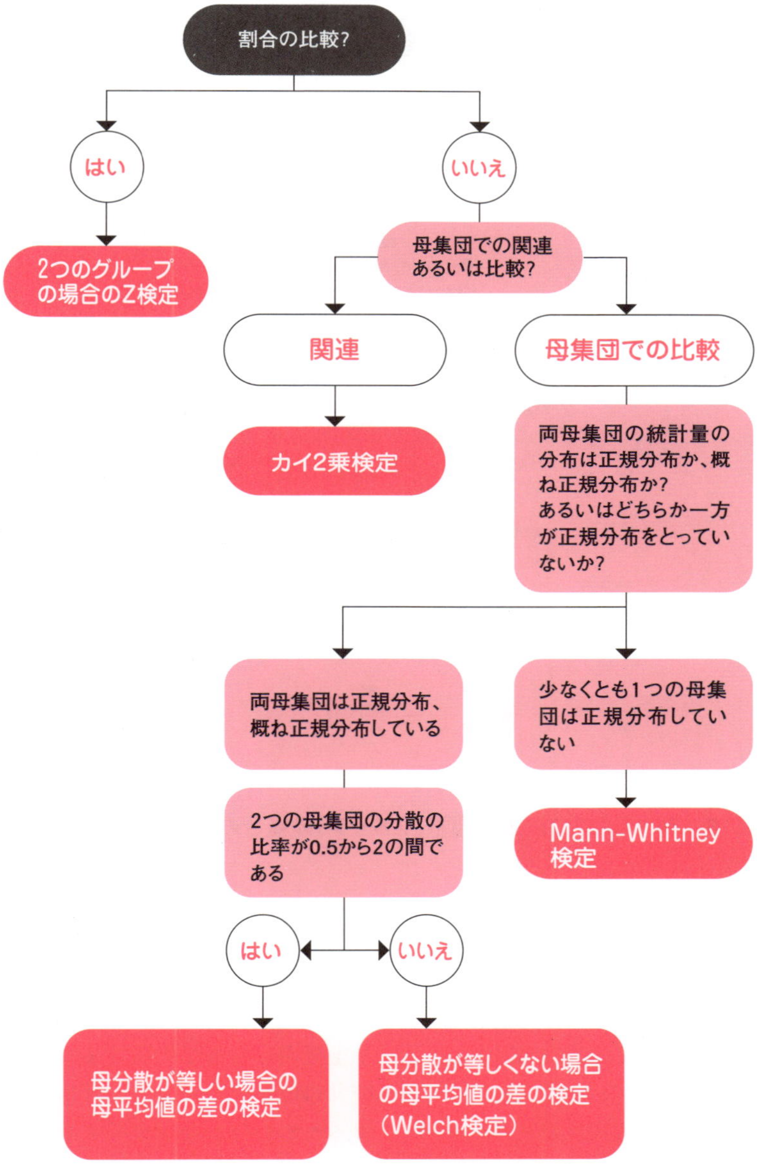

図15　独立した2つの標本(グループ)の場合の統計学的手法[2)]

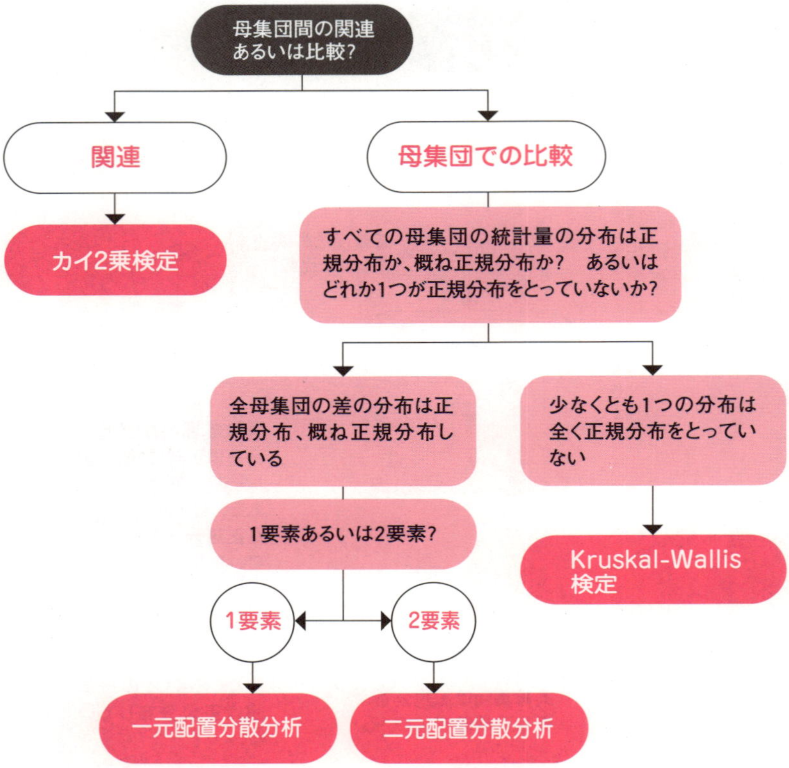

図16 独立した3つ以上の標本(グループ)の場合の統計学的手法[2)]

満たされている必要があります。①母集団が正規分布かそれに近い分布に従うこと、②各条件の母分散が等質であること、③標本が母集団から無作為に抽出されていることです。

①あるいは②の前提が破られている場合には、データの変換を行い分布を正規分布に近づけたり、分散の等質化を図るか、ノンパラメトリック検定法を用いたりします[1)]。この選択や決定には、ある程度の統計学的な知識が必要となりますので、将来分析方法について専門家に助言を求めようと考えている方は、研究計画書を作成する段階から相談をするとよいでしょう。

上記例にも当てはまりますが、どのような統計処理が自分の研究には適切なのかを判断するための簡単なフローチャートを載せておきます[2)] (図14～16)。

●引用・参考文献

1) 繁桝算男, 柳井晴夫, 森敏昭編：Q&Aで知る 統計データ解析 DOs and DON'Ts, サイエンス社, 1999.
2) Shott, S.: Statistics for health professionals, Philadelphia ;W. B. Saunders, 1990.

Q33 「仮説を検証する」とはどういうことなのでしょうか？なぜそれが必要なのかを教えてください。

A 仮説とは、「2つの変数間の検証される命題、あるいは変数間の関係についての一時的な言明」です[1)]。臨床研究を実施していく際に必要となる科学的思考には、演繹的思考と帰納的思考の2つがあります。仮説を立てて、データを収集し、その仮説を統計学的手法で検証するというプロセスは演繹的思考です。図17にそのプロセスを載せます[2)]。

変数同士の関連を検証する「相関仮説」

これまで研究課題には3つのレベルがあると説明をしました（p.23表2〈BrinkとWoodによる研究課題の3つのレベル〉参照）。レベルⅡ,Ⅲの研究では仮説が提示されますが、レベルⅠの記述的、探索的研究では仮説は必要ありません。レベルⅠの記述的研究によって明らかになった変数間の関連を、レベルⅡの相関関係研究あるいは相関仮説検証研究[3)]によって検証します。

この時必要になるのが、相関仮説です。この相関仮説は、あくまでも、変数と変数の間に関連があるのかどうかを統計学的手法を用いて検証するものであり、原因と結果の関係を明らかにすることはできません。

この原因と結果の関係を検証するために、レベルⅢの準実験、実験研究あるいは因果仮説検証研究[4)]が行われるのです。この場合の仮説を因果仮説と言います。

原因と結果の関係を推定する「因果仮説」

因果関係とは、ある原因がある結果をもたらすということの説明です。この因果関係を推定するためには、CookとCampbellは少なくとも次の3つの条件が必要であると述べています[5)]。

①原因と結果は一方の変化に従って他方も変化するという、相伴う関連性がある。
②原因は常に結果に先行して起こる。
③常に、あらゆるところで、その原因と結果の関連は観察され得る。

Hillは9つの条件を挙げ、因果関係が示唆される場合の根拠を検討する必要性を述べています[6)]。

①関連の強固さ
②関連の一致性
③用量－反応関係
④関連の特異性
⑤関連の時間的順序
⑥生物学的説得性
⑦実験的根拠
⑧類似性
⑨関連の整合性

因果関係を検証するための仮説に必要な5つの特徴を表27に挙げます[7)]。このように、研究課題やテーマは最終的に研究仮説という形にまとめられ、統計学的手法を用いて、研

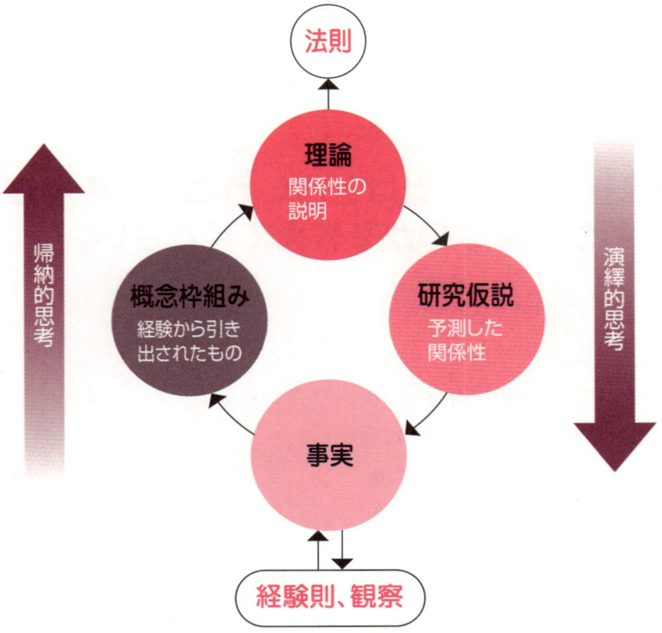

図17 科学的思考のモデル[2)]

表27 因果関係を検証するための仮説に見られる5つの特徴[7)]

①仮説には、少なくとも2つの変数が含まれる
②仮説は、変数間の因果関係について表現している
③仮説は予測あるいは期待される将来的なアウトカムについて表現している
④仮説は論理的に研究課題ならびに理論と結びついている
⑤経験的な事実に照らし合わせ検証されることが可能であり、その結果、仮説は正しいか正しくないかが明らかになる

究課題への答えを得るために検証されていきます。つまり、仮説の検証とは、仮説として記述された2つの変数間の関連性、因果関係を統計学的手法を用いて証明していくことを言います。

仮説は研究を始める前に立てておき、研究計画書にもきちんと書く必要があります。仮説では、1つの要因（予測因子あるいは独立変数）と1つのアウトカム（従属変数）を用いて簡潔に書きます[8)]。例えば「アルコールベースの手指消毒剤による手洗いのほうが、石鹸と流水を用いた方法よりも、NICUにおけるMRSA感染の発生の頻度が低下する」は、仮説の一例です。この場合は、アウトカムはNICUにおけるMRSA発生率であり、独立変数あるいは介入は2種類の手洗い方法となります。

もう1つのよい仮説の条件は、的確に表現されていることです[9)]。予測因子あるいは独立変数、アウトカム変数あるいは従属変数の種類（連続変数なのか、2項変数なのか、カテゴリー変数なのか）は、仮説の記述から読み取ることができる必要があります。この変数の種類によって、仮説の検証を行う場合の統計学的手法が決まってくるからです。

仮説検定に必要な基礎用語

統計学的手法を用いて仮説検定を実施する際、その基本的な知識としていくつかの用語を理解しておく必要があります。

1）研究仮説

これまで述べてきた仮説は、主に研究仮説と呼ばれるものについてでした。研究仮説とは、研究者がその研究・調査によって検証したいと思っている仮説です。この研究仮説には、上記の仮説例のように、MRSA感染の発生頻度が低下するというように、2つの種類の手洗いにおいて「差」があることを検証したい場合と、その反対で「差」がないことを検証したい場合があります。後者の例として、Q27でも例として用いましたが、「抗生物質の予防投与を3日間にした場合、これまでの4日間以上投与の場合と比べて、人工股関節置換術を受ける患者での術後手術部位感染の発生に違いはない」を挙げます。

2）帰無仮説（null hypothesis）と対立仮説（alternative hypothesis）

（1）「差がある」ことを検証したい研究仮説の場合：

この場合の帰無仮説は、検証しようとする仮説の関連性を否定する仮説となります。つまり前記例で言うと、「アルコールベースの手指消毒剤による手洗いと、石鹸と流水による手洗いとでは、NICUにおけるMRSA発生率に差はない」が帰無仮説となります。この帰無仮説に対して、帰無仮説を否定する仮説である対立仮説がつくられます。この場合「アルコールベースの手指消毒剤による手洗いと、石鹸と流水による手洗いとでは、NICUにおけるMRSA発生率に差がある」となります。統計学的手法を用いて、この帰無仮説を棄却（否定）することによって、対立仮説（研究仮説）を支持していきます。

（2）「差がない」ことを検証したい

前記の人工股関節置換術例のように両群間に「差がない」ことを証明したい場合は、研究仮説がそのまま帰無仮説となります。このように、どのような研究仮説であっても、帰無仮説の語尾は「等しい、違いはない、差はない」という表現となるために、別名「差なし仮説」と呼ばれます。この場合の帰無仮説例は、「抗生物質の予防投与期間を3日間にした場合、これまでの4日間以上の場合と比べて、人工股関節置換術を受けた患者の術後感染の発生に差はない」あるいは「発生頻度は等しい」となります。

3）推論（inference）

統計学的手法には記述統計学と推測統計学があります。仮説検定を行う場合に用いる統計手法は、推測統計学と呼ばれるものです。推測統計（学）の目的は、無作為に母集団から抽出された標本データから計算された統計量を用いて、データが集められた標本の背後にある母集団の特徴について推論を行うことであると述べられています[10)]。

つまり、今研究者が分析を行っているものは標本データについてであり、そのデータを分析することによってその背後にある全母集団の現象を推論するという作業を行っているのです。標本と母集団の関係についてはp.58図15〈標本抽出の論理と測定に関するモデル〉を参照してください。

4）統計学的有意性 （statistical significance）

前述した帰無仮説を棄却し、対立仮説である研究仮説を支持するのですが、この棄却できるかどうかの判定を統計学的検定を用いて行います。この判定基準を統計学的有意性と呼びます[11)]。

仮説検定のために利用される検定には、Z検定、t検定、F検定、カイ2乗検定などがあり、これらの方法で算出された統計量はそれぞれの分布をとります。つまり、Z分布、t分布、F分布、カイ2乗分布と呼ばれるもので、統計学のテキストの後ろによく資料として掲載されているものです。それぞれの分布において、帰無仮説を棄却できる範囲が有意水準です。多くの場合、5%あるいは1%が用いられます。

有意水準そのものは何を意味しているのでしょうか。これは、帰無仮説が真実だと仮定した場合に、その帰無仮説を棄却するかを決定するための確立（probability：P）の大きさ、あるいは帰無仮説が正しいにもかかわらず間違って棄却される確立を意味します。有意水準を0.05（5%）に設定することは、つまり棄却してはいけないのにもかかわらず誤って帰無仮説を棄却する確率が5%であるということを示します。上記のアルコールベースの手指消毒法と石鹸と流水の手洗い法による、NICUでのMRSAの発生率例を使って説明します。選択した統計手法の検定量から得られた有意確立が有意水準よりも大きい場合（例p＝0.208）、NICUでのMRSAの発生率の差は、偶然によって起こる確立が高く、帰無仮説が正しい可能性もあり、棄却することができません。反対に、有意水準よりも有意確率が小さい場合、観察されたNICUでのMRSAの発生率の差が「偶然、まぐれ」で起こる確率は100回中5回以下ということを意味します。つまり母集団から100回標本を抽出したら、そのうち5回はそういう結果になるということです。めったに起こらないことが偶然起こったと考えるのではなく、そもそもの前提である帰無仮説が間違っていると考え、帰無仮説を棄却します。

5）第1種、第2種の判定の誤り （α-error、β-error）

これまで、統計学的検定を用いて帰無仮説を棄却するかどうかの判定をすることについて述べてきました。最後に、この判定自体が誤ってしまうということについて説明をします。表28を見てください。先ほども述べま

表28 母集団における正しい仮説と研究結果（2種類の誤り）

標本による検定結果	母集団における真理	
	帰無仮説が真	対立仮説が真
帰無仮説を採択	正しい判定	第2種の誤り（β-エラー）
対立仮説を採択（帰無仮説を棄却）	第1種の誤り（α-エラー）	正しい判定

したが、仮説検定はあくまでも母集団で起こっている現象を推測するために行うものです。しかし研究者の手元には母集団を代表する標本データがあるだけです。このデータを使って母集団の現象を推測しようとしているわけですが、ひょんな手違いで間違った判定をしてしまうことがあるのです。

母集団では帰無仮説が真である場合に、帰無仮説を棄却してしまう誤りを第1種の誤り（α−エラー：アワテモノの誤り）と呼びます。反対に対立仮説が真であるのに、帰無仮説を採択してしまう判定の誤りを第2種の誤り（β−エラー：ボンヤリモノの誤り）と呼びます[12)]。

第1種の誤り、α−エラーを起こす確率が統計学的有意水準です。5％と設定すれば、第1種の誤りを起こす確率は5％となります。一方、第2種の誤り、β−エラーを起こす確率はβであり、対立仮説が真である時に対立仮説を採択する確率が1−βとなり、これを統計学的パワーあるいは検出力と呼びます。例えばβ＝0.20と設定すると、検出力は0.80となります。これは、母集団において、変数間にある程度の大きさの関連（効果量とも言います）が存在する場合、その関連を20％の確率で見逃してしまうことを意味します。つまり使用している検定方法の感度に等しいものです。検出力が0.80ということは、対立仮説が真である時に、80％の確率で対立仮説を採択する、帰無仮説を棄却することを意味します。

理想的には、第1種の誤りも第2種の誤りも全くない状態にすることがいいのですが、現実にはそれは不可能なため、できるだけ誤りを少なくするよう努力するのです。検出力は、効果量の大きさや標本数の大きさに影響を受けることがわかっています。効果量の大きさは変えることができませんから、検出力を増すために標本数を大きくすればよいということになります。

では、どれほど大きくすればよいのでしょうか。研究対象を増やすことは、時間も費用もかかることを意味します。そのため、仮説検定を行う研究を計画する段階において、有意水準の設定をどうするか、標本数をどれくらいにするかの十分な検討が必要となるのです。

●引用・参考文献

1) Neuman, W. L.：Social research methods；Qualitative and quantitative approaches（3rd ed.），Boston；Allyn and Bacon, 1997.
2) Portney L.G. & Watkins M.P.：Foundation of clinical research；Applications to practice（2nd ed.），New Jersey：Prentice-Hall, 2000.
3) Diers,D, 小島通代・岡部聰子・金子和子訳：看護研究 ケアの場で行なうための方法論, 日本看護協会出版会, 1984.
4) 前掲書2)
5) Cook, T. D. & Campbell, D. T. ：Quasi-experimentation；Design and analysis issues for field setting, Houghton Mifflin Company, 1979.
6) Association for Professionals in Infection Control and Epidemiology Inc.:APIC infection control and applied epidemiologytext；Principles and practice(2nd ed.) Washington：Authur, 2005
7) 前掲書1)
8) Hulley, S. B. & Cummings, S. R., Browner, W. S., Grady, D., Hearst, N., & Newman, T. B.：Designing clinical research（2nd ed.），Philadelphia；Lippincott Williams & Wilkins, 2001.
9) 前掲書8)
10) 柳井春夫・高木廣文編：最新看護学全書 統計学, メヂカルフレンド社, 1996.
11) 前掲書8)
12) 永田靖：サンプルサイズの決め方, 朝倉書店, 2003.

Q34 データの分析を終え、その結果を解釈する時、特に注意すべき点は何ですか?

A 既存の研究論文を読む場合にも重要になってくるのですが、推測統計学を用いて仮説検定をし、2つの変数間の関係についての結果を得た場合、その結果が信頼できるものであるか、ということを検討することが必要です。2つの変数間の関係は表29にまとめたように、5通りの場合が考えられます。Newmanらは、コーヒー摂取と心筋梗塞との関連を例に5通りの関係について説明をしています[1)]。

1）偶然 ―chance（偶然誤差 ―random error）

筆者の母方の祖父は、とある相撲部屋の後援会長だったため、祖父母の家にはよく場所中の力士さんが遊びに来ていたそうです。やはり横綱ともなるとその貫禄はたいへんなもので、場所中の土俵入りの四股を踏む美しさには驚かされます。しかしその裏で、「横綱は強くて当たり前」という前提があり、その前提を守るために精進しているのです。その横綱に立ち向かう前頭十枚目の力士の土俵を考えてみましょう。「横綱が勝って当たり前」と観客も思っている横綱と、前頭十枚目の力士の対戦で、前頭十枚目の力士が勝ってしまうことがあります。座席からは座布団が土俵に投げられ、大変な賑わいとなります。この前頭十枚目の力士に実力がある場合は、その後も順調に勝ち続け、将来は横綱候補となるでしょう。しかし、「まぐれ」で勝ってしまった力士は、その後の連勝には結びつきません。このように、前頭十枚目の力士が横綱にまぐれで勝ってしまうような場合のことを「偶然」と言います。

研究においてもこの偶然は起こり得るのです（偶然誤差と呼びます）。私たちが手にしているデータは「母集団」から取られた一部の人々のもので、「標本」と呼ばれます。この標

表29　2つの変数間の関係[1)]

関連（関係）の種類	関連の真偽	実際の関係
1）偶然	偽	コーヒー摂取と心筋梗塞は無関係
2）バイアス	偽	コーヒー摂取と心筋梗塞は無関係
3）「結果」→「原因」	真	心筋梗塞はコーヒー摂取の原因となる
4）交絡	真	コーヒーを飲む人は喫煙をする人が多い（第三の要因）。コーヒー摂取は心筋梗塞の原因である喫煙と関連している。喫煙という要因によって、コーヒー摂取と心筋梗塞には関係があるように見える（見せかけの関係）
5）「原因」→「結果」	真	コーヒー摂取が心筋梗塞の原因となる

表30　偶然による影響〜喫煙者は手術を受ける患者の30％である場合〜

標本例1

	SSIs（＋）	SSIs（－）	合計
喫煙者	3	27	30
非喫煙者	7	63	70
合計	10	90	100

喫煙者におけるSSIs発生率 $\frac{3}{30}=0.1$
非喫煙者におけるSSIs発生率 $\frac{7}{70}=0.1$
相対リスク $\frac{0.1}{0.1}=1$

標本例2

	SSIs（＋）	SSIs（－）	合計
喫煙者	7	23	30
非喫煙者	3	67	70
合計	10	90	100

喫煙者におけるSSIs発生率 $\frac{7}{30}=0.233$
非喫煙者におけるSSIs発生率 $\frac{3}{70}=0.043$
相対リスク $\frac{0.233}{0.043}\fallingdotseq 5.4$

標本例3

	SSIs（＋）	SSIs（－）	合計
喫煙者	7	63	70
非喫煙者	3	27	30
合計	10	90	100

喫煙者におけるSSIs発生率 $\frac{7}{70}=0.1$
非喫煙者におけるSSIs発生率 $\frac{3}{30}=0.1$
相対リスク $\frac{0.1}{0.1}=1$

本は、その背後にある母集団を代表していることが望ましいのですが、母集団からの標本の抽出の仕方によっては、非常に偏った特性を持つものになってしまう可能性もあります。

例えば、術前の喫煙と手術後の手術部位感染（SSIs）の発生には関連がないと仮定します。手術を受ける患者の30％が喫煙者であるとすれば、手術後SSIsを起こした10名の患者を無作為に抽出した場合、10名中３名が喫煙者となります（表30 標本例１）。しかし、たまたま10名のSSIsを起こした患者のうち喫煙者が７名含まれてしまうということが起こります（標本例2）。この場合、相対リスクが5.4となり、喫煙者は非喫煙者に比べ、SSIs発生のリスクが5倍も高いという結果になってしまいます。そもそもの仮定が正しいとすると、残りの90名の感染を起こさなかった患者のうちの63名の人たちが術前に喫煙をしていない限り、術前の喫煙と手術後の創感染の発生には関連があることになってしまいます（標本例3）。つまり本来ならば、術前の喫煙は手術後のSSIsの発生には影響がないはずなのに、標本例2のデータでは関連があるという結果になってしまいます。

このように偶然とは、術前の喫煙とSSIsの発生には関連はないという帰無仮説を棄却してはいけないのに、データの分析結果から棄却してしまうことを指し、Q33でも述べたとおり「α-エラー」あるいは「第1種の誤り」と呼ばれます。この偶然をできるだけ起こさないための対処として、①サンプル数を増やしたり、②より厳しい有意水準、危険率を設定します。

2）バイアスーbias（系統誤差ーsystematic error）

バイアスとは、研究テーマと研究結果との間に存在する系統的な「ずれ」（系統誤差とも言います）であり、このずれによって誤った結論を導く可能性がある場合を指します[2)]。このバイアスには、主に表31に示したものがあります[3-5)]。

実際に研究を計画し、実施する際に重要になってくるのは、①〜④のバイアスです。それぞれのバイアスが生じる可能性をよく考

表31 主なバイアス

①選択バイアス	研究対象が母集団を反映しないような対象となってしまった場合
②情報バイアス	情報が誤っているために、結論を違ったように導いてしまう場合 a.診断バイアス、検出バイアス：診断が正しく行われないことによって起こるバイアス 患者が治療群に割り付けられているかどうかに影響を受け、比較する2群の一方のアウトカムを注意深く見てしまうことによって生じる b.監視バイアス：診断バイアス、検出バイアスと同義 c.想起バイアス：非常につらい経験をした人は、そうでない人に比べ、真の曝露の程度とは関係なく、曝露について思い出す可能性が高い 例：妊娠中の奇形児の発生に及ぼす影響を調べる調査の場合、奇形児を生んだ母親は健常児を生んだ母親に比べ、妊娠中の服薬歴を正確に思い出す傾向がある d.面接者バイアス：質問者や面接者が正確に情報を得ない場合 e.報告バイアス：飲酒量や喫煙歴のように世間体などがあり、本当の答えを伝えることがはばかられることによって生じる
③実行バイアス	実験者の対応によって対象の反応が影響を受ける場合（実験者効果）
④除外バイアス	実験研究や追跡研究の場合は脱落者、質問調査などは無回答者が一定の特徴を持っている場合
⑤出版バイアス	研究成果が雑誌に掲載されるかどうかが、研究の方向性や統計学的有意性に影響を受けること

え、研究計画を立てていくことが重要です。選択バイアスを除去するためには、母集団からの標本の抽出方法、無作為化割付などを検討します。情報バイアスを避けるためには、曝露因子やアウトカムの測定方法が妥当かどうかを確認します。また、可能であれば盲検化（blinding:ブラインディング）という、患者の割付状態や曝露因子についての状態を知らない研究者がアウトカム判定、診断をするという方法を用います。またインタビューを実施する場合、その面接者の訓練も事前に行うとよいでしょう。

3)「結果」→「原因」の関係

アウトカムと思っていたものが実は曝露因子あるいは予測因子の原因となっている場合の関係です[6)]。表現を変えると「ニワトリが先か、卵が先か？」という関係です。この関係は一時点での調査である横断研究のように、原因とされる曝露因子・予測因子と、アウトカムを同時に調査する研究デザインの場合に問題となります。Newmanらは、この関係の例として、C反応性タンパク（CRP）と心筋梗塞発作の関係を挙げています。心筋梗塞の発作を起こした人で、このCRPが高値を示している場合、心筋梗塞の発作を引き起こした原因というよりも、心筋梗塞によって引き起こされた結果であるかもしれないのです。

4）交絡（交絡因子）

交絡因子とは、予測因子、曝露因子と関連を持ち、同時にアウトカム因子の原因ともなる因子のことを言います[7)]。例として、第Ⅰ部第3章3.でも紹介した針のタイプ（曝露因子）と静脈炎の関係を取り上げます[8)]。プラ

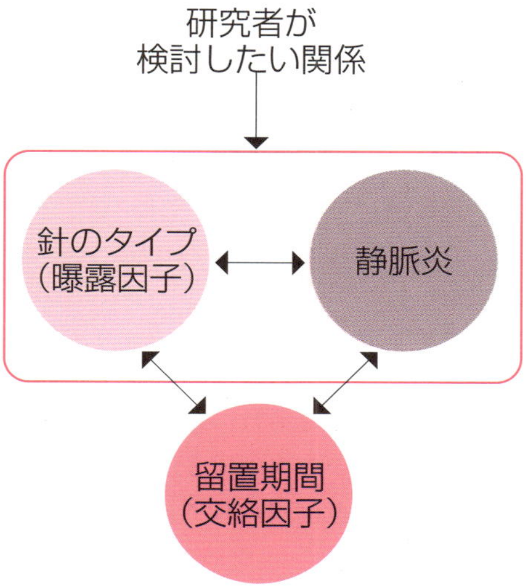

図18　交絡因子の例

スティック製の針はスチール製の針よりも静脈炎を起こしやすいという関係を調べたいとします。静脈炎の発生は針の留置期間の長さと比例します。プラスチック製とスチール製の針の留置期間には違いが見られているのも事実です。このような場合、図18のような関係を示すことができます。

交絡への対処方法には、①対象者の限定(取り込み基準の設定)、②マッチング、③層別ランダムサンプリング、④層化、⑤多変量解析の利用があります。

針のタイプと静脈炎の例では、p.117表9〈「層化」の例〉①のような結果が得られました。カイ2乗検定の結果、両者には非常に有意な関連があると結論づけられます。

層化をして交絡因子である留置期間の影響を取り除いた結果が前述した表9 (p.117) ②、③です。

スチール製の針は留置期間がほぼ1週間以内であり、プラスチック製は1週間以上もつことから、このように交絡因子である留置期間をコントロールすることで、全体の分析では統計学上有意な関連であった針のタイプと静脈炎が、いずれの場合も統計学上有意な関係ではなかったことが明らかになりました。

データ分析終了後の結果を解釈する場合、「2つの変数間には関連がある！」とp値を見て喜ぶのではなく、その結果が見せかけなのではないか？　と疑う姿勢は大切です。この姿勢は研究論文の結果を読む時にも必要となります。その結果は信じるに値するものか？妥当なものか？　ということをいつも疑いつつ、上記のポイントから結果を解釈してください。

●引用・参考文献

1) Newman, T. B., Browner, W. S., & Hulley, S. B.：Chapter 9 Enhancing causal inference in observational studies, In S.B. Hulley, S.R. Cummings, W.S. Browner, D. Grady, N. Hearst, & T.B. Newman（Eds.）, Designing clinical research（2nd ed.）, Philadelphia；Lippincott Williams & Wilkins, 2001.
2) 前掲書1)
3) 青山英康編：今日の疫学, 医学書院, 1996.
4) Kelsy, J. L., Whittemore, A. S., Evans, A. S., & Thompson, W. D.：Methods in observational epidemiology（2nd ed.）, Oxford；Oxford University Press, 1996.
5) Szklo, M. & Nieto, F. J.：Epidemiology beyond the basics, Maryland；An ASPEN, 2000.
6) 前掲書1)
7) 前掲書1)
8) Association for Professionals in Infection Control and Epidemiology Inc.：APIC Infection control and applied epidemiology text - Principles and practice, Mosby, 1996.

Q35 データを集める場合、統計学的に有効と言えるサンプルの数が具体的にわからないのですが……。

A 研究テーマや課題、仮説、調査項目が明らかになってきたならば、次はどのような人々を研究対象とするか、ということを考えます。つまり、研究対象者の「取り込み基準」「除外基準」を決めます。取り込み基準、除外基準の例を表32に載せます。[1)]

実行可能性をまず考慮に入れる

糖尿病と新規に診断された患者を対象に、質問紙調査を実施しようと計画した場合、研究対象施設に来院した過去の新規糖尿病患者数（1カ月あるいは1年）が必要となります。1カ月に10名程度しか対象となる外来患者がいないのに、3カ月で100名の患者を対象に調査を行うという計画には無理があります。このように、実行可能性のある標本予定数を算出するためにも、研究対象の取り込み基準、除外基準を考慮に入れた研究対象候補者数をあらかじめ把握することが重要です。

次に研究対象者の数（サンプルサイズとも言います）の決定をしていきます。これまで研究課題には3つのレベルがあり、そのレベルに応じて、適切な研究デザインが導かれると説明しました（p.23表1〈BrinkとWoodによる研究課題の3つのレベル〉参照）。

レベルⅠのサンプルサイズ

レベルⅠの記述的あるいは探索的研究の場合のサンプルサイズは、次のように大きく3通りに考えられます。

①研究の目的が、ある現象あるいは概念の記述、あるいは吟味にあり、量的なデータよりはむしろ質的なデータを扱う場合、対象となる事例や症例の数は限られてきます（数例～多くて数十例）。

②関心のある事象を記述するために、質問紙法や面接法などを用いて、ありとあらゆる面から観察をし、量的ならびに質的な情報を得る場合、事前に予定標本数を考えず、データ収集に着手することがあります（数十例単位）。

③量的なデータに重きを置く場合は、なるべく多くの研究対象を募ることが必要です。多くの場合、質問紙法が行われますが、前述した研究対象者の取り込み基準が絞り込まれていない場合は特に対象者の背景が多様化することも考えられ、より大きなサンプルサイズが必要となります（数百単位）。

レベルⅡ、Ⅲのサンプルサイズ

レベルⅡ、Ⅲの研究の場合は、相関仮説あるいは因果仮説があり、統計学的検定を用いてその仮説の検証を行います。標本数の大きさが問題とされるのは、この統計学的検定を用いた場合、その検出力あるいは統計学上のパワーに影響を及ぼすからです。

標本数が大きくなればなるほど、グループ間の差や変数間の関連がわずかであっても、統計学上有意な結果となる可能性が高まりま

表32 取り込み基準・除外基準例（文献1）を筆者翻訳、一部改変）

	カルシウム補充療法の骨粗鬆症予防効果を調べるため5年間の追跡調査の研究対象者を以下のように定義する。
取り込み基準	1. 45～50歳の白人女性 2. 一般健康状態が良好な者（生命の危機にかかわる疾患、麻痺性疾患にかかっていない、長期にわたるステロイド服薬歴がない） 3. 研究者の働く医療機関に通院する患者 4. 1989年1月から12月までの間に受診した患者
除外基準	1. アルコール中毒患者、あるいは転出予定のある患者 2. 見当識障害のある患者、言葉が通じない患者 3. 腎結石の既往のある患者 4. プラセボ群に当たる可能性を容認できない患者

す。つまり、帰無仮説を棄却しやすくなるわけです。では、大きければ大きいほどよいのでしょうか？

研究対象数を増やせば増やすほど、調査時間も費用もかさみます。研究者としては事前に、最低でもどれくらいの研究対象者を募れば、研究仮説を統計的有意な結果として導くことができるのかということを知っておくことが重要となります（サンプルサイズの計算）。このサンプルサイズの計算のための数式は複雑です[2,3)]。この計算のためのソフトウェアも市販されていますので[4)]、手計算で行うよりも文明の利器を用いるのが簡単でしょう。

手計算でも、ソフトウェアを使用するとしても、サンプルサイズの計算には、統計学的有意水準（α）、検出力（β）、効果量などの情報が必要になります（Q33参照）。一番やっかいなのが、この効果量の決定です。多くの場合、プレテストの結果や既存の研究結果などから推定して決めます。この効果量の大きさの決定が、サンプルサイズの計算を大きく左右しますので、周りにサンプルサイズの計算の仕方についての見識がある人がいたら、早めに相談をするとよいでしょう。

もし、計算方法を相談できるような人材がいなかったら……、その時は自分が計画している研究と似たような過去の研究の標本数を参考にして、自分の研究対象者の数を決めるとよいでしょう。

●引用・参考文献

1) Hulley, S. B. & Cummings, S. R. ：Designing clinical research, p.24, Baltimore ; Williams & Wilkins, 1988.
2) Cohen, J. ：Statistical power analysis for the behavioral sciences (2nd ed.), Hillsdale ; Lawrence Erlbaum Associates, 1988.
3) 永田靖：サンプルサイズの決め方, 朝倉書店, 2003.
4) Power and Precision, http://www.power-analysis.com/home.htm (May 11, 04).

Q36 統計処理をすることは、研究論文を作成する上で絶対に必要なのでしょうか？

A データを収集し、分析を行う時に必ず統計的手法を用いなければいけないかというと、そうではありません。研究課題、テーマによっては、量的な手法よりも質的な手法のほうが適している場合があります。

質的分析に利用できるソフトも

筆者が修士課程の学生だった頃、同級生の一人が高齢者の方々にインタビューを行い、それを質的に分析する計画をたてていました。そしてデータ収集後、彼女はインタビュー内容の逐語記録の分析に表計算ソフトであるエクセルを使っていました。

その頃、筆者はコンピュータ・ソフトについて今ほど知識を持っていなかったので、「質的分析を行っているはずの彼女がなぜ表計算ソフトを使っているのだろう？」と不思議に思っていました。今では、質的分析を行うために利用可能なソフト（例：NUDIST、Atlasなど）が開発されているので、それらを使って質的分析を行うことも当たり前になってきています。しかしその当時は、そのようなソフトを大学院生が手に入れることは難しく、また英語で開発されたソフトで言語的な制限があったこともあり､同級生の彼女は、表計算ソフトであるエクセルを駆使し、グラウンデッド・セオリー・アプローチを用いて、コーディング（コード化）を行っていたのです。コード化とは、インタビューで語られた言葉、文章に適切な名前（ラベル）をつけていくことです。実際のインタビュー内容を抽象化していくために必要な、第一段階目の作業です。

研究を行っていく場合､「分析はこうあるべき」という定説はありません。研究課題に適した方法論を選び、分析方法を選べばよいのです。何よりも大事なことは、研究課題―方法論―分析方法に一貫性があることだと思います。

9. お金はどうする?—研究費用の捻出

Q37 研究費用として、何にどのくらいかかるのかわかりません。どのように算出すればよいのでしょうか?

A まず助成金を申請する場合は、必ず研究計画書が完成していなければなりません。なぜなら計画書に書かれた通りに研究を進めていく上で、直接必要となってくる経費がその助成対象となるからです。

研究費用として申請できるもの

例えば、質問紙調査では、対象者の人数、調査する回数、配布・回収方法、質問紙の種類などが決まっているわけですから、質問紙購入あるいは使用許可のための代金、印刷費、郵送代、封筒代などを計算することができます。さらにデータ分析のためのコンピュータや統計学ソフト代なども、助成する団体側で規制をしていなければ申請することができます。コンピュータ本体やソフト、また医療関連機器のように高額なものは、その申請金額の根拠を添付することが必要な場合もあります（見積り書、なぜその物品が必要かという簡単な説明など）。

これ以外に、研究を進めるための文献検索代、文献コピー代、あるいは図書費などを申請することができます。場合によっては購入希望図書の一覧の提出を求められる場合もあります。

このように、研究計画書の実施計画がきちんと立てられていれば、どれだけの金額がその研究に必要かということが簡単に算出できるわけです。

Q38 研究助成を行っている機関はどのように探せばよいのでしょうか?

A 研究助成は大きく2つに分けられます。文部科学省科学研究費補助金、厚生労働省科学研究費補助金のように公的機関の補助業務によるものと、民間の助成団体が行う助成事業によるものです。

民間の研究助成の情報収集法

民間の助成団体では、数百に及ぶ研究助成が行われていますが、これらの情報をどのように得るかというと、

①専門誌に載っている研究助成金情報を見る
②学会で行われている研究助成について情報を得る
③勤務先の掲示板に載る研究助成金情報を見る
④インターネットを使って、GoogleやYahoo! Japanなどを用いて「研究助成」というキーワードで検索をする
⑤過去に研究助成を受けたことがある人たちから情報をもらう

などがあるでしょう。

①、②、⑤の場合は、看護学という専門に限定したものが見つかりやすいと思いますが、インターネットで検索を行うと、さまざまな研究助成に関する情報が出てきてしまうので、特に助成金の情報を一手に扱っているサイトは役立つと思います。例えば、財団法人助成財団センター（http://www.jfc.or.jp）のサイトは大変便利だと思います。そのサイトから、研究助成に関するさまざまな情報を得ることができます。

次に、多くの情報の中から、さらに自分が研究を行おうとしている領域に対して研究助成をする団体を探していかなければなりません。「自然科学の研究を対象とする」としていても、「医学系は除く」とひと言カッコ付けされている助成団体もあり、看護関連分野への助成はそう数が多くないことがわかります。それでも、年齢が40歳以下のナースの場合は、若手研究者育成のための助成金への申請ができますので、チャンスは広がります。

助成団体の趣旨と助成目的、助成対象研究領域についてきちんと理解をし、申請を行うかどうかを決めていきましょう。

Q39 研究に関わる必要経費は、病棟の研究の場合は病棟が、個人の研究グループの場合は自費で賄っています。研究助成が取れなかった場合は、やはり自費でやるしかないのでしょうか?

A 研究を行うには、やはりお金がかかります。研究助成金を獲得できたということは、その研究のための資金源を獲得できたことを意味するだけでなく、助成金審査委員会や助成団体からその研究を行う意義が認められたということも意味します。

逆を言えば、助成金を獲得するためには、助成金の交付を審議するメンバーの方々にその研究の重要性、意義をアピールした研究計画書を読んでもらうことが必要なのです。研究者からその審査メンバーにメッセージとして送ることができる唯一のものが、研究計画書なのですから。

米国では不採用の理由も知らされる

筆者も日本と米国の研究助成に何度も応募していますが、日本と米国の大きな違いは、米国は研究助成対象とならなかった場合、結果の連絡と一緒に助成対象とならなかった理由が記載された手紙が送られてくることです。

博士論文のためのデータ収集に着手する前に、米国のある学会の研究助成金に応募したことがありました。書類の不備や修正が求められ、何度も宅配便で書類を送ったのですが、最終的には助成対象にはならなかったという手紙が届きました。その手紙には、筆者が情報を収集しようと計画をしていた変数の数が多すぎる、変数が多ければ多いほど標本数が必要となるが、予定している250名の患者からの情報では、仮説を検証することはできないという方法論の問題があり、そのために助成対象にはならなかったと綴られていました。

研究費用の負担は切実

研究助成金が取れなかった場合は、病棟単位での院内研究であれば、その諸経費の負担は病棟で負うことになるでしょう。個人的な研究グループの場合は、メンバー個々人が平等に負担をすることになると思います。

例えば質問紙調査を行った場合、その結果を統計処理しなければなりません。まずは表計算ソフトであるエクセルに結果を入力していくことになるでしょう。エクセル統計で、複雑ではない検定は行うこともできますし、エクセルでつくったデータセットのファイルはSPSSなどの統計専用のソフトへインポートすることも可能です。

となると、個人情報ですから質問紙調査の結果を病院内にある共同のコンピュータで保存することはできないので、個人のPCを使うことになります。すでにPCを持っている人は、改めて出費することにはなりませんが、個人で購入したPCを研究のデータの保管と処理のために使うことになります。また研究計画書をつくったり、結果をまとめる時に必要となる文献のコピーや取り寄せにかかる費用は、個人負担となります。

病院によっては、院内の職員を対象に研究助成金を交付するシステムがあります。もちろん、この場合も研究計画書の提出は必須であり（求められている内容には差があると思いますが）、その計画書に基づいて必要経費が計算され、助成金希望額を申請します。

申請の経験を積むことも大切

助成金を獲得するとひと言で言っても、そのための準備はやはり大変ですし、交付を許可されたとしても希望金額通りにはいかない場合もあります。

筆者も研究者として駆け出しの頃は、学生アルバイトを雇うお金などは自腹でした。そのうち、小額ではありましたが、若手研究員を対象とした研究助成金にいろいろと応募をし、そのうち何回か研究助成を受けることができました。交付された、されなかったにかかわらず、助成金申請の経験を積むことによって、研究計画書をどのように作成すればよいのか、というコツも身についていったような気がします。米国から帰国後、共同研究者としていくつかの研究助成金に応募しましたが、そのいずれも交付対象となったのは、これまでの経験が実となったのではないかと思っています。

10. 時間をやりくりする—研究スケジュールの管理

Q40 研究スケジュールが立てられません。どの作業にどのくらいの時間がかかるのでしょうか?

A 研究の時間配分を考える場合、①研究計画書の作成、②データ収集場所との交渉、③データ収集、④データ分析、⑤結果のまとめ、⑥発表、に大まかに分けることができます。

最も重要な研究計画書の作成

研究計画書の完成までには、研究全体のエネルギーの約60%近くを使うほど力を注がなければならない段階です。ここで費やされる時間は本当にさまざまです。

現在、糖尿病患者を対象とした臨床研究のサポートをしていますが、主任研究者のナースは「研究計画書を作る段階まで来るのに、すでに3年は経っています」と言っていました。その一方で、数カ月で研究計画書を書き上げることもできます。通常、共同研究の場合は、チーム間での合意を得るのにも時間がかかるので、数名で行う場合よりも時間はかかります。

予定通りに進まないデータ収集

次の段階は実際にデータ収集場所との交渉、データ収集にかかる時間です。

データ収集場所とは、研究に必要なデータをどこで収集するのかということです。自分が勤務している病院でデータを収集するのであれば、あまり問題にならないことですが、他の施設や病院でデータを収集しようとする場合は時として問題となります。

先日、ある大学教員の方から、「○○センターに研究協力を依頼したが、すでに同様の研究が進行中であることを理由に断られてしまった。どうすればいいでしょうか」という相談を受けました。このような場合、他の施設を探す、あるいは再度交渉を試みるとしても、数カ月は交渉のための時間が必要だと見積もっておく必要があります。

実際のデータ収集にかかる時間とは、どのようなデータをどのくらいの量、どのような方法で収集するのかということに関わる時間です。これはすべて研究計画書に記載されている内容なので、大まかな見積もりは計画書の段階で可能でしょう。

例えば、産後のマッサージ効果を検討するために、分娩後から1カ月まで褥婦を追跡調査する計画を立てたとします。マッサージを受けた群と受けなかった群の2群を設定し、

1群に必要な褥婦の人数は30名だとすると、合計60名の褥婦に協力していただく必要があります。1週間に3名の患者をリクルートしていく予定にすると、およそ6カ月がデータ収集に必要な期間となります。データ収集場所との交渉と同様に、実際のデータ収集に必要な時間は予定通りにはいかないことがほとんどです。

データ分析時は専門家の助言を求めることも

データ分析に必要な時間は、量的手法を用いた場合と質的手法を用いた場合とでは大きく違ってきます。現象学的アプローチを用いて死にゆく患者のニーズを分析しようとしている博士課程の友人は、データ収集ならびに分析を開始してすでに2年が経過しています。

データ分析に必要な時間も、計画書が出来上がった段階でおおよそ見積もることが可能です。質問紙調査で何百人ものデータをコンピュータに入力し、そのデータを見直しする作業は時間がかかります。しかし、入力後の見直しが終了すれば、計画書に記載したとおりに分析を進めていけばよいのです。

研究目的、データ収集方法にもよりますが、量的アプローチで収集したデータの場合は分析に数カ月程度見積もっておけば問題はないでしょう。もし、専門家に助言やコンサルテーションを求める場合は、その時間も加味して見積もることが必要です。

論文としてまとめる

結果のまとめ・発表は、どこへ、どのような方法で結果を報告するかで違ってきます。通常、分析をした結果を表や図にしてまとめ、どのような結果を得ることができたのかを研究者間で共有します。また、報告書や論文を書く場合には、どのようにまとめ、考察を加えるのかについて意見交換をしていきます。

論文としてまとめる場合は、投稿規程で文字数、表や図の数、引用文献リストの作成方法などが決められているので、その指示に従って内容を精選し、論文を作成しなければなりません。多くの場合、日本語ならびに英語抄録が必要なので、それに要する時間も考慮に入れると、論文としてまとめるにはかなりの時間が必要となります。

その一方で口頭発表やポスター発表の場合は、自分が選んだ学会の抄録締切日が決まっているので、それまでに抄録を作り、実際の発表日までにスライドやポスターの準備、予行練習を行えるよう予定を考えていくことができます。

研究スケジュールの一例

研究の開始から終了までの全体のスケジュールを立てることは、上述した通り、研究目的、データ収集方法に大きく左右されます。研究は、スケジュール通りには100%進まないことを覚えておいてください。

筆者は過去に勤務先の感染症内科医と一緒に研究助成金の申請をしました。研究テーマは、「末梢挿入型中心静脈カテーテル（Peripherally inserted central catheter）と非埋め込み式の中心静脈カテーテルの有効性についての検討」です。既存の医療記録を用いての後ろ向き調査であり、次のような大まかな予定を立てました。

●2003年10月下旬

助成金結果　受け取る

●2003年11月～2004年3月
データ収集（医療記録を取り寄せ、必要な情報を収集する）
データ入力
●2004年4月～5月
データ入力、データ分析
●2004年6月
報告書の作成

なぜ6月終了にしたのかというと、主任研究者である感染症内科医が6月に他院へ異動になることがわかっていたからです。大まかな計画の予定を立てつつ、具体的な作業をいつから始めるか、いつまでに何を終えておくかという打ち合わせは常に行っていきました。

滑り込みセーフの抄録づくり

院内の研究発表会や学会発表をゴールに、実施している研究の場合は、先にゴールが定まっているので、そこから逆算して、タイムスケジュールをつくることも可能です。

これまでに支援を行った学会抄録づくりの中には、提出の半年前は、まだ「案」のレベルのものもありました。「○○月にある△△学会で発表したいんだけど」という看護師長からの依頼が始まりで、研究の支援をすることになりました。

その後、彼女が長年温めてきた研究案を聞き、さっそく研究計画書をつくり、当該施設の機関内倫理審査を受け、その承認後データ収集を開始しました。医療記録を用いた後ろ向き研究でしたが、約200名の患者を対象としたことと、当初予定していたデータ収集隊の人数が減ってしまったことなどから、思った以上にデータ収集の進みが遅く、分析のために使えるデータがそろったのは、抄録締め切りの2日前でした。

データをもらってから2日後（つまりは抄録締切日ですが）に、分析結果を看護師長に渡し、説明をしました。分析はそんな短時間でもできるのだとは、間違っても思わないでいただきたいのですが、この場合、研究計画書をつくる前の話し合いの段階で、どのような流れで分析を進めるかについても相談をしていました。

そもそも目的が3つある研究計画だったので、目的ごとに分析方法を決め、それぞれについて絵に描いて彼女に説明しました。その絵を彼女は最後まで大事に持っており、時として言うことが違っている私に対して、「分析方法が変わってしまっていますよ」「覚えている？　最初に書いた絵のこと」と言いつつ、見せてくれました。

その分析のレシピがあらかじめあったので、筆者は迷うことなく、そのレシピ通りに分析を進めていけばよかったのです。

この例をご紹介したのは、学会発表まで半年程度しかない場合でも、きちんとした主任研究者のリーダーシップの下、タイムスケジュールを立て、事前の話し合いをきちんとし、研究計画書をつくり上げておくことが、スムーズな研究プロセスの進行につながるということをご理解いただきたかったからです。

Q41 メールやパソコンを多用して、休み返上での作業はやめたほうがよいと思うのですが、「研究はグループ全員が集まる熱意を持ってこそ」と考える管理者もいます。上手なまとめ方はないでしょうか？

A 筆者が米国留学から戻ってきて、日本で就職した後に受けたカルチャーショックの1つが、日本の職場はまだまだ「電話社会」であるということでした。筆者が留学していた当時の米国は、日本と比較するとインターネットの料金が安かったために、コミュニケーション手段としてメールが大変普及していました。留学前はほとんどインターネットやメールなどやったことがなかった筆者にとっても、相手の都合を気にせずメッセージを送ることができるメールが、コミュニケーション手段として重要なものとなりました。

日本は今でも電話社会

その後、日本に帰国してからも、院内LANもあるので、用事がある場合はできるだけ院内メールを使っていました。というのも、院内ポケットベルで呼び出して用件を伝えようと思っていても、相手が診察中だったり、手術に入っていたりすると申し訳ないと思ったからです。

ところが、データ分析の依頼を受けた医師にメールを送っても、いつまでたっても返事が来ません。どうしたものか？　と思っていると、「返事が遅くなってすみません。もともとメールはあまり見ないもんで。電話で返事が来ると思っていたので、ほんとすみません」というメールが4～5日後届きました。友人にそのことを話すと、「今では、米国よりもネット料金が安くなってきたと言っても、日本はまだまだ電話社会だよ。しかもメールと言っても携帯電話のメールだからね」とあっさりと言われ、現代の若者事情をちょっとだけ理解できたのでした。

別件ですが、ある医師が出版社の編集者と電話で話をしていた時、「原稿依頼は受けますよ。でも僕の原稿は手書きですから、ファックスで送ります」ということを言っていました。院内はすべて電子カルテとなっている病院の著明な医師が、自分の原稿はコンピュータではなく、手書きなのだ……ということにも、筆者は驚きました。

「参加する熱意」＝「集まる熱意」？

このような状況を踏まえると、病院によってはまだまだメールが一般的なコミュニケーション手段と言えない場合が少なくないのではないでしょうか。パーソナル・コンピュータ（PC）を持っていないというナースの方々も多いかもしれません。

確かに、メールを使って、研究者間のコミュニケーションを図っていくことは、時間的にも物理的にも楽だと思います。現に、筆者は、研究計画書や論文はすべてメールの添付ファイルで送ってもらい、それをコンピュータ上で読み、コメントをすべて青字で入れ、添付ファイルにして送り返すということをしています。しかし、なかには印刷をした研究計画書や企画書を持ってこられる方もいるので、そのような場合は鉛筆でコメントを入れます。

ご質問にあるように、「研究はグループ全員が集まる熱意を持ってこそ」というのは、研究を実施していく際の必要用件ではありません。研究プロジェクトが軌道に乗るまでは、何度かメンバー全員が集うことは必要ですが、筆者は、重要なのは「集まる」ことではなく、「一緒に進めていく」あるいは「参加する」熱意だと思います。研究プロジェクトを効果的に進めていくためには、主任研究者あるいはそのプロジェクトの責任者がいかにマネジメント、リーダーシップ能力を発揮できるかにかかっています。10名近くでスタートした研究は時として、時間の経過とともに話し合いに参加する人の数が減り、実際のデータ収集の段階になると数名だけが作業に参加するだけになってしまうこともあります。おそらく、管理者の方はそういう事態を想定して、「集まる熱意」と言われたのでしょう。

リーダーに求められるマネジメント能力

物理的に一緒の場所にいなくても、研究プロジェクトに参加することは可能です。メールを活用することも一方法だと思います。しかし、上述したように、そのような体制が整っていない人にとっては、「メールできないと研究に参加できないんだ」という思いで、参加を躊躇してしまうかもしれません。そういうことがないように、電話や手紙なども活用しつつ、研究者間のコミュニケーションをきちんと図っていけるよう、主任研究者あるいはプロジェクトの責任者が配慮することが一番重要なのではないでしょうか。

筆者がかつて主任研究者として進めていた研究プロジェクトは、筆者を含めて7名のメンバーがいました。いずれも大学教員でしたが、みな多忙でした。その中で全員の参加を求めるために、筆者は毎回会議終了後、討議された内容、次回までの宿題、次回検討予定事項について書いた手紙を全員のメールボックスに入れていました。学会発表や誌上発表の作業を進める際にも、抄録や論文見本を全員分印刷し、「○○までにコメントをお願いします」というメモとともに封筒に入れ、配布をしました。このようにして、メンバー全員とコミュニケーションを図ることができました。

主任研究者として研究を進めていくということは、当該領域ならびに研究手法についての知識も必要ですが、それ以上にチームを引っ張っていくリーダーシップ、マネジメント能力も求められると思います。

Q42 同じテーマを2～3年かけて追究するつもりが、ローテーションでメンバーが入れ替わり、継続できなくなる例がよくあります。うまく続ける方法はありますか？

A 研究に着手しようと仲間を集め、テーマを絞り込み、文献を探して読み、計画書を作成していると、それだけで1年くらいかかってしまうことがあります。仲間と一緒に研究を行う場合、すべてのステップにおいて全員で話し合い、見解を一致させて進めていくことが必要なため、個人で行う場合よりも時間がかかってしまいます。

主任研究者がリーダーシップをとる

複数年かけて研究をしようと思った場合、その研究の継続は責任者となる人の力量にかかってくると言っても過言ではありません。そもそも複数人で行う研究の場合、「主任研究者」という、研究全体の責任をとる人が必要です。そうでないと、船頭ばかり多くなってしまい、身動きがとれなくなってしまうからです。状況によって違ってくると思いますが、多くの場合は、そのテーマのアイデアを出した人が主任研究者となります。あるいは、院内にある検討会メンバーで調査をしようと考えた時、その検討会の責任者がそのまま調査研究の責任者になる場合もあるでしょう。

ローテーションでメンバーが入れ替わったとしても、そもそもそのテーマに関心がある人たちが集まったのであれば、部署、病棟を超えて継続させていくことも可能だと思います。筆者は病院就職2年目に「母乳継続の実態とその継続に影響を与えている因子は何なのだろうか？」という疑問を持ち、先輩、後輩を含めた6名と既存の医療記録を用いた実態調査をしました。その調査のための情報収集が終了する前に、筆者の職場は病院から大学へと変わりましたが、最後まで病院のスタッフとともにその調査をまとめ上げ、学会で発表しました[1)]。

他職種研究チームの利点

現在、筆者が参加している研究プロジェクトの1つは、さまざまな病院のナース、大学の看護教員、薬剤師、図書館司書の方々が集まっています。かなり大所帯の研究チームですが、主任研究者の大学教授の方が毎回の会議でしっかりと舵をとっておられ、メンバーは迷子になることがありません。この研究プロジェクトでは、さらに数個のグループに分かれ、次回の会議までにそれぞれに与えられた課題、宿題をしなければなりません。施設・職種を超えたメンバーの集まりなので、場所や時間のやりくりをしつつ、グループごとの作業を進めています。

さまざまな施設や職種のメンバーが一同に介して同じテーマを検討するということは、

物理的な点では不利なこともありますが、1つのテーマに対していろいろな視点からアプローチできるという利点の方が大きいのではないでしょうか。

●引用・参考文献

1) 操華子・三橋恭子・小林心華子・黒川寿美江・平松利英，小林康江：母乳哺育継続の実態と影響因子に関する調査，第29回日本母性衛生学会，1988.

Q43 研究のために自分のプライベートな時間を割いている現実があります。なかば強制的に課せられる院内研究なのに、ここまで自分の貴重な時間を費やさなければならないのでしょうか?

A 質問にあるような思いを抱いておられるナースの方々は少なくないと思います。まず筆者の個人的な見解からですが、「なかば強制的に課せられる院内研究」という表現に残念さを感じます。研究とは決して強いられてやるものではないからです。

「この研究をしたい」という強い思い

研究の本来の目的は、「なぜだろう？　どうすればよいのだろう？」と思った臨床問題に対し、既存の文献では答えを得ることができなかった場合に、新しい知識を得るために行われるものです。研究を進めていく上で必要になる条件はいろいろありますが、その研究をやりたいと思う研究への関心、意欲は不可欠なものです。それを失くしては、決してよい研究は生まれてこないと思います。

これまで支援をしてきた多くの臨床ナースの方々の、研究着手への動機はさまざまですが、皆さん「この研究をしたい」という強い思いを持っています。糖尿病外来に勤務するあるナースの方は、「私はこのテーマで研究したいと思って、すでに3年もたってしまっています。これまでいろいろな方々に援助を求めてきましたが、どうもうまくいかなかったのです。どうやって研究を進めたらいいのかわからなかったのです」と言っていました。もちろん彼女は、外来診療が終わった後や、自宅で研究のための時間をつくって、研究の準備を進めています。

させられた研究でよい結果は得られない

周りから強制的にさせられているという思いが強いと、同じプライベートな時間を研究に費やすにしても、受け止め方も違ってくると思います。

褥瘡に関する後ろ向き調査のためのデータ収集をしているナース・マネジャーに、診療記録室で会った時、彼女は、「長くナースをやってきて、初めて休日になったゴールデンウィークだったのに、こうやって毎日データ収集のために診療記録室に来ている私って、何だろうって思うんですよ」と、笑っていました。

自ら研究に取り組もうという思いがない場合は、休日返上でデータ収集をすること自体におそらく不満、ひどい場合には「なぜ、私がこんなことをしなければいけないのか」という怒りを感じてしまうでしょう。そうなると、よいデータも収集できなくなり、結局、よい研究結果は得られなくなってしまいます。

研究は、自分の関心のないテーマについて強制的にさせられるものではありません。もし自分の専門外のテーマに関する研究であったとしても、その研究手法を学びたいという別の動機がなければ、その活動はナースにとっても、また他のメンバーにとってもよい影響を及ぼしません。

そうは言っても、病院で看護研究を各病棟ごとに行うようにと決められている場合、参加しないわけにはいきません。その時は、研究プロジェクトに参加するメンバーが少しでも興味や関心を持っている研究テーマを課題として選ぶと、今よりは意欲的に研究活動に参加することができるかもしれません。

11. 仕上げにかかる ―文献引用のルール

Q44 引用・参考文献の示し方がよくわかりません。また、海外の文献を引用する時の基準を教えてください。

A 引用文献の示し方、章の立て方など、論文のスタイルは、発表する雑誌や所属する学会、領域によって違ってきます。雑誌に投稿する場合は必ず「投稿規程」を確認しましょう。米国の看護雑誌を対象とした調査では、American Psychological Association (APA)のスタイルと、American Medical Association（AMA）のスタイルを採用している雑誌が多いという結果でした。また、国際的なものとして、『生物医学雑誌への統一投稿規程』(通称：バンクーバースタイル）があります。日本にはSIST（科学技術情報流通技術基準）があり、インターネットで参照できます。

さて著作物を「引用」などの形で利用する時に配慮しなければならないのが著作者の権利であり、それについて定めたのが「著作権法」です。日本の著作権法では、「著作物が自由に使える場合」として、第32条で引用を認めています。公正な慣行に合致すること、それから引用の目的上、正当な範囲内で行われることを条件とし、自分の著作物に他人の著作物を引用して利用することができます。同じような目的であれば翻訳もできます。ただし、引用を行う際、一般的には、表33に示した条件に注意しなければなりません。

米国における「フェア・ユース」とは

海外の場合、著作の本文や図を引用する際、

表33　引用を行う際の条件

1 他人の著作物を引用する必然性があること
2 かぎ括弧をつけるなど、自分の著作物と引用部分とが区別されていること
3 自分の著作物と引用する著作物との主従関係が明確であること（自分の著作物が主体）
4 出所の明示がなされていること（⇒第48条「出所の明示」）

厳密に引用者が原著者に許諾を得るように求める場合もあると聞きます。図表や尺度など、論文の一部であっても独立した著作として利用できるようなもの、雑誌や著作物のどこかに断り書きがあるようなもの、そのほか特別な場合を除いて、通常の引用であれば、国際的な著作権に関する条約を締結している日本の著作権法に従って行えばよいと言えます。

例えば、米国の著作権法では「107条排他的権利の制限：フェア・ユース」において、著作権のある著作物の使用(コピー、レコードの複製、二次的著作物の作成など)が、批評、解説、ニュース報道、教授(教室における使用のために複数のコピーを作成する行為を含む)、研究または調査等を目的とする場合、著作権の侵害とはならないと定めています。

著作物の使用がフェア・ユースと認定されるかどうかを判断する場合に考慮すべき要素には、①使用の目的および性質（使用が商業性を有するかまたは非営利的教育目的かを含む)、②著作権のある著作物の性質、③著作権のある著作物全体との関連における使用された部分の量および実質性、④著作権のある著作物の潜在的市場または価値に対する使用の影響、の4つが挙げられています。

本文および図表引用の考え方

AMAが論文の書き方を示したマニュアル内「3章 6. 知的所有権コピー、複製および改作」[1]では、このフェア・ユースによって、「著者は少量の本文や図表などを引用、複製できる」としながらも、「著者は原文と異なる意味を与えるような文脈を逸脱した引用をしてはいけない。原典に対する帰属承認がいつも適切になされねばならない」などの注意をしています。これは、基本的に日本の著作権法の方針と変わりがありません。

さらに、細部の記述を見ると、例えば本文の引用について、「正当な利用の対象となる本文の量は、全体のうちでそれに占める割合によって決定されるが、この割合は単語の長さによって測れるものではない」として、米国において通説となっている300語ルールを戒めています。

また、図表についてはフェア・ユースを見極めるのが難しいとし、「表からの1行あるいは2行の情報は許可なく利用できようが、許可なく表全体を複製することは著作権侵害と見られる可能性がある。同じことが図解にも当てはまる。AMAは、以前に出版された表や図解の一部を改作したり、全体を複製したりする許可を得るようすべての著者に要求している」と書かれています。

研究者間の新たな関係づくりの機会に

引用は、学術的なコミュニケーションの1つと捉えることができます。その意味では、事前に原著者とコンタクトをとることは、利用許諾を得ること以上の恩恵があるのではないでしょうか。研究へのアドバイスや、より新しい情報の提供があるかもしれません。もちろん、その場合、自分の研究成果も伝えシェアします。海外の研究者やナースと、このような関係がつくれたら理想ですが、実行するのは、なかなか難しいでしょう。研究支援態勢の必要性を感じるのは、このような時です。

海外の研究者とのやり取りが難しいとしても、引用したら、出典を誰もがたどれるような形で明示することは必須です。不確かな記述は、原著者の利益を損なうと同時に、読者が関連する論文を知る機会を奪うことにもなるからです。

●引用文献

1) American Psychological Association：Publication Manual of the American Psychological Association, 5th ed, Washington, DC, American Psychological Association, 2001.（APA論文作成マニュアル,江藤裕之他訳,医学書院,2004.）

●参考文献

1) Northam, S., Trubenbach, M., Bentov, L. ：Nursing journal survey；information to help you publish, Nurse Educator, 25(5), p.227-236, 2000.
2) Iverson, I . et al. ：American Medical Association Manual of Style；A Guide for Authors and Editors, -9th ed, Lippincott Williams & Wilkins, 1997.（医学英語論文の書き方マニュアル,今西二郎・浦久美子訳,共和書院,1999.）
3) International Committee of Medical Journal Editors：Uniform Requirements for Manuscripts Submitted to Biomedical Journals；Writing and Editing for Biomedical Publication. updated October 2004, http://www.icmje.org/（参照 2005-01-31）.
4) 科学技術振興機構：科学技術情報流通技術基準 SIST,http://www.jst.go.jp/SIST/index.htm（参照 2005-01-31）.
5) 文化庁：著作権, 新たな文化のパスワード, http://www.bunka.go.jp/1tyosaku（参照 2005-01-31）.

Q45 引用したい文献が別の文献を引用していて、“引用の引用”になりそうな時、どちらを文献として出したらよいのでしょうか？

A “引用の引用”は避けなければならないことです。元の文献も入手し、確認したうえで、正確に記述しなければなりません。

引用について、Q44でご紹介した主要なスタイル・マニュアルでは、どのように記述しているでしょうか。

引用・参考文献は正確でなければならない

まず、『APA論文作成マニュアル』では、「4.02正確で完全な引用文献リストの作成」[1]という章に、次のように書かれています。「引用文献を一覧表にすることの1つの目的は、読者が出典を入手して利用できるようにすることにあるので、引用文献のデータは正確で完全なものでなければならない」とし、「情報が正確かつ完全であることを確かめる一番よい方法は、引用文献とオリジナルの出版物とを念入りに照合することである」とあります。

次に、『生物医学雑誌への統一投稿規程』[2]では、「Ⅳ.A.9.a. 参考文献に関する一般的な注意事項」の中で、「レビューへの参照指示は、ある文献の主旨がどういったものなのかを読者に理解してもらうための公開的な方法かもしれないが、レビューは必ずしも元の文献を正確に反映しているわけではない。そのため、読者にはできるかぎり原著論文への参照指示を示すべきである」としています。また、この章の最後には、『APA論文作成マニュアル』と同様に、参考文献の内容に誤りがないかどうかをすべて確認している雑誌ばかりではないので、著者は参考文献を元の文献と照合させる必要がある、と注意しています。

孫引きでは著者の主張が歪曲される可能性がある

引用の際には、引用したい部分が、手元にある文献の著者（仮にAとしましょう）の主張または研究成果なのか、それともAが引用している文献の著者（Bとします）のものなのかを見極める必要があります。もしかしたら、AはBの研究成果をBの意図とは違う形で引用しているかもしれません。Aに悪意がなくても、Aの理解の仕方によってこのようなことは起こります。もとより、引用したい部分がBの主張、研究成果であれば、そのことがよく伝わるように、正確に記述するべきです。

また、AがBの文献の著者名、資料名やページ数などの書誌事項を書き間違えているかもしれません。そうすると、読者が文献を入手して、正しく理解する機会を奪うことになります。こうした負の連鎖は起こさないようにしたいものです。ごく稀に、「自分の著作物と引用する著作物の主従関係」（Q44参照）が逆転しているようなもの、中には、大部分が引用した著作物の文章であるという悪質な場合があります。

このように、自分が引用したい部分が誰の主張、研究成果であるのかを確認し、正しく引用することは大切なことなのです。

●引用文献

1）American Psychological Association：Publication Manual of the American Psychological Association, 5th ed, Washington, DC, American Psychological Association, 2001.（APA論文作成マニュアル, 江藤裕之他訳, 医学書院, 2004.）
2）International Committee of Medical Journal Editors：Uniform Requirements for Manuscripts Submitted to Biomedical Journals；Writing and Editing for Biomedical Publication, updated October 2004. http://www.icmje.org/（参照 2005-01-31）.

12. 成果を発表する―投稿・発表の手続き

Q46 投稿や発表をするためにはどのような選択肢や方法があるのでしょうか?

A 研究結果を発表することは、ナースの方々がこれまで行ってきた研究成果を世に公表することです。では、その方法にはどのようなものがあるでしょうか?

出版物で発表するか、聴衆を前にして発表するか

研究結果を公にする方法には、出版物によるものと、聴衆を前にしての発表があります。前者には、書籍の発行、寄稿による論文の雑誌掲載があり、後者には主に口頭発表とポスターによる発表があります。どちらの場合においても、自分たちが行った研究内容に適した読者、聴衆層を対象に選ぶことを考慮しなければなりません。

医学書院が発行している医学界新聞には、1年を通じて医療に関連した学会、研究会の開催情報が載っています。そこで自分の研究内容を発表するのに適している学会や研究会を探すことが可能でしょう。しかし、論文を寄稿する場合は、数多くの雑誌の中からの選択はなかなか容易なことではありません。自分で判断が難しい場合、これまでに発表した経験のある上司や先輩に相談をするとよいでしょう。

研究成果を発表することの意味

では、自分の研究結果を公表すること自体にはどのような意味があるのでしょうか? 1つには、同じテーマについて研究を行っている方々との交流が挙げられます。学会発表というのは、実は最終的な結論を出す前でも申し込みをし、発表することができるのです。専門の学会であれば、自分が発表をした内容に対し建設的な意見をたくさんもらうことができます。他の方々の意見を参考にさらに違う角度から分析を進め、結論を導くということも可能になってきます。またその交流を通じて、共同研究の可能性が出てくるかもしれません。

自分の結果を公表することのもう1つの目的は、新たな知見を公表することで、看護学における知識体系に貢献するということがあるでしょう。ちょっと固い表現になりましたが、研究は新しい知見を得るために行われます。これまでの既存の研究から十分な知見が得られていることを研究することは無意味なことです。Q18で追試のことを書きましたが、

追試を計画する際にもきちんとした目的、理由があります。研究の結果、得られた成果はその学問領域にとっては新しい知見ですから、多くの方々に知ってもらいたいと研究者は思います。こういう場合は、論文として発表するのが適切です。

どの媒体に投稿するか

論文として投稿する際には、自分が投稿しようと思っている雑誌社に作成した論文を送ります。事前に投稿規程をよく読み、規程に定められたように論文を書くことが必要です。また、不適切な雑誌社に論文投稿をしてしまった場合、査読委員会から「受付拒否」の連絡をもらうまでに半年以上かかってしまい、その間他の雑誌に寄稿することができず無駄な時間が過ぎてしまうこともあります。どの雑誌に投稿をするかは、よく考えて行うことが大切です。

専門学会誌以外には、一般に商業誌と呼ばれている雑誌にも論文を投稿することができます。日本看護協会出版会から出版されている『看護』『Nursing Today』『インターナショナル ナーシングレビュー』などは商業誌と呼ばれているものです。学会誌とは違い、多分野の方々の目に留まる可能性はありますが、学術論文としての価値は学会誌に掲載された場合に比べ、落ちてしまうことは覚悟しなければいけません。

学会はその領域におけるエキスパートたちの集まりです。多くの学会誌では、投稿された論文は、投稿してきた人の情報を隠して、2名のエキスパート（査読者あるいは査読委員と呼びます）が読み、その論文を評価します（これを査読、ピア・レビューと言います）。その後、エキスパートたちは、その論文を採択するかどうかを一定の基準に従って決定します。一方、商業誌では、このような厳密な査読制度がないことも多く、あるいは研究されている領域に関する知見を持っていない方々による査読が行われてしまったりすることもあります。この違いから、商業誌に掲載された論文は、学術論文としての価値が下がることになるのです。

Q47 投稿や発表をする時に注意することなどを教えてください。

A 雑誌に発表をするために論文を投稿する場合と、学会で口頭あるいはポスター発表をするために抄録を提出する場合では手続きは異なります。

制限の中で魅力的なわかりやすい抄録をつくる

まず学会での発表を計画している場合は、

抄録締切日や抄録に含める内容・文字数など、その学会が規定した抄録の書き方について必ず確認をしてください。締切日については、郵送する場合は、いつの消印まで有効なのかを確認することが必要です。消印有効と当日必着では数日間の違いが出てきます。現在は、多くの学会がインターネット上で登録、抄録申し込みを受け付けています。

すでに分析も終え、大体の結論が出ている場合は、「はじめに」「目的」「研究方法」「結果」「考察」「結論」という順番で、定められた文字数に収まるように抄録をつくります。聴衆は学会の開催前には、抄録を目にすることが多く、抄録の内容で魅力ある発表かどうかを決めていきます。通常600～1,000字程度の字数制限があり、その制限内で魅力的なわかりやすい抄録をつくることが重要です。長文は避け、可能であれば箇条書きにします。発表の時に強調したいと思っている点は必ず含めるようにします。

データ収集・分析が完全に終了してからの抄録作成が理想

時々見受けられることですが、抄録に書かれている内容と学会当日の実際の発表内容が違うことがあります。

以前、知り合いの医師から、「抄録を提出するのが発表よりも早いから仕方ないけど、抄録の時の対象数が40名程度で、実際の発表の時の症例数が700例ともなると、ちょっとね。結果もかなり違っていて、僕は、これはもはや別の研究だと思うんだけど、他の人たちは、『ここまでよく症例を集めたね』で終わりなんだよ。結果が違っている点も、誤植ということですませればいいと言っているし。困ったもんだよね」と言われたことがあります。

彼の言い分はもっともだと思います。抄録締切りは実際の学会発表の数カ月前、早い場合は半年位前に設定されています。そのため、データ収集途中で発表をすることを決め、抄録を提出するために、抄録の内容と実際の発表内容が違ってきてしまうということが起こります。

ここで、研究者・発表者の方々に心に留めておいていただきたいことが、「研究者としてのモラル」です。学会発表後、誌上発表をしなければ、その抄録が1つの源泉として他の研究者に使われることになります。実際の研究結果ではなく、データ収集途上の本来の結果とは違う内容を抄録として残し、それが文献として使われていくことに対して、どのように思われるのでしょうか。ただ発表して、業績として残せばいいのでしょうか。次の世代の、あるいは同じ領域に関心を持った他の研究者たちに、「真実」を伝えていくことが、研究者に課せられた第一の義務だと筆者は思っています。

モラルのない先輩研究者はモラルのない後輩しか育てることができません。奇を衒(てら)った統計手法や謎めいた統計用語を説明する前に、まずすべきことがあるのではないかと感じる昨今です。

筆者が共同研究者として一緒に作業をし、学会発表のための準備をする場合は、データ収集を完全にあるいはほぼ終えた状態で、今後結果がひっくり返ることはないという確信が持てた時点で、抄録づくりを始めます。理想としては、完全にデータ収集ならびに分析が終了した後に抄録をつくることが望ましいことに変わりはありません。

表34　論文の著者になれる人、なれない人　（文献1）より引用、筆者一部改変）

著者になれる人	そのままでは著者になれない人
多施設共同研究で数人の患者を登録した病院長で、患者登録法について関与した人	多施設共同研究で最も多くの患者を登録した病院の病院長
数人の対象について面接をし、いくつかの質問をつくり、その妥当性を確かめた大学院生	すべての対象について面接をしただけの大学院生
物質Yの測定方法を開発した研究者	物質Yを測定する「測定機器X」を使わせてあげた隣の実験室勤務の研究者
適切なデータ解析法をアドバイスした統計学者	あなたの指示に従ってデータを解析しただけの統計解析担当者
原稿を読み、その段落構成について助言した同僚	原稿を読み、いくつかのタイプミスを指摘しただけの同僚
あなたの室長で、この問題を研究したらよいと言ってくれた人で、何も手助けはしてくれなかったが、定期的にあなたの仕事を見てくれ、コメントをしてくれた人	あなたの室長で、この問題を研究したらよいと言ってくれた人で、あなたに机と技官を用意してくれたが、その後は論文投稿の時まで全く研究にタッチしなかった人

共同研究者になれる人、なれない人

雑誌に発表をするために論文を投稿する時には、学会で発表をする時のような締め切りはありません。多くの場合、24時間365日、いつでも研究者の準備が整った時に投稿することができます。学会発表とは違い、きちんとした論文を作成しなければならず、この作成には想像以上の時間がかかります。また、投稿する雑誌ごとに投稿規程が定められていますから、その規定を遵守する形で論文を仕上げなくてはなりません。

主任研究者が論文を作成し、筆頭著者になることが多く、共同著者がいる場合は、筆頭著者が書いた論文をきちんと読み、助言をし、一緒に考察や結論を考えることが求められます。

以前、コ・メディカルスタッフの学会発表のスライド原稿作成のお手伝いをしました。スライドをつくる過程で、筆者はその研究は彼一人でやったものだと思っていました。結果の妥当性を見るために共同研究者がいたら見てもらうといいと助言した時も、彼は「誰もいないんだよね」と言っていたからです。ところが、スライド原稿を見た時に、6〜7名の名前が並んでいました。研究プロセスには何も関与しなくても、上司だから、その部門の責任者だから、という理由で、研究発表の時に名前がずらずら並ぶことは、日本ではまだまだ多いと思います。

しかし、いかなる発表の時もその研究に関

与した人が、発表者、執筆者として名前を載せることができるのが原則です。何の作業もしていない人は、協力者であって、共同研究者ではありません。

Brownerは実際に著者になれる人と、なれない人の違いを挙げています（表34）[1)]。

日本でもまだまだ長い著者リストが付いている論文を見かけますが、いったい誰が本当の意味でこの研究に貢献をしたのか、ということがわかりにくくなっていると指摘されています。米国に比べ、義理人情の文化であり、封建的な社会である日本では、何の関与もしていない直属の上司を著者リストから外すのは、若手研究者にとってはかなりの勇気が必要であることは間違いないでしょう。

論旨に一貫性を持たせることが重要

多くの場合、論文の構成は、「はじめに（緒言）」「文献レビュー」「研究方法」「結果」「考察」「結論」となっています。先にも述べましたが、投稿しようと考えている雑誌の投稿規程に、どのような内容を含めるべきか、文字制限、引用文献の表記方法などの詳細が載っていますので、それを十分理解した上で論文に着手するとよいでしょう。結果は表や図を利用し、読者が理解しやすいよう工夫をします。

第一稿ができたところで、一度手放し、数日後に読み返すことも重要です。書いた文章を読者になって読んでみるのです。共同著者に原稿を渡し、コメントや助言をもらい、さらに修正、加筆をしていきますので、何度か原稿が著者間で往来することになります。

共同著者が誰かにもよりますが、コメントや助言をすることは決して、筆頭著者を軽蔑したり、いじめているわけではないことを覚えておいてください。時に厳しいコメントもあります。それを受け入れ、自分の中でいかに対処するかで、論文の質が左右されるのです。

筆者が最初に筆頭著者として論文を書いた時のことです。共同著者の一人からのコメントは、その当時の駆け出しの研究者であった筆者にとってはびっくりするものでした。「論文を読みましたが、全然面白いものではありませんでした」という文章から始まり、延々B5判の紙に感想や助言が書かれていました。おそらく、そうしたコメントでへこんでしまい、修正・加筆をすることを諦めてしまう研究者もいるでしょう。しかし、先輩研究者はよりよいものをつくり出すために、後輩に助言をするのであって、その辺りを間違えずにメッセージを受け止めることが必要です。

抄録および論文作成時に共通して言えることは、とにかく論旨の一貫性を持ったものをつくることです。筆者は、作成された学会抄録や論文のコメントを書く作業について「団子の串通し」という表現を使います。団子1つひとつは、目的、方法論、結果、考察、結論です。それらがすべて一貫性、すなわち一本の串で通じていなければならないからです。この串を通す作業こそが、先輩研究者に求められていることではないでしょうか。

●引用・参考文献
1) Browner, W. S.：EBM医学英語論文の書き方・発表の仕方，折笠秀樹監訳，医学書院，P.145，2001.

Q48 ポスター発表や口頭発表での効果的な表現方法、スライド作成のコツを教えてください。

A ポスターならびに口頭発表の場合に一番大切なことは、対象となる聴衆はどのような人々かを知るということです。聴衆の特徴を知った上で発表する内容、発表方法を検討し、決めていきます。

ポスター発表の手順

ポスター発表の場合、まずポスターを貼る時間、外す時間、発表場所、ポスターを貼るスペースについての情報を確認します。なかでもポスターそのものについての諸注意があるので、それを必ず守るようにします。

ポスター発表の準備を始める時、まず検討しなければいけないのが、1枚の大きなポスターに発表内容をすべて盛り込むか、何枚かの小さなポスター（パネル）に発表内容を分けるか、ということです（図19[1]）。複数のパネルで発表する場合には、可能なパネル数と各パネルにどのような内容を含めるかを考えます。通常、抄録そのものは載せません。順番としては、「はじめに」「目的ならびに背景」「方法論」「結果」「考察」「結語」「謝辞」です。

文字の大きさは18ポイント以上にし、記号や矢印などを用いて簡潔にまとめ、重要なポイントは強調文字や下線の利用、フォント数を変えて大きめの文字にするなどの工夫をします。結果は図や表を用いて、理解しやすいものにします。

発表当日は時間的余裕を持って発表の準備をし、指示された時間帯には聴衆への説明や質疑応答のためにきちんと会場にいるようにしましょう。発表者の名刺だけがポスターのそばにおいてある風景を時々目にすることがありますが、あまり好ましいものではありません。自分の口で説明をし、聴衆との意見交換の場となるよう心がけましょう。

口頭発表の手順

想定される聴衆を考え、発表する内容、発表方法を検討し、決めていきます。聴衆の特徴と発表時間を考慮に入れ、発表内容、発表のスタイルを決め、スライドを準備していきます。スライド、発表内容を準備する際、1日に20～30の口頭発表を聞き続けている聴衆のことを考え、インパクトが残る、彼らの興味を引きそうな内容を含めるなどの工夫をするとよいでしょう。

口頭発表の場合は、タイトルと発表者名、所属施設に関するスライドから始めます。展開される内容の順番は、ポスター発表と同じです。スライドは、一行目はタイトル（36ポイント以上の大きめの文字フォントを使って）を入れ、その下に内容をできるだけ箇条書きとし、1枚につき7行を超えないようにします。この場合の文字の大きさは28ポイント以上にします（できれば32ポイントがよいです）。結果を表示する際、表を使う場

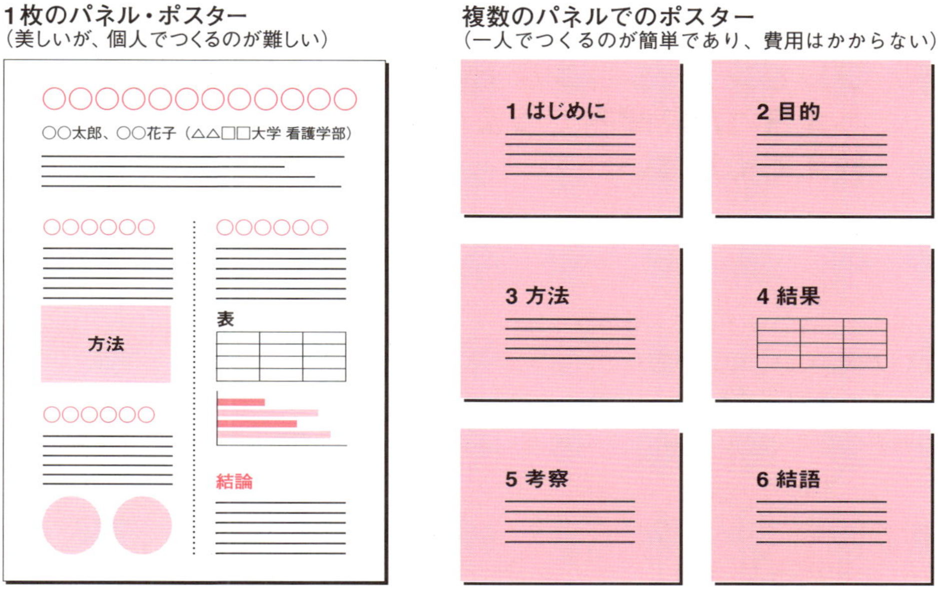

図19　ポスター発表時のポスターの種類[1)]

合は3～4段、5～7行程度にします。

最近では、パワーポイントの普及により、スライドをつくる機会は減りましたが、それでも発表時はスライド映写機のみ使用可能という学会はあります。このような時は、実際のスライドはスライド原稿が完成してからつくります。最終的なスライド原稿が完成するまでには、何度も修正や作り直しが入るものです。スライドが出来上がったら、そのスライドに合わせてどのような内容を聴衆に話すかを考えます。

口頭発表の経験が少ない場合は、制限時間などもありますので、発表原稿を用意するとよいでしょう。ただし、原稿の棒読みになってしまわないよう、口頭発表の場合はきちんとした文章で聴衆に語りかけていきます。発表を開始する時は導入として自分がどのような内容のことをこれから発表するのかを添え、聴衆の興味を自分に引きつけるのも効果的です。口頭発表の場合はポスター発表の場合よりも緊張することが多いので、事前の発表練習、想定される質問への答えの準備などを忘れずにすることが大切です。

●引用・参考文献

1）Browner, W. S.：Publishing and presenting clinical research, Baltimore；Lippincott Williams & Wilkins, 1999.

Q49 プレゼンテーションを上手に行うための方法や、与えられた時間内でうまく話すコツについて教えてください。

A ポスターやスライドづくりのコツについては、Q48、Q50で触れていますので、そちらを参照してください。ここでは、実際の発表がうまくいくコツについてお答えします。

制限時間の中できちんと発表を終える

学会などの口頭発表の場合、時間制限があります。まずはその制限された時間の中で発表がきちんと終わるよう準備をします。そのためには、次の点に注意します。

①スライドの枚数は、1枚につき最低1分間は提示すると考え、10分の講演の場合、5～8枚が目安と言われています[1)]。表題や謝辞などを入れると、10枚前後が適当でしょう。

②発表原稿については、何度も予行練習をし、余裕をもって設定された時間制限内に終えるようにします。そのためには、余分なことは言わず、今回の発表で何を聴衆に伝えたいのかを十分検討することが大切です。そして、そのメッセージを伝えるために必要な情報を付け加えていきます。

③発表内容の要点が明確になっているようスライドと発表原稿を用意します。そしてその両者の内容が一致しているようにしましょう。

ゆっくりと、歯切れよく話をする

次に、発表をする時の態度についてですが、作成した発表原稿を棒読みしても、聴衆を引きつけることはできません。発表原稿で練習を重ねてきたとしても、本番は聴衆に語りかけるように話すことが大切です。難しいかもしれませんが、聴衆の方を向き、聴衆の目や顔を見つつ、発表しましょう。

発表中に使用する言葉ですが、疲れている聴衆でも理解しやすいよう、平易で簡単な言葉を使い、長文にならず短文で語りかけるようにします。そして、自分が「ゆっくり話している」と感じるよりももっとゆっくり話す癖をつけ、一文終えたら、間を空けます。公の場に出ると、ただでさえ緊張して早口になってしまいます。普段からゆっくりと、歯切れよく話をする癖をつけておくとよいでしょう。

発表原稿の棒読みが嫌だからといって発表原稿を事前に用意せず、スライドだけを見て発表する場合、特に「えーっと」「あのですね」「つまり」という間をとる言葉の乱用は、聞き苦しいですからやめましょう。以前、学会のシンポジウムで、発表者があまりにも「えーっと」という言葉を言うので、耳についてしまい、30分で何回使うかを数えたことがあります。数えることに専心してしまい、内容については全く覚えていません。このような間をとるための言葉を使わず、流暢に発表する人は、聴衆にとってはとても聞きやすいものとなります。

身振り手振りからマイクの使い方、服装まで

学会での口頭発表の時間制限は7〜10分程度のことが多く非常に時間が短いので、非言語的なコミュニケーション手段を活用する余裕はないかもしれません。しかし、口頭発表に慣れてくると、身振り手振りを使い、より効果的な発表を行うことが可能になります。ポインターを使って、スライドの重要な箇所を示すということも、効果的な発表を行うための工夫です。

カラオケがこれだけ流行っているので、マイクを握ったことがある人は多いと思います。マイクは正面からはよく音声を拾ってくれますが、横からだと音を拾いにくいという問題があります。そのため、重要箇所をポインターで示そうと、スライドを見るために横を向くと、マイクに発表者の声が入りにくくなり、結果として聴衆は何を発表者が言っているのか聞き取れなくなることがあります。このような場合は、スタンドマイクではなく、ハンドマイクなどにして、顔と一緒にマイクも移動させることがコツです。

筆者が初めて学会での口頭発表を行う時、上司から次のことを言われました。「必ず前の日に、自分が発表をする会場を下見しなさい。そして壁の色を見て、壁と同化してしまうような洋服は着ないように」。男性の場合は濃い色のスーツが多いので、壁と同化してしまうことは少ないかもしれませんが、女性はいろいろな色を楽しむことが可能な分、発表時に着用する洋服の色にまで配慮が必要となります。

●引用・参考文献

1) 日野原重明：魅力ある学会発表のために，田辺製薬株式会社，発行年不明.

Q50 今どき、模造紙を使ってプレゼンテーションするのは恥ずかしいことなのでしょうか？

A ご質問にあるように、確かに大きな学会の示説会場に足を運ぶと、どの発表者もコンピュータでつくったと思われる、写真や図表付きのきれいなポスターが展示してあります。

発表者は学会事務局から決められた展示場所の広さを考慮し、A4判の大きさで何枚のポスターをつくるか、あるいは1枚の大きなポスターにするかを決めます。A3判の大きさまではカラープリンター、スキャナーなど

を駆使し、個人で作成することは可能ですが、大きな1枚のポスターにするには、専門業者に頼まなければなりません。

「見せるポスター」づくりを心がける

1992年、米国から「Kinko's」という印刷・製本を主とする会社が日本にも上陸し、今ではあちらこちらでその看板を見かけます。米国で学生だった頃、図書館閉館後にコピーをとるために、よく行ったものです。そこでは、コピーができるだけでなく、注文をするとデジカメの写真をプリントしてくれたり、何枚かのポスターを1枚の大きなポスターとしてつくってくれたりします。大きなポスターに使う用紙は、普通紙ではなく、持ち運んでもくしゃくしゃにならないちょっと固めのつるつるした紙を使います。

ポスターセッションで注目を集めるためには、ポスターそのものを工夫する必要があります。論旨が一目で理解できるようなポスターであるためには、①文字は大きさをそろえて丁寧に、②ポイントを見出しにして大きく、③長い文章は避け、できるだけ箇条書きに、④論旨の展開にそって（結論を先に書くのもよい）、⑤図表や写真などを上手に使って、⑥黒一色ではなく、いろいろな色を使って、「見せるポスター」づくりを心がけることが大切です[1]。

プレゼンテーションの目的が何かを考えて

そのような流れの中で、模造紙を使っての手書きのプレゼンテーションは、どのように聴衆に受け止められるでしょうか。1つは、とても個性的な発表の仕方と捉えられるでしょう。他方、PC機器を使いこなすことができない研究者で、少々アカデミックさに欠けると見られてしまうかもしれません。

しかしながら、上記の魅力あるポスター発表のための原則を踏まえた上で、研究者にとってのポスター・プレゼンテーションの目的が何かを考え、その目的がきちんと達成できるのであれば、模造紙による発表でも、専門業者でつくったポスターでの発表でも関係ないと思います。聴衆にとって「読みやすく」「内容が理解しやすく」「引きつけられる」ものであればいいのです。

ただ、1点だけ模造紙によるプレゼンテーションによる弊害があります。遠くの学会で発表する場合は、そのポスターを持参しなければなりません。模造紙によるポスターは、持ち運ぶ時にくしゃくしゃになりやすいという欠点があります。しわだらけの発表はやはり、公の場でくしゃくしゃのYシャツを着て発表するようなものです。しっかりと事前にアイロンがけをした、きちんとしたシャツで発表に臨むのは、聴衆への礼儀です。ですから、院内発表のように、持ち運ぶ距離が短い場合には模造紙による発表でも構いませんが、運搬距離が長い場合には、しわになりにくい固めの紙によるポスターのほうが適切なのかもしれません。

●引用・参考文献

1) 日野原重明監修：魅力ある学会発表のために，田辺製薬株式会社，発行年不明.

13. 実践に活かす —研究の最終目的

Q51 エビデンスを得てから、それを臨床に適用するために必要なプロセスを教えてください。

A 臨床の疑問・問いへのエビデンスを、文献あるいは臨床研究から得た後、それが臨床に適用できる結果なのかどうかを判断しなければなりません。これは、まさしくEBP（根拠に基づいた臨床実践）の4つ目のステップです（表35）。

表35　EBPの5つのステップ

1. 患者の問題の定式化
2. 問題についての情報収集（効率よく、最高のエビデンスの入手）
3. 得られた文献の妥当性の評価（批判的吟味）
4. 文献の結果を患者に適用することの妥当性の評価
5. 実践・評価

研究結果を臨床に用いる際の評価ポイント

臨床研究から強いエビデンスを得たとしても、それをそのまま臨床に適用させるわけにはいきません。適用する際に考慮に入れるべき点は、①効用、②安全性、③費用、④患者の嗜好、そして⑤実行可能性です[1)]。

①の効用については、文献の結果から得られています。次に②の安全性の問題はどうでしょうか。例えば、がんの治療は日進月歩であり、多くの治験や医師主導型のランダム化比較試験が実施されています。治験で検討されている薬剤を使用した場合、5年後の生存率はプラセボ群よりも統計学上有意に高かったとします。これは①の効用に当たるわけですが、研究対象となった薬剤が非常に強い副作用があり、プラセボ群よりも合併症が多く発症していたらどうでしょうか。それは安全性が保たれているのでしょうか？　生存を引き伸ばすことは可能かもしれませんが、患者のQOL（生活の質）は低下することになるでしょう。

次に、③の費用の問題も考慮に入れなければなりません。治験中であれば薬剤はすべて薬剤会社が負担します。しかし市販後、その薬剤による治療を継続するためには、費用は患者の負担になります。高額医療の対象になるとしても、治療にはお金がかかり、家計を圧迫することにつながることもあります。

乳腺炎のために外科病棟に入院した産後2週間目の患者を受け持っていたナースが、うっ帯している乳汁を排出させるブレスト・ケアが乳腺炎の回復に重要であり、それをぜひ患者に受けてもらおうと考えていました。彼女は、助産師によるブレスト・ケアの費用を調べ、その情報も患者に提供した上で、そのケアを受けるかどうかの意思を確認していました。

EBPの考えとともにもう1つ重要な概念が、患者中心の医療（patient-centered medicine）です。これまで医師―患者関係において医師側にあった意思決定の主導権を、患者に委ねるという考え方です。EBPの実践においても、この考えは重要です。患者が意思決定をするために必要な情報を医療者側は与え、患者は納得をした上で最終的な決断を下すことで、自分の医療、ケアに積極的に参加することができるようになります。

患者の意向を尊重した治療方針の決定とは

EBPの実践をする際、考慮すべき点の④は、各患者の嗜好です。時として医療従事者が望む治療やケアの方向と、患者の意向・嗜好が異なる場合があります。

インフルエンザが流行する時期になると、母乳栄養を行っている母親から、処方された坑ウィルス薬を服薬中は母乳栄養を継続することはできないのか、という問い合わせが時々あるようです。Aさんは、インフルエンザ様症状のため受診をし、医師から抗ウィルス薬であるタミフル®の処方を受け、服薬中は母乳を与えることを中断するよう助言されました。そのため、Aさんは坑ウィルス薬を服薬して母乳栄養を中断すべきかどうかを悩み、問い合わせをしてきました。

では、抗ウィルス薬の効果はどのくらいあるのか、調べてみます。このような場合、1つひとつのランダム化比較試験（RCT）の文献に当たってその効果を見ることも1つの方法ですが、『クリニカル・エビデンス日本語版2002-2003　clinical evidence』という本を活用することによって、文献検索の時間を省くことができます。この『クリニカル・エビデンス』はそもそも英国で出版されており、根拠に基づいた医療の展開のための重要な二次資料です。『クリニカル・エビデンス』の編集者たちが、各疾患の治療に関する最新の研究論文をレビューし、その結果をまとめてくれています。「成人のインフルエンザに対する抗ウィルス薬治療の効果はどのようなものか？」という疑問の答えは表36のようなものでした[2)]。

結論としてインフルエンザの曝露を受けてから抗ウィルス薬を36～48時間以内に服用すると、インフルエンザの症状継続期間を約1日短縮させることができます。Aさんに処方されたタミフル®では、服用した者は嘔気や嘔吐の症状が強くなるということも書かれていました。

次に、上記4種類の抗ウィルス薬は、授乳中の児にとってどれほどリスクがあるのかを見てみます。『薬剤と母乳』という本の中では、上記の抗ウィルス薬はいずれも下記の5つのカテゴリー分類の「L3」に含まれることがわかりました[3)]。

L1　最も安全
L2　比較的安全
L3　中等度の安全
L4　おそらく害がある
L5　禁忌

L3とは、「授乳中の母親を対象としたランダム化比較試験は実施されていない。しかし

表36　『クリニカル・エビデンス』による抗ウィルス薬治療の効果[2)]

アマンタジン（商品名　シンメトレル）経口投与 ▶1件のシステマティック・レビューと3件のRCT	経口アマンタジンは、プラセボに比べA型インフルエンザの症状（発熱期間）を約1日短縮する。
Rimantadineの経口投与 ▶1件のシステマティック・レビューと1件のRCT	経口rimantadineはプラセボに比べて、A型インフルエンザの症状（発熱期間）を約1日短縮する。
ザナミビル（商品名　リレンザ）吸入投与 ▶1件のシステマティック・レビューと3件のRCT	ザナミビルの吸入投与はプラセボに比べインフルエンザの症状（症状緩和まで）を約1日短縮する。
リン酸オセルタミビル（商品名　タミフル）の経口投与 ▶2件のRCT	経口リン酸オセルタミビルはプラセボに比べインフルエンザ症状を約1日短縮するが、吐き気や嘔吐の割合が高まる。

ながら、母乳を通じて児によくない影響が起こりうる危険性はぬぐいされない。あるいはこれまでの比較対照試験では、最小限のほとんど重篤でない有害事象についてのみしか報告されていない。薬剤は、予想される児に与えるリスクと益を比べ、益の方が多い場合のみ使用すべきである」と記されています。[4)]

つまり、抗ウィルス薬は母乳を通して乳児に摂取される可能性のある薬剤であり、母親が服用することの利益が児への悪影響の危険性よりも重きが置かれる場合は服用すべきであるが、それ以外の場合には、できればその服用は避けるべき薬剤の一種であると言えるでしょう。また、抗ウィルス薬を服用し母乳を中断することは、乳汁がうっ滞し乳腺炎を引き起こす危険性が高くなります。Aさんが抗ウィルス薬タミフル®を服用し、母乳栄養を中断するという選択肢以外に、どのような選択肢があるでしょうか？

インフルエンザは、治療をしなくても、その自然歴から1週間程度で症状が軽快することがわかっています。抗ウィルス薬ではなく、解熱剤や母乳中でも安全な風邪薬を代用して、母乳栄養を続けるという決断をすることもできるでしょう。すべての情報を得た後に、Aさんが母乳を与え続けることを望んだ場合、抗ウィルス薬を処方した医師の決定とは異なってきます。しかし、抗ウィルス薬を服用するかどうか、母乳栄養を続けるかどうかの最終決断は、Aさん自身がするものであり、その意向を十分に考慮し、彼女の意思決定を尊重した上での治療方針の決定は、EBPを展開していく上で重要なことです。

患者に関わる医療者の共通理解としておく

最後の考慮点は⑤の実行可能性です。例えば、MRSAの蔓延を予防する重要なケアは手洗いです。しかし、時々この手洗いの遵守率（コンプライアンス）の低さが問題となります。既存の研究では、手洗いのための物品が手の届くところにない、手洗いのための水場が近くにないということが原因として挙がっています。手洗いのコンプライアンスを上げるために、水場をあちらこちらにつくればよいのかというと、病床環境によっては手洗いのための水場を設置することが不可能な場合もあるでしょう。よいエビデンスを得たとしても、その結果が自分の環境で実施可能なのか、適用可能なのかを考慮することは重要なことです。

このように上記の5つの点から考え、文献から得られたエビデンスを臨床の場、あるいは眼前の患者さんに適用することを検討します。検討を行う段階から、同僚や上司にも相談し、その適用を最終的に決定することが望ましいでしょう。医療、看護はチームで行われています。その患者に関与するすべての医療者の共通理解になっていることが、エビデンスを臨床に適用していく上では重要なことであると思います。

●引用・参考文献

1) 中村清吾：患者への適用性判断，日野原重明・井村裕夫監修，看護のための最新医学講座第36巻　ＥＢＮと臨床研究，中山書店，2003.
2) Barton, S. Ed., 日本クリニカル・エビデンス編集委員会監修：クリニカル・エビデンス日本語版2002-2003　clinical evidence，日経BP社，p.603-606，2002.
3) Hale, T. W.：Medications and mothers' milk (Eleventh edition), Amarillo；Pharmasoft, 2004.
4) 前掲書3)

Q52 実際に、看護実践に活かすことができた研究の事例を教えてください。

A 筆者が支援をしている助産師のランダム化比較試験を例にとりましょう。彼女は、すでに臨床に導入していた分娩後の褥婦へのマッサージが、経験的に効果があるものであるということはわかっていましたが、それをきちんと検証したいという動機から今回のランダム化比較試験に取り組みました。

褥婦へのマッサージ効果を検証する

さまざまな経緯から、彼女は次の4群を設定し、各群間の効果を比較することにしました。①アロマ・マッサージ群、②マッサージ群、③アロマセラピー群、④対照群（安静群）です（表37）。

表37　設定した4つの群：介入の種類

	アロマ・マッサージ群	マッサージ群	アロマセラピー群	対照群
アロマセラピー介入	○		○	
マッサージ介入	○	○		

効果の判定には、不安を測定するために開発された標準的な質問紙を使いました。彼女の仮説は「アロマ・マッサージ群、マッサージ群、あるいはアロマセラピー群の褥婦の不安は、対照群の褥婦に比べ、統計学上有意に低下する」でした。いずれの4つの群においても、介入前と介入後の結果を比べると、統計学上有意に不安が軽減されていました。そして、一元配置分散分析（ANOVA）の結果から、「アロマ・マッサージ群の褥婦の不安は、対照群の褥婦の不安よりも統計学上有意に低下している」ことと、「マッサージ群の褥婦の不安は、対照群の褥婦の不安よりも統計学上有意に低下している」ことが明らかになりました。

このことから、経験的には有効であると思っていた産後のマッサージが褥婦の不安軽減に効果があるということを科学的に証明することができたのです。つまり、経験則で行ってきた褥婦へのマッサージの効果についての高いレベルのエビデンスをつくることができたわけです。

このランダム化比較試験の副産物として得られたものの1つに、「特上の安静の効果」がありました。上述しましたが、設定した4群いずれも褥婦の不安の点数は、介入前後で比較すると統計学上有意に低下しています。当初、対照群の褥婦の不安の点数には変化が見られないと予測していたのですが、実は「特上の安静」という、他の群と同じような1つの介入となってしまい、同様の効果をもたらしてしまったようです。

彼女は、他の介入群と同じように、介入専用の部屋を使用し、面会者も電話もお断りし、赤ちゃんは新生児室で預かってもらったため、産後休息をとりたいと望んでいる「安静群」の褥婦の方々に、「誰にも邪魔をされることのない、一時の休息」を与える機会を提供してしまうことになりました。その「一時」が思わぬ効果をもたらしたのです。病棟のスタッフとも検討し、アロマ・マッサージの継続以外に、「誰にも邪魔をされない一時の休息時間」を産後の褥婦に提供することも、産後の母子関係の確立に向けて、大切なケアではないかという結論が導き出されました。

HIV/AIDSコーディネーター・ナースの役割・機能調査

次は、筆者が行った質的研究の例を挙げましょう[1,2]。この研究は、厚生省（当時）科学研究費の助成を受けて行ったものです。調査当時、HIV/AIDS患者を専門にケアをする看護師（コーディネーター・ナース）と呼ばれる方は数人しか活躍していませんでした。筆者を始め、研究チームのメンバーは、その当時全く知られていないHIV/AIDSコーディネーター・ナースの役割・機能を調査し、まとめ、その重要性を明らかにしたいと考えました。

HIV/AIDSについて耳知識しか持っていなかった筆者は、研究対象となるフィールドに調査開始前の数カ月間、毎週のように研修に出かけ、コーディネーター・ナースの仕事を観察するとともに、HIV/AIDS治療・ケアの実際だけでなく、外来診療の流れや病院のシステムに関する知識を深めていきました。その後、筆者ともう一人の共同研究者が交代でコーディネーター・ナースの業務のすべてを観察し、記録していきました。さらに患者へのインタビューと、1日の業務終了後、観察されたすべての場面をコーディネーター・ナースに振り返ってもらい、その場面ごとの臨床判断に関する情報収集も行いました。

その後、文章化された観察場面、インタビュー内容を基に、すべての場面について分析をしていきました。一行ごとに分析をし、そこからテーマ（ラベル）を抽出し、それをグループごとに分け、カテゴリー名をつけていきました。HIV/AIDSコーディネーター・ナースの主要な機能として、アセスメント、看護診断、コーディネーション、その他の看護活動が明らかになりました。これらの結果は、臨床で活躍しているHIV/AIDSコーディネーター・ナースの実際の機能を多くの方に知っていただく貴重な機会となり、HIV/AIDSコーディネーター・ナースの働きの重要性が認識されていくきっかけの1つになりました。

筆者は、研究をするのであれば、臨床の場にその結果を還元することができる、つまり「役に立つ」研究に取り組みたいと願っています。結果を還元する方法は、臨床現場の日々のケアに直接還元できる場合、看護体制という視点から見た場合にその体制づくりや変更に間接的にでも貢献できる場合など、さまざまです。看護研究に取り組む際には、自分が行う研究で得られるであろう結果が将来的にどのような貢献をするのか？　という点もぜひ考えていただきたいと思います。

●引用・参考文献

1）操華子・山田雅子・井上洋士・池田和子・石原美和：HIV/AIDS医療におけるコーディネーター・ナースの役割・機能に関する研究, 厚生省平成8年度 エイズ発症予防のための生活指導法の開発に関する研究報告書, 1998.

2）Misao, H., Yamada, M., Ikeda, K., & Ishihara, M.：The role and function of the HIV/AIDS coordinator nurse in Japan, Journal of the Association of Nurses in AIDS Care, 11（4）, p.89-96, 2000.

Q53　研究をしてもやりっ放しの状態で、そこから得られた結果を現場にフィードバックすることが少ないように思うのですが……。

A 日本看護協会が主催する日本看護学会でも、毎年多くの研究発表がされています。臨床ナースの方々の発表も多く、忙しい日々を過ごしておられることが垣間見えます。これはせっかく行った研究の成果が臨床の場で活かされていないのでは？　というご質問だと思います。

臨床にダイレクトに返ってくるかどうかは研究テーマによる

まず、研究テーマによって直接臨床現場のケアの方法や質の向上につながる内容のものと、そうでないものとがあります。例えば、「褥瘡発生予防のための体圧減圧マットレス使用の効果」についての研究を行ったとしましょう。その結果、特に高齢の低栄養状態にある慢性期患者で、マットレスの使用が有効であったという結果が得られた場合、その結果はすぐに臨床にフィードバックされ活用することができます。

また、術前オリエンテーションを行う際、文字が多いパンフレットを用いてナースが口頭で行う場合と、写真や絵などをたくさん用いた小冊子やビデオを使った場合の、手術への不安や術後の回復状況などを比較したとします。後者の方が術前不安が減少し、術後の回復も良好であったという結果が得られたならば、術前オリエンテーションは写真や絵を用いたり、ビデオを活用するという方法に変更されていくでしょう。

一方､次のようなテーマはどうでしょうか。心臓外科手術前の患者と医療職者との会話を記録し、患者がどのような不安を抱いているのか、その不安に対してどのように対応してほしいと期待しているのかを分析しようという研究です。医療職者とは、医師やナースです。彼らの会話をすべて録音し、また、患者にその会話のやりとりについてさらに個別に面接し、その後録音したすべての会話の逐語記録をつくり、分析して、いくつか中心となる主題を導き出すというものです。

このような研究を質的研究と呼びますが、おそらくこの研究からは、患者が手術前に抱いていた不安の種類、そしてその不安を軽減するためにどのような対応を医療従事者に望んでいたかということが明らかになるでしょう。しかし、臨床の場で直接ケアの変更につながるものではありません。むしろ、患者と向き合う医療従事者の意識や態度の変化に重要な示唆を与えるものでしょう。つまり、間接的に臨床の現場に還元できる研究であると言えるのです。

論文として発表することが研究のゴール

このように、目に見えて臨床現場に還元できる研究結果と、そうでないものとがあるので、「研究はたくさん行われているけれど、その結果が全然臨床には活かされていない」という思いを抱いてしまうのも仕方ないのかもしれません。

次に、研究の結果が臨床現場に還元されていないと感じる2つ目の原因は、実際に研究がやりっ放しになっていることが多いということです。院内発表をしただけで研究を終えていませんか？　あるいは学会発表をしただけで、終わりにしていませんか？

研究で得られた結果は、他のナース、研究者たちと共有していかなければなりません。院内発表会だけで研究成果の報告を終えてしまったら、たまたま業務でその発表会に参加できなかった他のナースはどのようにしてその研究成果を知るのでしょう？　院内研究の場合、少なくともデータ収集場所としてお世話になったところには、その研究成果を報告する義務が研究者にはあります。二交替や三交替勤務のためにスタッフ全員が参加できない場合は、報告会を病棟で数回行う計画を立てましょう。

さらに、院内研究で得た成果を院内だけに温存させてしまうことはやめましょう。もっと多くの、同じことに関心を持っているナースたちとも共有できるよう、学会発表、そして誌上発表を行うことが大切です。多くのナースは学会発表が最終ゴールになっているようです。学会発表の抄録はあくまでも抄録であり、きちんとした論文ではありません。他のナースたちが文献として活用できるためにも、論文として発表することが、きちんと研究をやり終えたことになります。

Q54 研究テーマも毎年変わり、とりあえず「研究プロセスを学ぶ」「グループで1つの課題を成し遂げる」「自分たちの看護実践を言語化してみる」というレベルで行われているのが看護研究の現実ではないでしょうか？

A ご質問の内容から、おそらく毎年、病棟ごと、あるいは看護部全体でグループを決めて、持ち回り制で看護研究を行っている病院に勤めておられるのでしょう。1年単位で終えることができるような研究を毎年計画し、実施し、発表していると推察できます。ご指摘のように、研究にはレベルがあります。(p.23表1〈BrinkとWoodによる研究課題の3つのレベル〉参照)。

1つひとつの研究の積み重ねの重要性

ではまず、臨床の現場でよく見られる現象について考えてみましょう。例えば、先日脳外科病棟のナースから次のような話を聞きました。

「脳外科患者で手術直後頭にいっぱいドレーンが入っている状態で混乱を起こす人は少なくないんですよね。自分がICUに勤めていた時に、酸素流量計を貸してほしいという脳外科患者さんがいて、貸してあげたら、カラオケのマイクと間違えて、いきなり歌を歌い出したんですよ。ICU中に聞こえるくらい大きな声で。もうどうしようかと思ったんですけど。次の日の夜も、またマイクを貸してって言われたから、『静かに歌ってくださいね』と言って、貸してあげました。でも、ドレーンが抜けて意識がしっかりしたら、全然別人なんですよ。病棟でもそうですけど、脳外科患者さんの手術後のこういう混乱って、よくありますよね」

この話から思い出したことですが、以前、ICUに入室する患者は精神的に不穏になり、疾患とは関係のない症状を多く示すということに気づいたナースたちは、その現象を記述していきました。その記述が蓄積され、最終的にはICU症候群（シンドローム）と命名されました。

ICU入室にかかわらず、脳外科患者の手術後に起こる一過性の混乱について、もっと詳細を記述したいと思ったとします。これは、探索的あるいは記述的研究として計画され、実施されることになるでしょう。そして、その結果を踏まえ、その現象に特徴的な症状があるのかどうか、あるいはICU症候群と比較してどうなのか、あるいはICUに入室した脳外科患者と入室しない脳外科患者でこの症状に違いがあるのかどうか、などを次の段階の研究で検討したいと思うでしょう。さらに、ドレーン挿入という処置が行われた患者に特にその現象が見られることが多いのか？　ということを研究することも可能です。

1つの研究では、1つの研究課題、問いへの答えしか得られません。そのため、このように、1つの研究に取り組み、結果を得ると、そこからまた次の研究のアイデアが生まれることになります。

意味のある研究を行うためには…

現在、手洗いに関する研究に取り組んでいるナースの研究支援をしています。手洗いについては、これまで多くの研究がなされてきています。そういう状況で、さらに同じような実態調査をしても、全く魅力的な研究ではありませんし、新しい知見を得るという臨床研究の本来の目的も達成されません。そこで、筆者は彼女たちに言い続けたことがあります。それは、「自分たちのオリジナリティを見つけ、これまでの手洗い調査とは切り口を変えたものでない限り、研究をする意義はない」ということです。

彼女たちは、日本語だけでなく英語の文献も読み、米国疫病予防管理センター（CDC）から出されているガイドラインも読み、現在の手洗い調査、研究の実態を把握するのに数カ月を費やしたようです。しかし、「手洗い調査がしたい」という最初の思い、熱意は強く、途中で別のテーマが浮上しても、最後まで「手洗い調査」に固執し、その思いを貫き通そうとしています。

このような場合、おそらく1年では決して研究、調査を終えることはできません。定められた期間にとりあえずの結果を報告することと、自分たちが研究をしたい！　と思って取り組むテーマにじっくりと時間をかけてよい結果を出すことのどちらが、本当の意味で学び多い看護研究なのだろうか？　と、考えていただきたいと思います。

そして、研究を指導する立場におられる方々にお願いしたいことがあります。研究結果を考察し、検討していく際に、そこには必ず次の研究課題の種となるアイデアが潜んでいます。それを確実に見定める力を伝授し、指導してほしいと願います。

14. 困った時は? ──サポートシステム

Q55 院内研究を進める中で、困ったり悩んだりした時に、安心して相談できるシステムについて教えてください。

A 日本において、院内研究を専門的にサポートするシステムや部署を置いている病院はこれまでにはなく、2003年4月に聖路加国際病院に初めて「臨床研究支援ユニット」という部署が立ち上げられました（ただし、外部機構、第三者機構としての臨床研究支援センターというものはすでに存在していました）。これまでナース、医師、理学療法士、検査技師などの研究のあらゆる面において支援をしてきています。

漠然としたアイデアを研究テーマへと絞るところから、関連文献の検索、計画書や同意書の作成、研究対象患者へのインフォームド・コンセント、実際のデータ収集、収集したデータのコンピュータへの入力・クリーニング、分析ならびに結果の解釈、学会発表の抄録ならびに発表原稿・スライド、原著論文の作成への助言、指導などをこれまで行ってきました。

これ以外にも、院内における臨床研究の倫理審査のためのガイドラインを作成しました。この作成に着手した理由は、研究対象となる患者が持っている権利の尊重について、研究者側の意識が日本ではまだまだ低いという現状を目の当たりにしたからです。

研究者の立場をわきまえる

研究者はあくまでも、患者に研究の目的や内容を理解してもらい、研究に協力してもらう立場です。

4年目の研修医が主任研究者であった研究の手伝いをした時のことです。共同研究者である外来担当医師が患者に研究協力をお願いすることは倫理的には問題となるので、第三者の立場である臨床研究支援ユニット（現・臨床実践研究推進センター）のスタッフ2名が、研究対象候補の患者を紹介してもらい、別室で研究について説明をし、同意をいただくという仕事をしました。予定患者数まではなかなか到達せず、一人でも多くの患者に協力をしてもらいたいと筆者は思い、説明をしていました。

ある時、医学知識を非常に豊富に持っていた患者から、研究目的と内容を説明した後に、さらに研究を行う必要性を既存のデータを示しながら説明してほしいと言われました。次回の受診日に必要な情報をそろえて再度説明をすることを約束しました。患者と別れた後

Q57 先輩ナースや看護師長、教育担当など、人によってアドバイスがバラバラで、相談しても頭が混乱してしまいます。どうすればよいでしょうか?

A 自分が相談をする相手の立場や経験年数などの違い、また研究そのものや研究課題に対する考え方などの違いによって、意見や助言内容は違ってくるものです。人それぞれ価値観が違うのと同じことです。

相談のポイントを書き出してみる

いろいろな方々からの助言を得ることの利点は、研究者としての視野や視点を広げることができる点でしょう。しかし、ご質問にもあるように、いろいろな意見を聞くことでかえって思考の混乱を来すことがあります。最終的にどの意見を採用するか、その研究自体の方向性についてどうするかなどの決定は研究者（チーム）自身が行うものです。理由や説明のないままに決定を下すことはよくないことですが､研究者間で統一した見解を持ち、その決定への説明を第三者にもきちんと行うことができれば問題はないでしょう。

それでも、いろいろな方々に相談をし、アドバイスが異なる場合、まず自分がどのような点について相談を受けたいと思っているのか、そのポイントを整理して書き出してみるとよいかもしれません。同じポイントについて異なる人に相談した場合、その結果もまとめて記録に残し、研究チームで検討をするとよいでしょう。文章に書く、記述をするということで､かなり整理されていくと思います。

さくいん

A to Z

あ行

[あ]

[い]

[う]

[え]

[お]

か行

[か]

さ行

た行

な行

は行

本書は月刊誌『看護』2004年1月号～'05年5月号連載の「臨床看護研究の道しるべ」、同誌2005年7月号～同年12月号連載の「臨床看護研究のクリティーク」、および『ナーシング・トゥデイ』2003年12月号掲載の「院内研究の進め方：知っておきたいルールとモラル」を大幅に加筆修正したものです。

に、この旨を主任研究者である医師に電話で伝えたところ、「そんな口うるさい患者は、対象にしなくていいですよ」のひと言で、電話を切られてしまいました。

ここで言いたいことは、やはり日本ではまだまだ、このような患者のことを「そんな口うるさい」という形容詞で片付けてしまう傾向にあるのだということなのです。患者には知る権利がありますし、納得をした上で同意をし、研究に協力してもらうという姿勢が研究者側に培われる必要があるのだと痛感した一瞬でした。

研究現場での醍醐味とは

臨床研究を支援する者として、臨床で見つけたアイデアを研究というプロセスに乗せていくだけでなく、研究を行う際に注意しなければならないことを研究者の方々と一緒に考える機会をいただいています。

奇を衒った統計学的手法は本を読み、統計学ソフトと格闘すればある程度理解することができます。しかし研究を計画し、軌道に乗せていくプロセスの中で、主任研究者としてどのように責任を果たし、周りの協力を得るためにどのようにマネジメントしていくべきなのかということは現場でしか学ぶことができません。臨床の場で研究に関心、興味を持った方々には、できる限りその醍醐味を味わっていただきたいと思っています。

筆者自身、まだまだ開発途上の一研究者であり、知識不足、経験不足からくるさまざまな失敗は日常茶飯事です。しかし、若手の医師やナースが主任研究者として研究プロジェクトの責任を持ちたいと意欲的に取り組んでいる姿を見るにつけ、その若者のロールモデルとなる先輩ナースや医師がいないと嘆くよりも、まずはできる限り、ちょっと先行く研究者として自分がロールモデルとなれるよう努力をしています。

Q56 研究計画書の段階から大学院修了レベルの方に関わってもらえると、とても助かります。その場合、謝礼についてはどのようにしたらよいのでしょうか？

A 病院によっては、大学と提携をし、臨床の看護師が大学院生に研究のコンサルテーションを依頼できる所もあり、1回のコンサルテーションの経費はおよそ1万円であると聞いたことがあります。また、病院全体で看護研究の質を高めるために、院内の研究に関する指導係として大学院を修了した看護師を数名雇用している病院もあるようです。この場合は、月1度の指導で、1年かけて研究テーマの選択から発表までを行っていくようです。

さまざまな協力のかたち

聖路加国際病院では、臨床研究支援ユニットという新しい部署が2003年4月につくられ（2004年9月より臨床実践研究推進センターに名称変更）、主にナース、医師やコ・メディカルが行う研究の支援をするために、筆者は雇用されました。

筆者が以前、聖路加看護大学の教員であった時、病院のナース・マネジャーやスタッフと一緒にいくつかの調査研究を行い、学会発表をしました。このような場合、教員であった筆者は、助成金申請のための計画書づくりや、データ収集用の記録用紙の作成、分析などを担当することになり、臨床のナースたちは主に実際のデータ収集に取り組むという役割分担が自然とできていきました。

現在は、聖路加国際病院に所属していますが（正確には、聖路加国際病院に所属し、聖ルカ・ライフサイエンス研究所に出向しています）、反対に大学の教授が主任研究者である研究班で一緒に活動をしています。看護におけるガイドラインを作成することをその目的としており、聖路加国際病院以外の病院や企業の方なども集い、看護職だけに限定されず、他職種の方々とも一緒に1つのテーマについて検討することがとても意義あることだと感じています。

研究について体系的に学んできた大学院修了レベルのナースがリソースナースとして院内にいない場合、指導者を探し、コンタクトを取り、研究に関する助言を得るということは、難しいことかもしれません。かつて、文部省の統計数理研究所に勤務し、日本でも数少ない優秀な統計学者の一人である恩師が、「あの研究所でも研究のコンサルテーションは無料で受けていたんだよ。でもね、みんな知らないみたいだった。あまり外部からのコンサルテーションは来なかったなあ」と、言っておられました。ということは、探してみると、研究職として仕事をしている方の中には、外部からのコンサルテーションをその業務の1つとしている方もいるかもしれません。

臨床実践研究推進センターの現状

前述しましたが、筆者も現在研究職として働いており、聖路加国際病院内外のコンサルテーションを受けています。ただし、先日依頼された、ある国立大学の博士課程の大学院生からの、質問紙開発のための分析手順に関するコンサルテーションは、上司と相談した結果、お断りしました。国立大学の博士課程の学生であれば、アドバイザー、あるいは指導教官がいるはずです。やはり、その指導教官から指導を受けるのが筋であり、筆者が指導教官と学生という関係に立ち入ることは不適切ではないか、という理由からです。

この件以外のコンサルテーションは、これまですべてお受けしています。現在、研究支援をさせていただいている聖路加国際病院以外の病院のナースの方々は、日本看護協会出版会発行の雑誌『看護』に筆者が連載していた記事を読まれ、研究の指導依頼のメールを送ってこられました。病院内や周りに誰も相談できる人がいないために、筆者の所までメールを送られてきたのだろうなという、相手方の熱意や思いを察すると、お断りすることができませんでした。月1回程度、このナースの方々にお会いしています。

著者紹介

操 華子（みさお はなこ）
聖路加看護大学卒業。聖路加国際病院勤務を経て、聖路加看護大学に就職。1993年、聖路加看護大学大学院看護学研究科博士課程前期課程修了。2002年、カルフォルニア大学サンフランシスコ校看護学部博士課程修了後、2003年4月、聖ルカ・ライフサイエンス研究所（聖路加国際病院）看護リサーチ主任。2006年4月より国際医療福祉大学小田原医療学部看護学科教授、現在に至る。学術博士（看護学）。

松本 直子（まつもと なおこ）
1988年、図書館情報大学卒業後、聖路加看護大学図書館勤務。現在に至る。

臨床看護研究の道しるべ（りんしょうかんごけんきゅうのみち） 定価（本体3,000円+税）

〈検印省略〉

2006年3月15日　第1版第1刷発行
2009年10月30日　第1版第4刷発行

著　者　操 華子・松本 直子

発行所　（株）日本看護協会出版会
〒150-0001 東京都渋谷区神宮前5-8-2 日本看護協会ビル4階
〈営業部〉TEL/03-5778-5640　FAX/03-5778-5650
〒112-0014 東京都文京区関口2-3-1
〈編集部〉TEL/03-5319-7171　FAX/03-5319-7172
〈コールセンター：注文〉TEL/0436-23-3271　FAX/0436-23-3272
http://www.jnapc.co.jp

装丁・デザイン　（株）志岐デザイン事務所
印刷所　三報社印刷（株）

ISBN 978-4-8180-1197-7